DROEMER

Über das Buch:
Für Martin Grunwald, einen Pionier der Haptikforschung, ist der Tastsinn eine Art biologische Ursprache, die unser Leben von Anfang bis zum Ende begleitet. Bevor ein Embryo im Mutterleib sehen, hören, schmecken und riechen kann, spürt er sich selbst und seine Umgebung. Kein Säugling kann ohne Körperkontakt zu anderen Menschen überleben, und ein Gehirn kann ohne Körperreize nicht wachsen und reifen. Ist die Verarbeitung der Signale der vielen Millionen Berührungs- und Bewegungsmelder des Körpers gestört, kann das lebensbedrohlich sein. Und im Alltag spielt uns der Tastsinn so manchen psychologischen Streich, was auch von findigen Produktdesignern genutzt wird. So verknüpft Martin Grunwald wissenschaftliche Erkenntnisse und anschauliche Beispiele zu einer großen Erzählung über den Wert und die Bedeutung des Tastsinns für den Menschen.

Über den Autor:
Dr. habil. Martin Grunwald, geboren 1966, gründete 1996 das Haptik-Labor am Paul-Flechsig-Institut für Hirnforschung an der Medizinischen Fakultät der Universität Leipzig. Dort erforscht er die Wirkungsweise des menschlichen Tastsinns und seine Wirkung auf unser Denken, Fühlen und Handeln und entwickelt neue Messverfahren und körperorientierte Therapieansätze bei Essstörungen und Demenz sowie in der Neonatalmedizin.

Martin Grunwald

HOMO HAPTICUS

Warum wir ohne Tastsinn nicht leben können

DROEMER

Besuchen Sie uns im Internet:
www.droemer.de

Taschenbuchausgabe September 2023

Ein Imprint der Verlagsgruppe
Droemer Knaur GmbH & Co. KG
Maria-Luiko-Straße 54, 80636 München

Redaktion: Sabine Wünsch, München
Covergestaltung: Jorge Schmidt, München
Coverabbildung: shutterstock
Satz: Adobe InDesign im Verlag
Printed in Germany
ISBN 978-3-426-30245-3

Kontaktadresse nach EU-Produktsicherheitsverordnung:
produktsicherheit@droemer-knaur.de

6 5 4 3 2

Für Johanna und Emilie

Inhalt

Einleitung – eine Annäherung

Bedeutung und Nützlichkeit des Tastsinns werden im Alltagsgebrauch – und nicht selten auch im akademischen Umfeld – auf die gängige Formel reduziert: Wir finden mit seiner Hilfe im Dunkeln unseren Wecker, den Lichtschalter oder den Partner beziehungsweise die Partnerin. Bei geringfügig höherer Differenzierungsfähigkeit wird zusätzlich registriert, dass die Fingerspitzen besonders tastsensibel sind, sodass wir etwa den Anfang eines Klebebands am besten finden, indem wir die Rolle tastend erkunden, denn das visuelle System kann hierbei nicht wirklich behilflich sein. Weiterhin können vermittels des Tastsinns heiße Herdplatten und Töpfe erkannt, glatte von rauen, weiche von harten Oberflächen, runde von geraden und schwere von leichten Gegenständen unterschieden werden. Zudem können wir dank seiner ohne Mühe den prägnanten Unterschied zwischen beschuhten Füßen und nackten Fußsohlen wahrnehmen. Und nicht zu vergessen: Das Tastsinnesvermögen spielt auch eine lustvolle Funktion in Liebe und Erotik.

Diese Aufzählung bildet einige der kurzen Momente ab, in denen uns das Alltagshandeln die Existenz eines Tastsinns überhaupt offenbart. Doch die Erkenntnisse, die dahinter aufblitzen, stellen unser Eigenbild auf den Kopf: Ohne Tastsinn könnten wir nicht leben. Eine Aussage, die überrascht und Fragen aufwirft: Wie kann ein Sinnessystem so wichtig sein, dass unser Leben davon abhängt? Immerhin kann ein Mensch blind und taub geboren werden und ist dennoch lebensfähig. Auch kann er den Geruchs- und den Geschmackssinn vollständig einbüßen, ohne dass dadurch sein Leben auf dem Spiel stünde. Doch für den Tastsinn – genauer: das Tastsinnessystem – gilt dieser biologische Gleichmut nicht.

Ohne dieses Sinnessystem wüssten wir nicht einmal, dass wir existieren. Denn eine seiner hervorragenden Leistungen besteht darin, dass wir uns jederzeit unserer körperlichen Existenz bewusst sein können. Wir denken uns nicht selbst, sondern wir fühlen uns. Mit geschlossenen Augen, im Supermarkt, nach dem Aufwachen oder während wir spazieren gehen. In jeder Millisekunde eines Tages können wir unser körperliches Dasein mit Gewissheit empfinden. Unser Tastsinnessystem hält im Hintergrund den Geist unseres Körpers zusammen. Alle übrigen Sinne liefern für diese Gewissheit allenfalls entbehrliche Beiträge. Dieses Grundgesetz der Biologie gilt für alle Lebewesen auf dieser Erde, vom einzelligen Organismus bis hin zum Menschen.

Die lebenserhaltende und biologische Kraft des nach innen und außen gerichteten Tastsinnessystems beginnt beim Embryo und begleitet unser gesamtes Leben. Jede Berührung unseres Körpers wird biologisch und psychologisch verwertet, ohne dass wir uns zwingend dessen bewusst werden. Selbst wenn wir einfach nur sitzen oder liegen, analysiert und steuert das Tastsinnessystem unseren körperlichen Status. Jederzeit. Wir können tastend Oberflächenunterschiede erkennen, die so klein sind, dass wir sie ohne Hilfsmittel nicht sehen können. Eine kurze Umarmung kann positive Emotionen auslösen, die viele Stunden oder gar Tage andauern. Kindliches Wachstum und psychische Stabilität sind ebenso abhängig von ausreichenden Körperberührungen wie das gute Miteinander von Liebes- und Lebenspartnern. Jeder Lebensbereich eines jeden Menschen wird täglich durch das stille Wirken des Tastsinnessystems geprägt. Es ist das biologisch größte und einflussreichste Sinnessystem, eine Meisterleistung der Natur – und zugleich eine Selbstverständlichkeit, die wir kaum würdigen, wie die folgenden Beispiele zeigen.

Ein tastsensibles Kind …

Am Schnuller nuckeln ist eine schöne Sache. Und weil die jüngste Tochter – Emilie – nicht um dieses Vergnügen kommen sollte, wurden ihr nach der Geburt allerlei Schnuller aus unbedenklichem Naturmaterial angeboten. Wenn einer benötigt wurde, genügten geübte Suchblicke oder Suchgriffe, und schon war mindestens eines der Zauberdinger verfügbar.

Doch eines Tages, die Abendstunden näherten sich, dauerte die Schnullersuche länger als gewohnt, und nach einiger Zeit beteiligten sich alle Familienangehörigen daran. Es war wie verhext. Johanna, die ältere Schwester, fand dann einen an einer – hier nicht näher zu beschreibenden – Stelle, und alle waren erleichtert. Der Schnuller wurde gereinigt und mit der üblichen Erwartung dem Nachwuchs präsentiert. Aber kaum war der Schnuller im Mund, landete er schon in hohem Bogen auf dem Boden. Auch nachdem er noch einmal und besonders gründlich abgewaschen worden war, spuckte Emilie ihn wieder aus. Die Untersuchung des Schnullers ergab keine Hinweise, welche die strikte Ablehnung hätten erklären können. Es half nichts, es musste weitergesucht werden. Der Garten und sogar das Auto wurden durchforstet, wobei im Letzteren zwei wunderschöne Exemplare auftauchten. Beide wurden sorgsam gereinigt, und alle warteten nun gespannt, ob die kleine Kronprinzessin die Fundstücke mit der erhofften Aufmerksamkeit annehmen würde. Beim ersten machte es sofort wieder *flup!* – in weniger als einer Sekunde war der Schnuller abgewählt. Beim zweiten aber entspannte sich das Gesicht der Kleinen, und ein kräftiges und genüssliches Nuckeln begann. Endlich konnte das abendliche Standardprogramm aus Vorlesen und Vorsingen seinen Lauf nehmen. Erleichterung, aber auch Fragen machten sich breit. Wieso wurde von drei – offenbar schon in Gebrauch gewesenen – Schnullern nur einer angenommen? Alle drei hatten dieselbe Form und waren aus dem gleichen Material. So schien es jedenfalls. Eine genaue Untersuchung am nächsten Morgen ergab, dass die drei Schnuller zwar in Länge und Breite identisch waren, es jedoch winzig kleine Unterschiede in der räumlichen Struktur gab: Die Form variierte um einen halben Millimeter. Offenbar war das Kleinstkind mühelos und sehr schnell in der Lage, diese Unterschiede durch aktive Tastexploration des Mundes festzustellen und als bekannt und angenehm oder als unbekannt und abscheulich zu beurteilen. Die Bevorzugung bestimmter haptischer Eigenschaften – auf hohem sensorischen Niveau – ist demnach eine Leistung, zu der nicht erst Erwachsene fähig sind. Diese Erfahrungen wirken bis heute bei den Eltern nach: In zeitlosen Werkzeugkisten, Koffern, Schubladen und sonstigen Behältern lungern noch heute – nach Emilies Abitur – einige Schnullerexemplare dieser einen und wahrhaftigen Sorte.

… irritierte Psychologen …

Es ist das Jahr 1993. In der elektromagnetisch abgeschirmten EEG-Kabine des neurophysiologischen Instituts in Jena sitzt die Versuchsperson Nr. 25 und ertastet mit ihren Händen blind ein Tiefenrelief. Ein junger Wissenschaftler im Nebenraum beobachtet die Handbewegungen durch ein Sichtfenster und die flackernden EEG-Kurven auf dem Bildschirm. Mit jeder mikroskopisch kleinen Bewegung der Finger über das Tiefenrelief feuern Millionen Sensoren in Muskeln, Sehnen, Gelenken, Haaren und Haut riesige Signalströme an das Gehirn der Probandin, das all diese Einzelinformationen zu einem Ganzen, einem Wahrnehmungsresultat zusammensetzt. So entsteht letztlich eine präzise Vorstellung von dem, was die Hände während der haptischen Exploration ertasten. Ist die Versuchsperson an diesem Punkt angelangt, beendet sie das Abtasten. Das Relief wird entfernt, und die Versuchsperson fertigt – nun mit offenen Augen – eine Zeichnung davon an. In der Regel entspricht diese Zeichnung sehr genau der Reliefstruktur.

Bei Versuchsperson Nr. 25 ist alles etwas anders. Ungewöhnlich lange tastet sie das Relief ab. Der Versuchsleiter spürt ihre mentale Anspannung, und die EEG-Kurven auf dem Bildschirm zeigen an, dass sie sich überdurchschnittlich anstrengt. Aber noch verblüffender ist die Zeichnung, die sie schließlich anfertigt: Sie hat keine Ähnlichkeit mit dem Relief. Striche, Kreise, Bogen sind ohne Zusammenhang gezeichnet, selbst ein einfaches Dreieck hat die Probandin nicht erkannt. Was hat das zu bedeuten? Von 50 Teilnehmern – alles junge Studierende – zeigte kein anderer solche Wahrnehmungsergebnisse. Ein »typischer Ausreißer«, wie solche Fälle in den Lebenswissenschaften bezeichnet werden, doch so auffällig und ungewöhnlich, dass die pure Neugierde nach einer Erklärung verlangte. Ganz offensichtlich gelang es dem Wahrnehmungssystem dieser Versuchsperson nicht, die ertasteten Einzelinformationen zu einem Ganzen zusammenzufügen, lediglich einzelne Elemente des Reliefs waren erkennbar.

Was konnte die Ursache für dieses Phänomen sein? Versuchsperson Nr. 25 war eine erfolgreiche Studentin im fünften Semester in einem anspruchsvollen Studiengang, der hohe kognitive Anforderungen stellte. Einen Mangel an kognitiven Fähigkeiten konnte man daher ausschließen. Auch eine neurologische Erkrankung konnte auf der Basis der Plausibilität ausgeschlossen werden, denn neurologisch bedingte Störungen der Tastsinneswahrnehmung waren damals lediglich bei schweren Verletzungen oder Erkrankungen der rechten Gehirnhälfte nach einem Unfall oder einem Hirninfarkt bekannt. Und Hirnschädigungen dieser Art haben auch erhebliche Einschränkungen in vielen anderen sensorischen oder kognitiven Bereichen zur Folge, sodass Betroffene unter gar keinen Umständen universitäre Bildungsanforderungen bewältigen könnten. Am einfachsten wäre es gewesen, die Probandin nochmals zu testen oder zumindest mit ihr über die Ergebnisse zu sprechen, aber sie war weder dem einen noch dem anderen gegenüber aufgeschlossen. Der junge Wissenschaftler musste nehmen, was er hatte, und das war nicht viel.

Für die Studienakten, die jeweils in Vorbereitung auf die EEG-Messung angelegt wurden, wurden aktuelle oder in der Vergangenheit aufgetretene neurologische oder psychiatrische Erkrankungen abgefragt. Doch hierzu gab es keine Angaben, die nützlich gewesen wären. Körpergröße und Gewicht wurden damals nicht notiert. Dennoch enthielt die Akte einen wenn auch verwirrenden Hinweis: Es war vermerkt worden, dass die Probandin auffällig viele Härchen im Gesicht und an den Unterarmen hat und außerdem ihre Haut an den Armen grau und rau sei, als hätte sie sich nicht gut gewaschen. Eine bestimmte sehr schwere seelische Erkrankung wird unter anderem von vermehrtem Haarwuchs, der sogenannten Lanugobehaarung, und charakteristischen Veränderungen der Haut begleitet: Anorexia nervosa, volkstümlich als Magersucht bezeichnet. Ursache für das altersuntypische Lanugohaar (altersuntypisch, da es sich normalerweise bei einem Fötus zwischen der 13. und 16. Schwangerschaftswoche bildet und kurz vor der Geburt verschwindet) sind gravierende hormonelle Veränderungen infolge des fast völligen Verzichts auf Nahrungsmittel.

Aber welchen Zusammenhang sollte es zwischen permanentem Nahrungsmangel und beeinträchtigten Tastsinnesleistungen geben? Vergleichbare Untersuchungen an anorektischen Patienten waren in der wissenschaftlichen Literatur nicht zu finden. Und Untersuchungsbefunde zu anderen Sinneseinschränkungen bei dieser Patientengruppe gab es zum damaligen Zeitpunkt auch nicht. Erfahrene klinische Psychologen und Neuropsychologen schüttelten in der Regel den Kopf, wenn sie mit den Daten der Probandin Nr. 25 konfrontiert wurden. Anträge auf weiterführende Untersuchungen und die Suche nach Kooperationspartnern in verschiedenen

Kliniken blieben zunächst erfolglos. Nicht nur, dass die Angefragten sehr wenig über das Tastsinnessystem wussten, ein möglicher Zusammenhang zwischen Magersucht und Störungen der Tastsinneswahrnehmung wurde als geradezu kuriose Annahme abgewiesen.

Doch das Rätsel der eigenartigen Tastsinnesstörung bei Probandin Nr. 25 ließ den jungen Wissenschaftler nicht los. Um es lösen zu können und herauszufinden, ob andere magersüchtige Patienten ebenfalls davon betroffen waren, folgten zehn Jahre intensiver Forschungen zu den Tastsinnesleistungen dieser und auch anderer Patientengruppen. Möglich wurden diese Studien durch die Aufgeschlossenheit der damaligen Direktorin der Kinder- und Jugendpsychiatrie an der Universität Leipzig, Frau Professor Ettrich, und ihrer Mitarbeiterinnen Bianka Assmann und Angelika Dähne. Teil für Teil eines Puzzles wurde über die Jahre zusammengetragen und schließlich ein plausibles und belegbares Erklärungskonzept für die beobachteten Phänomene entwickelt. Und nicht nur das: Am Ende dieser langwierigen Suche stand eine neue Behandlungsmethode. Von den Kollegen weltweit mit Interesse oder aber mit Kopfschütteln kommentiert, ist diese Methode heute in einigen spezialisierten Kliniken Bestandteil der körpertherapeutischen Behandlung und trägt mit dazu bei, den zum Teil tödlichen Verlauf der Magersucht aufzuhalten.

… und skeptische Autobauer

In dem großen und fensterlosen Besprechungsraum war es ganz still. Statt freundlichen Applauses herrschte Schweigen, und der junge Wissenschaftler sah in finstere Mienen. Es folgten beklemmende Sekunden. Deutsche Autobauer hatten ihn eingeladen – Mitte der 1990er-Jahre – und wollten wissen, ob der Tastsinn ein wichtiges oder eher unwichtiges Sinnessystem ist. Die Stille wurde endlich durch einen der Zuhörer unterbrochen, der mit energischen Bewegungen seine Papiere vom Tisch klaubte und sichtlich frustriert die Tür ansteuerte. Im Hinausgehen schüttelte er den Kopf und machte eine Geste, die überdeutlich signalisierte, dass er genug gehört hatte. Die Tür war noch nicht geschlossen, da packten auch schon zwei weitere Herren ihre Unterlagen zusammen und gingen wortlos davon. Der junge Wissenschaftler, Anfang 30, stand immer noch am Overheadprojektor und wartete auf Fragen. Aber niemand schien Notiz von ihm zu nehmen. Die verbliebenen Zuhörer waren völlig mit sich selbst beschäftigt. Leise redeten einige miteinander, jedoch nicht über den Tisch hinweg. Als sich dann die Ersten anzuschreien begannen, wurde offensichtlich, dass sich gegnerische Gruppen gegenübersaßen.

Die eine Seite vertrat die Auffassung, dass zum Design von Autos auch die Beachtung des Tastsinns gehört. Vertreter dieser Gruppe hatten den jungen Wissenschaftler offenbar eingeladen und sahen sich durch seinen Vortrag bestätigt. Die anderen fühlten sich offenkundig provoziert und argumentierten zunehmend verbalaggressiv. »Unsinn« und »Luxusprobleme« tobten sie. Die Befürworter einer haptischen Perspektive im Autobau griffen die positiven Beispiele aus dem Vortrag – technische Lösungen konkurrierender Autobauer oder aus anderen Industriebereichen – auf und hielten sie ihren Kontrahenten buchstäblich unter die Nase, doch diese nutzten sie nicht zum sachlichen Vergleich, sondern empfanden sie als pure Kritik.

Hinreichend undiplomatisch hatte der junge Wissenschaftler Türgriffe, Schalter und sonstige Bedienelemente verschiedener Autobauer verglichen und deren haptische Stärken und Schwächen hervorgehoben. Im Grundsatz folgte er der Devise, dass die Dinge speziell im Auto nicht gut sind, wenn sie nur gut *aussehen*. Rein optisch getriebenes Design, das die Bedürfnisse des menschlichen Tastsinns nicht berücksichtigt – so die zentrale Botschaft des Vortrags –, wird zukünftig nicht erfolgreich sein können. Denn die Mitbewerber stehen in den Startlöchern, und wer weiterhin nur der üblichen visuell dominierten Gestaltungslogik folgt und auf die verschiedenen haptischen Bedürfnisse der Nutzer nicht eingeht, wird auf dem weltweiten Markt Verluste hinnehmen müssen. Das war für einige der Zuhörer zu viel gewesen. Man könne nicht auf allen Hochzeiten tanzen. Und überhaupt sei ja gar nicht erwiesen, dass es sich hierbei um einen übergreifenden Trend handle. In den einschlägigen Automobilzeitungen sei davon noch nichts zu lesen, und was die Konkurrenz mache, sei die eine, was man selbst mache, die andere Sache. Für solche Spinnereien werde man wohl auch in Zukunft kein unnötiges Geld ausgeben. Es folgten dann doch noch ein paar höfliche Fragen an den Vortragenden. Als die Rede jedoch auf notwendige Forschungen zur Beantwortung sehr spezifischer und anwendungsorientierter Fragen kam, wurden die Mienen der Gegenseite noch finsterer, als sie es ohnehin schon waren. Wenige Jahre später gründete genau dieses Unternehmen eine eigene Forschungsgruppe Haptik, die noch heute und sehr erfolgreich für diesen Autobauer tätig ist.

Allen diesen Geschichten ist gemeinsam, dass im Zentrum das Tastsinnessystem des Menschen steht und dass die beteiligten Protagonisten eher schlecht als recht verstehen, warum und wieso dieser Sinn von Bedeutung sein soll. Die Autobauer geraten fast körperlich aneinander, nur weil Ansprüche des Tastsinns an die Innenausstattung zukünftig in Erwägung gezogen werden sollen. Klinische Psychologen haben hinreichend Mühe, einen biopsychologischen Zusammenhang zwischen Magersucht und Einschränkungen der Tastsinnesleistungen für möglich zu halten. Die jungen Eltern schließlich ahnen nicht, dass fast schon mikroskopische Unterschiede zwischen verschiedenen Schnullern von einem acht Monate alten Kleinstkind registriert und bewertet werden können.

Die Zögerlichkeit der Protagonisten ist, wenn auch hinderlich in der Sache, so doch verständlich. Im Alltag gibt es höchst selten Anlässe, über das Vorhandensein und die Leistungen des Tastsinnessystems nachzudenken, und weder in der Schule noch während des Studiums wird man diesbezüglich sonderlich belehrt. Und wer mit dem visuellen Bilderrausch der Neuzeit stetig und ohne Unterlass darüber unterrichtet wird, dass – angeblich – achtzig Prozent aller Informationen über das visuelle System verarbeitet werden, der wird keinen Gedanken auf die Bedeutung des Tastsinnessystems verschwenden. Die Fähigkeit, mit unseren Fingern, mit unserem Körper die verschiedensten Eigenschaften der äußeren Welt und unseres eigenen Körpers tastend zu erkunden, ist für uns so normal, wie wir sehen, hören, riechen und schmecken können. »Bei Sinnen zu sein« ist der eigentliche Grundzustand unserer menschlichen Existenz. Von Ausnahmen abgesehen. Es gibt demnach keine prinzipielle Notwendigkeit, unsere Tastsinnesfähigkeit im Alltag zu hinterfragen. So menschlich diese Haltung im Allgemeinen sein mag, so erklärungsbedürftig ist die Zurückhaltung in der wissenschaftlichen Forschung.

Der Tastsinn erfährt – wie auch der Geruchs- und der Geschmackssinn – eine gleichermaßen dezidierte wie kontinuierliche Nichtbeachtung und kultivierte Abwertung innerhalb der Psychologie und der Medizin – insbesondere in Relation zum Sehsinn. Die denkhistorischen Wurzeln dieses Verständnisses finden sich unter anderem in der griechischen Philosophie seit Platon und Aristoteles.[1] Religionsphilosophische Beiträge des Mittelalters und späterhin auch medizinisch-naturwissenschaftliche Sichtweisen auf das Wahrnehmungsvermögen des Menschen haben nicht unwesentlich zu einer erkenntnistheoretischen und biologischen Abwertung des Tastsinnessystems beigetragen.

Selbst die vergleichsweise neue wissenschaftliche Disziplin der Psychologie, die sich Ende des 19. Jahrhunderts etablierte – und deren erstes akademisches Institut durch Wilhelm Wundt in Leipzig gegründet wurde –, trug weder in ihren institutionellen Anfängen noch heute zu einem substanziellen Perspektivenwechsel bei. Menschliches Erleben und Verhalten unterliegen auch nach moderner Lesart Kognitions-, Emotions-, Gedächtnis- und sonstigen Prozessen, wobei diese konsequent von der körperlichen Basis des menschlichen Organismus entkoppelt werden. So wird aktuell in den Lebenswissenschaften, ganz ähnlich der platonschen Position vom »göttlichen Sehsinn«, einvernehmlich die Ansicht vertreten, dass der visuellen Wahrnehmung ein unhinterfragbares Primat innewohnt und sie eine Superposition im individuellen Erkenntnisprozess einnimmt. Dagegen wird dem Tastsinnessystem eher eine untergeordnete, wenn überhaupt irgendeine erkenntnisrelevante Position zugeordnet.

Weltweit forschen nur wenige Hundert Wissenschaftler zu den grundlagen- und anwendungsbezogenen Aspekten der menschlichen Tastsinneswahrnehmung. Um ein Vielfaches größer ist die Anzahl der Wissenschaftler als auch der Institutionen weltweit, die sich mit der Erforschung der biologischen und der psychologischen Grundlagen des visuellen und auch des auditiven Systems beschäftigen. Wir wissen daher heute in erheblichem Umfang und aus verschiedenen Fachdisziplinen gespeist, wie diese beiden »wichtigsten« Sinnessysteme des Menschen funktionieren. Und offenkundig profitieren sowohl die Anwendungsforschung als auch die Medizin und andere Lebenswissenschaften vom Primat des Sehens und Hörens. So führte das stetig wachsende biologische Gesamtverständnis um die Funktionsweise biochemischer Teilelemente bis hin zu komplexen neuronalen Verarbeitungsmechanismen des visuellen und des auditiven Systems beispielsweise zur Entwicklung bioelektrischer Hilfsmittel, sodass es heute möglich ist, Seh- und Hörprothesen in den menschlichen Körper einzupflanzen. Auch die technische Nachbildung dieser Sinnesqualitäten in der Robotik oder in virtuellen Umwelten gelingt in beachtlicher Weise. Vor diesem sachlichen Hintergrund schließt sich der quasi-logische Kreis in sich selbst bestätigender Weise: Die Erfolge bestätigen rückwirkend das Vorgehen in der Vergangenheit. Je deutlicher die theoretischen und die praktischen Erfolge sichtbar und hörbar wurden, umso stärker wurde aber die forschende Aufmerksamkeit von den anderen Sinnessystemen abgelenkt.

Entgegen dieser Haltung kommt es, kaum beachtet von der breiten Öffentlichkeit, allmählich zu einem Perspektivenwechsel hinsichtlich der Bedeutung und der Funktion des Tastsinnessystems für den Menschen. Weltweit zunehmende Forschungsaktivitäten auf diesem Gebiet erbringen erstaunlich neue Einsichten und ein besseres Verständnis der Funktionsweise. Es drängen sich aber auch immer mehr grundsätzliche Fragen auf, die mit dem bisherigen Sinnesverständnis nicht in Einklang zu bringen sind. Einige dieser Fragen betreffen den biologischen – den phylogenetischen, also stammesgeschichtlichen – Ursprung unserer Tastsinnesfähigkeit. Andere die wundersame ontogenetische (individualgeschichtliche) Gebundenheit der menschlichen Existenz an die Erfahrungen einer körperlichen Interaktion und Stimulation. Anders formuliert: Ist menschliches oder jegliche Form von Leben überhaupt denkbar ohne das Vorhandensein und die Wirkung eines wie auch immer differenzierten Tastsinnessystems? Zugegeben: Grundsätzlicher können Fragen nach dem Sinn eines Sinnessystems kaum gestellt werden. Und dabei handelt es sich nicht um akademische Spielerei, vielmehr ergeben sich diese Fragen zwangsläufig aus dem, was wir bisher über die Funktion und die Bedeutung des Tastsinnessystems wissen. Gut möglich, dass die Beantwortung dieser Fragen zu einigen Verwerfungen und auch zu einem veränderten Menschenbild führt.

Es gibt viel zu tun, tasten wir uns voran!

1 Der Anfang von Innen und Außen

Die Sinnessysteme des Menschen entwickeln sich zu unterschiedlichen Zeitpunkten und verschieden schnell, aber streng nach einem eigenständigen und hierarchisierten Ordnungsprinzip. Die zeitliche Ordnung folgt biologischen Naturgesetzen, und das Tastsinnessystem nimmt dabei eine herausragende Stellung ein. Dessen sehr frühe Entwicklungsschritte offenbaren ein biologisches Wunderwerk, das die wesentliche Grundlage für ein biologisches und psychologisches Verständnis der überlebenswichtigen Funktionen dieses Sinnessystems bildet.

Sachlich betrachtet, gibt es für den Menschen im Wesentlichen zwei Lebensphasen. Die Zeit vor der Geburt und die Zeit danach, bis zum Tod. Gemeinhin ist die Auffassung verbreitet, dass alle Sinnessysteme des Menschen erst nachgeburtlich vollständig ausreifen. Als Beispiel dafür wird – wie sollte es anders sein – gern die Entwicklung des visuellen Systems beschrieben. Kurz vor und nach der Geburt ist der Säugling lediglich in der Lage, hell und dunkel zu unterscheiden. Der neugeborene Mensch ist quasi blind. Erst die Ausreifungsprozesse verschiedener retinaler Zellgruppen unter der Einwirkung von Lichtreizen führen zu dem, was wir als visuelle Wahrnehmungsprozesse – oder als Sehen – bezeichnen. Mit dem zwölften Lebensmonat sind die wesentlichsten biologischen Elemente des visuellen Systems fast vollständig ausgebildet. Die Ausreifung der Fovea centralis – der Ort des schärfsten Sehens – ist jedoch erst im vierten Lebensjahr abgeschlossen.[1]

Eine Fehlentwicklung, die zu einer angeborenen oder erworbenen Blindheit führt, bedeutet nicht, dass der menschliche Organismus alle anderen Lebensfunktionen einstellt und der Tod eine gesetzmäßige Folge wäre. Dasselbe gilt für das Hörsystem, den Geruchs- und den Geschmackssinn. Selbst der Verlust oder die fehlende nachgeburtliche Ausreifung zweier Sinnessysteme, wie dies bei taubblinden Menschen der Fall ist, führt nicht zum biologischen Kollaps des gesamten Organismus. Das Leben geht weiter. Wenn auch eingeschränkt.

Die Wahrnehmungssysteme, die mit dem Hören, dem Sehen, dem Riechen und dem Schmecken verbunden sind, stellen im biologischen Sinn praktikable »Angebote« dar, die zur Interpretation von Umweltereignissen und Umwelteigenschaften genutzt werden können. Sie sind fakultative Hilfsmittel und erleichtern unseren individuellen Lern- und Anpassungsprozess an die uns umgebende dreidimensionale Umwelt. Sie sind überaus nützlich und dienen auch dem sozialen Austausch, aber sie stellen bei Verlust oder Schädigung – sofern wir in sozialen Umwelten leben, die diese sensorisch-analytischen Mängel kompensieren können – eben nicht das Überleben infrage.

In mehrfacher Hinsicht gelten diese Aussagen nicht für das Tastsinnessystem. Betrachtet man allein dessen Entwicklungsverlauf, so fällt auf, dass einer seiner Leistungsbereiche – nämlich Berührungsreize auf der Körperoberfläche registrieren zu können – schon wenige Wochen nach Befruchtung der Eizelle ausgebildet ist. Embryos reagieren bereits ab der siebten Schwangerschaftswoche auf Berührungsreize an den Lippen mit einem Zurückweichen des Kopfes sowie ganzkörperlichem Zucken.[2] Daraus wird geschlussfolgert, dass das Tastsinnessystem des Embryos die sanfte Berührung der Körperhaut als einen äußeren Umweltreiz erkennt. Und mit hoher Wahrscheinlichkeit ist anzunehmen, dass das Zurückweichen eine Meidbewegung gegenüber diesem Reiz ist. Zu diesem Zeitpunkt ist der werdende Mensch lediglich neun bis 16 Millimeter groß, und keines der übrigen Sinnessysteme ist aktiv! (s. Abbildung 1 im Bildteil).

Das Verhalten von Embryos bei Berührungsreizen ist ein belastbarer und wichtiger Beleg dafür, dass die Basisleistungen des Tastsinnessystems schon in der ontogenetischen Frühphase des Menschen ausgereift sind. Das bedeutet: Noch vor Ausbildung aller inneren Organe (diese ist in der Regel mit der neunten Schwangerschaftswoche abgeschlossen; ab diesem Zeitpunkt wird der werdende Mensch als Fötus bezeichnet) ist das sich entwickelnde Tastsinnessystem in der Lage, physische Einwirkungen auf den Körper zu registrieren und ganzkörperliche Reaktionen auszulösen. Diese Fähigkeit ist einerseits ein Beweis dafür, dass sich das Tastsinnessystem als erstes Wahrnehmungssystem vor allen anderen Sinnessystemen entwickelt. Andererseits wird offenkundig, wie frühzeitig das sensorische und das motorische System miteinander verbunden sind, denn für die als Meidbewegung bezeichnete Reaktion müssen zunächst die Ergebnisse einer elementaren Reizverarbeitung des Tastsinnessystems an die motorischen Regelzentren beziehungsweise Motoneurone weitergeleitet werden. Dass es sich hierbei nicht um willentliche Akte eines Lebewesens handelt, kann sicher angenommen werden. Vielmehr muss vermutet werden, dass die biologischen Grundlagen Reflexreaktionen sind, die von den gerade erwähnten Motoneuronen gesteuert werden, die bereits ab dem 33. Tag im Rückenmark eines Embryos nachweisbar sind.

Es liegt der Verdacht nahe, dass die sehr frühzeitig angelegte Ausbildung einer elementaren Tastsensibilität zum Schutz des Embryos etabliert wurde. Das kann jedoch berechtigt angezweifelt werden, denn der Embryo beziehungsweise Fötus wächst – soweit wir wissen – schon seit ein paar Millionen Jahren in der schützenden Hülle eines weiblichen Organismus heran. Gut verpackt in akustisch und mechanisch dämpfende Gewebestrukturen, ist er praktisch von der Außenwelt und ihren potenziell gefährlichen Einflüssen abgeschirmt. Zudem verfügt die werdende Mutter in der Regel über ausreichende kognitive und motorische Fähigkeiten, um sich selbst und damit auch ihr Ungeborenes zu schützen. Es erscheint somit wenig plausibel, dass ein an sich hervorragend geschütztes biologisches System wie das des Embryos zusätzlich mit einer eigenen sensiblen Schutzhülle versehen werden müsste. Und selbst wenn es das Ziel der Natur gewesen wäre, einen zusätzlichen Schutz zu entwickeln, hätte es vollends genügt, diesen in einer relativ späten vorgeburtlichen Phase, vielleicht sogar erst nachgeburtlich ausreifen zu lassen. Es bleibt somit die Frage, zu welchem inneren biologischen Zweck die Natur bereits in der embryonalen Entwicklungsphase eine körperliche Sensibilität etabliert, die Schutz- und Vermeidungsreaktionen ermöglicht.

Eine mögliche Antwort auf diese Frage ergibt sich, wenn wir den Embryo weniger als zukünftigen Menschen betrachten, sondern vielmehr als biologisch sinnvolle Anordnung von Zellgruppen. Im Unterschied zu einzelligen Organismen (etwa Amöben) besteht der embryonale Organismus aus Millionen Zellen, die spezialisierte Aufgaben und Funktionen erfüllen. Einige bilden zum Beispiel Blut-, Muskel- und Knochenzellen, andere werden zu Neuronen und Nervenfasern. Jeder Quadratmikrometer eines Embryos enthält Zellgruppen in einer definierten räumlichen Anordnung, die wir in ihrer Gesamtheit als den körperlichen Anfang eines menschlichen Wesens interpretieren können. Damit die räumliche und die funktionale Ordnung zwischen den verschiedenen Zellgruppen entstehen kann, herrscht innerhalb und zwischen den Zellen eine rege Kommunikation auf biochemischer und biomechanischer Basis. Eine der wesentlichsten Informationen, die jede Zelle verarbeiten muss, um die Ordnungsbildung und die Ausreifung des gesamten Organismus zu gewährleisten, ist die über den physischen Kontakt zu den Nachbarzellen und alle anderen physischen Gegebenheiten (Druck, Vibration, Wärme, Kälte), die auf sie einwirken können. So wissen wir heute, dass jede Zelle in der Lage ist, physikalische Veränderungen der eigenen Oberfläche zu registrieren und sich in gewissen Grenzen durch Eigenbewegungen an diese Veränderungen anzupassen. Diese Fähigkeit kann man sich als einfachste Form der Berührungs- und Kontaktsensibilität vorstellen. Die Reaktionen einer Zelle auf die physische Veränderung ihrer Zellwand werden über biochemische Signalketten wiederum an die benachbarten Zellen weitergegeben, wobei die Geschwindigkeit der zellulären Sensorik vom Zelltyp und von der Qualität der einwirkenden Kräfte abhängt. Durch diesen sehr grundlegenden Mechanismus ist es möglich, dass das gesamte Zellensemble mit einer motorischen Reaktion auf den Druckreiz auf die Lippen des Embryos antwortet.

Was wir als Schutzreaktion eines Embryos interpretieren, ist demnach letztlich die Wirkung eines Naturgesetzes, das ich als *Kontaktgesetz* bezeichnet habe: Jedes biologische Lebenssystem – vom Einzeller bis hin zum Mehrzeller – verfügt über eine Kontaktsensibilität und -reaktibilität, weil es über diese grundlegenden biologischen Mechanismen verfügen muss.[3]

Der Tast- und Erfahrungsraum des Fötus

Ist die embryonale Tastsensibilität gegenüber externen Berührungsreizen in der siebten Schwangerschaftswoche noch auf den Bereich der Lippen beschränkt, reagiert der Embryo in den darauffolgenden Wochen auch auf Berührungen des Kopfes, der Arme und des Rückens. Bis zur 14. Schwangerschaftswoche wird sich die passive Berührungssensibilität auf alle Körperregionen ausdehnen und für *taktile* Reize empfänglich werden.

Taktil oder haptisch?
Weil es aus neurophysiologischer Sicht ein wichtiger Unterschied ist, ob wir uns bei Berührungen unseres Körpers selbst bewegen oder unbewegt und passiv sind, unterscheidet man auch sprachlich zwischen diesen beiden Wahrnehmungsqualitäten. *Taktile* Wahrnehmungen entstehen, wenn unser Körper durch physikalische Reize verformt oder berührt wird, zum Beispiel, wenn wir von einem Masseur durchgeknetet werden. Sind wir hingegen selbst der Masseur, generiert unser neuronales System *haptische* Wahrnehmungen. Auch Selbstberührungen führen zu haptischen Wahrnehmungen. Da wir den größten Teil unseres Alltags als aktiv Handelnde gestalten, ist ein Großteil unserer Tastsinneswahrnehmungen haptisch und nur ein geringer Teil taktil.

Zeitgleich mit der sensorischen Entwicklung erfolgt die motorische: Kann der Embryo bis zur achten Schwangerschaftswoche nur leicht den Kopf anheben, indem der Rumpf gestreckt wird, und lediglich mit dem gesamten Körper unkoordinierte, zuckende Bewegungen ausführen, sind ab der neunten Schwangerschaftswoche isolierte Bewegungen der Arme, Beine und des Kopfes beobachtbar. Das bedeutet, nicht mehr der komplexe Zellverband als Ganzes nimmt Lage- und Positionsveränderungen vor, sondern die einzelnen Körperteile können jetzt zunehmend unabhängig voneinander motorische Impulse in Bewegungen umsetzen. Die biologische Funktion dieser Parallelität besteht darin, dass alle Bewegungsprozesse sensorisch überwacht und gesteuert werden müssen, um koordiniert ablaufen zu können. Jede Bewegung, auch schon im fötalen Stadium, erfordert ein zeitlich perfektes Zusammenspiel der tastsensiblen Rezeptoren der Haut und der sensiblen Strukturen innerhalb der Muskulatur, der Sehnen, des Bindegewebes sowie der Gelenke. Die Sensibilität der Muskeln, Sehnen und Gelenke ist nicht auf äußere Reize gerichtet, sondern bildet einen nach innen gerichteten Teil des Tastsinnessystems. Weil winzige Sensoren in den Muskeln, Gelenken und Sehnenkapseln sowohl in Ruhelagen als auch bei Bewegung ständig elektrische Signale aussenden, wird der Organismus in jeder Millisekunde über die Spannung seiner Muskeln und Sehnen sowie die Stellung der Gelenke informiert. Auch die Impulse aus der Haut, die durch Eigenbewegungen oder durch externe Reize entstehen, tragen zur internen Positions- und Lagebestimmung der einzelnen Körperglieder bei. Aus den Millionen Einzelinformationen der verschiedenen Sensoren ist es dem neuronalen System schließlich möglich, die räumliche Lage und die Position der Körperglieder in Relation zum gesamten Organismus zu ermitteln. Diese Teilleistung des Tastsinnessystems wird als Propriozeption bezeichnet.

Ohne Propriozeption wären zielgerichtete Bewegungen nicht möglich. Weder vor noch nach der Geburt. Die propriozeptiven Prozesse sind gleichsam Überwacher und Begleiter jeder Bewegung. Das Wirken dieser Tastsinnesleistungen ist in etwa vergleichbar mit der Überprüfung des Kontostands, bevor man eine Überweisung tätigt, um festzustellen, in welchem Ausmaß das Konto gefüllt ist. Je nach Ergebnis dieser Prüfprozedur kann der entsprechende Betrag entnommen werden oder eben nicht.

Je präziser und zielgerichteter eine Bewegung ausgeführt werden soll – vorgeburtlich wie nachgeburtlich –, umso genauer müssen die biologischen Angaben über die aktuelle Lage und Position des Körpers sowie der Körperglieder unmittelbar vor und während der Bewegung sein. Diese wichtigen propriozeptiven Informationen müssen fortlaufend durch das neuronale System verarbeitet werden. Weil das Gleichgewichtsorgan wesentliche Informationen über die Lage und die Position von Kopf und Körper im Raum bereitstellt, kann dieses spezialisierte Sinnessystem als Teil der Propriozeption betrachtet werden.

Der Fötus und sein sich entwickelndes neuronales System lernen in den ersten Lebenswochen die grundlegenden Lektionen über die räumliche Beschaffenheit des Körperbaus und die Bewegungen, die mit diesem Körper möglich sind. Die nach außen gerichtete Berührungssensitivität (Exterozeption), die sich allmählich über den gesamten Körper ausbreitet, hilft dem Fötus dabei ebenso wie die nach innen gerichtete propriozeptive Sensibilität. Die parallele Entwicklung beider Sensibilitätsebenen ist unbedingte Voraussetzung für die Streckbewegungen des Fötus sowie erste Eigenberührungen des Gesichts, die ab der zehnten Schwangerschaftswoche beobachtet werden können. Die aktive Berührung des Gesichts beziehungsweise des Kopfes stimuliert nicht nur diese beiden Körperbereiche, sondern stößt auch die Entwicklung eines wichtigen emotionalen und kognitiven Regelkreises an, den wir noch als Erwachsene nutzen (s. Kapitel 4).

Im Fortgang dieser Entwicklungsprozesse kann der Fötus ab der zwölften Schwangerschaftswoche – zu diesem Zeitpunkt arbeitet immer noch kein anderes Sinnessystem! – sogar einzelne Finger bewegen sowie die Hände öffnen und schließen. Bereits ab der 15. Schwangerschaftswoche kann das vollständige Bewegungsrepertoire eines Fötus entwickelt sein. Er berührt aktiv seinen Körper, vor allem sein Gesicht, und untersucht die räumliche Umgebung, in der er sich befindet.[4] Zu diesem Zeitpunkt beginnt er auch mit Saugbewegungen am Daumen! Um diesen Aspekt noch einmal hervorzuheben: Ohne dass visuelle Informationen hilfreich zur Verfügung stünden, gelingt es dem Fötus, seinen Daumen in den Mund zu führen, um auf diese Weise den Saugreflex zu stimulieren und zu trainieren. Die bereits hochsensible Hautoberfläche des Gesichtsbereichs und die zunehmende Sensibilität der Finger fördern den Ablauf dieser Bewegung. Das Training des

Saugreflexes ist im Übrigen kein oraler Zeitvertreib eines unterforderten Fötus, sondern die lebensnotwendige Voraussetzung für die spätere Nahrungsaufnahme. Wer nicht saugen kann, hat unter natürlichen Bedingungen nach der Geburt keine Überlebenschance. Das Zusammenwirken des nach innen und nach außen gerichteten Tastsinnessystems und des Bewegungssystems ist die biologische Basis dieser vorgeburtlichen Leistung. Eine der ersten sinnvollen menschlichen Handlungen – das Daumennuckeln – ist so bereits nach einer relativ kurzen vorgeburtlichen Entwicklungsperiode möglich, und das ohne die funktionelle Beteiligung der übrigen Sinnessysteme.

Eine haarige Entwicklung

Betrachtet man die Lebens- und die Umgebungsbedingungen des Fötus in der 17. Schwangerschaftswoche, so fällt die relative Reizarmut in dieser Lebensphase auf. Der Fötus kann nichts hören, der Lebensraum ist warm, aber dunkel, und geschmackliche oder Geruchssensationen können auch noch nicht verarbeitet werden, weil die hierzu nötigen sensorischen Systeme noch nicht entwickelt sind. Wäre ein erwachsener Mensch in solch einer Umgebung, würden wir von Folter infolge sensorischer Deprivation sprechen. Der gerade erst etwa 13 Zentimeter große Fötus schwebt förmlich im uteralen Weltraum. Er ist berührungsempfindlich, aber es ist in dieser Lebensphase und an diesem Ort nichts in der Nähe, was ihn körperlich stimulieren könnte (es sei denn, ein Zwilling wächst mit heran, der für zufällige Berührungsreize sorgt).

Lediglich seine Eigenberührungen und die körperlichen Reize, die durch die Bewegungen der Mutter ausgelöst werden, unterbrechen die reizarme Lebenswelt. Doch es ist ein Gesetz der Natur, dass alles, was wachsen soll, nicht nur ernährt, sondern auch ausreichend körperlich stimuliert werden muss. Die glatte Haut des Fötus ist umgeben von Fruchtwasser, und die weichen uteralen Kontaktreize sind nur eingeschränkt zur Hautstimulation geeignet. Genau in dieser Phase wachsen dem Fötus am ganzen Körper (außer an den Handflächen und den Fußsohlen) ca. fünf bis sieben Millimeter lange Härchen: das Lanugohaar. Jedes der Härchen ist in der Haut mit Sensoren verbunden, und selbst die kleinste Krümmung eines Härchens stimuliert diese Sensoren, die ihrerseits permanent Impulssalven an das Gehirn weiterleiten. Aufgrund ihrer Länge und ihrer Kopplung an die Hautsensoren wirken die Lanugohärchen wie Tastantennen, die sogar kleinste Schwankungen des Fruchtwassers registrieren und verstärken können.

Dank der Lanugobehaarung ist jetzt für den Fötus eine permanente körperliche Stimulationsumgebung entstanden, die sowohl in Ruhelagen als auch bei Fremd- und Eigenbewegungen für eine Anregung des Tastsinnessystems und damit auch für eine neuronale Stimulation sorgt. Durch diesen sensorischen Trick gelingt es der Natur, eine Sensibilitätssteigerung zu erzeugen, die für das weitere Wachstum des Fötus von entscheidender Bedeutung ist. Denn nach Ansicht verschiedener Wissenschaftler ist das fötale Wachstum direkt an die Stimulation durch die Bewegungen der Lanugohärchen gebunden.[5] Sie vermuten, dass die Impulssalven aus den Haarsensoren wichtige Hirnregionen (Hypothalamus, Inselkortex) erreichen und das parasympathische Nervensystem aktivieren. Diese neuronale Erregungskette im Gehirn löst die Ausschüttung des Wachstumshormons Oxytocin aus, das ab der 16. Schwangerschaftswoche im Hypothalamus von Föten nachgewiesen werden kann. Gleichzeitig führt die Erregung des Inselkortex wahrscheinlich zu ersten positiven Körperempfindungen des Fötus. Sowohl das Oxytocin als auch der Inselkortex spielen nachgeburtlich eine zentrale Rolle für alle sozialen und kognitiven sowie körperlichen Entwicklungsprozesse des Säuglings.

Vermutlich befördert die Lanugobehaarung – genauer: die Zunahme der tastsensiblen Stimulationen über die Rezeptoren der Lanugohärchen und die hierdurch ausgelösten positiven emotionalen Effekte – auch die zunehmende Bewegungsaktivität des Fötus ab der 18. Schwangerschaftswoche. Damit etabliert sich im Fötus ein Regelkreis, der auch nachgeburtlich eine der wichtigen Grundlagen für motorische Lernprozesse und die emotionale Verbindung zwischen Bewegungs- und Berührungsstimulation ist. Dass die Lanugobehaarung offensichtlich nicht der zarte Rest einer evolutionär bedingten Fellbehaarung ist, zeigt sich daran, dass sich dieses feine Haarkleid ab der 33. Schwangerschaftswoche zurückbildet.

Zwischen der 15. und der 20. Schwangerschaftswoche konzentrieren sich die sensorischen Entwicklungsprozesse auf die Ausreifung der Tast- und Bewegungssensibilität sowie der Bewegungsfähigkeit des Fötus. Kopf, Hände, Füße, Rumpf und die Gesichtsmuskeln können dann einzeln und relativ koordiniert im engen Raum des Uterus bewegt werden. Eine Meisterleistung der Natur: Innerhalb von nur 20 Wochen hat sich eine der zentralen Lebensgrundlagen eines jeden Organismus – die Bewegungsfähigkeit im Verbund mit der inneren und der äußeren Empfindungsfähigkeit – ohne willentliches Zutun einer kontrollierenden Instanz, wie von Zauberhand gelenkt, entwickelt. Der Fötus ist jetzt ca. 16 Zentimeter groß, und die Hälfte der Zeit bis zum regulären Geburtstermin ist verstrichen.

Bis zu diesem Zeitpunkt vollziehen sich die Entwicklungs- und Reifungsschritte unkommentiert und ungestört von Einflüssen der übrigen Sinnessysteme (s. Abbildung 2). Im Hintergrund reifen deren Rezeptoren und neuronale Verbindungen, aber noch sind sie nicht so weit entwickelt, dass sie Umweltreize verarbeiten könnten. Noch kann der Fötus seine geräuschvolle Umgebung nicht hören. Er erschrickt noch nicht, falls ein lautes Geräusch zu ihm durchdringt. Auch der Singsang der mütterlichen Stimme oder die sich ständig ändernden mütterlichen Körpergeräusche können noch nicht verarbeitet werden. Erst ab der 24. Schwangerschaftswoche sind die für das Hören zuständigen Rezeptoren und neuronalen Systeme so weit ausgereift, dass ein breites Frequenzspektrum an Schalldruckwellen wahrgenommen und verarbeitet werden kann. Entscheidend für das, was wir als Hören bezeichnen, ist die Ausreifung der mikroskopisch kleinen Haarzellen innerhalb des Cortischen Organs in der Basilarmembran des Ohres und der von dort zum Gehirn führenden Nervenfasern. Diese Haarzellen sind umgeben von einer Flüssigkeit, die bei der Einwirkung von Schallwellen in Bewegung versetzt wird. Die Bewegung verbiegt die Haarzellen, und über viele biochemische und bioelektrische Zwischenschritte wird ein Höreindruck möglich. Offensichtlich hat die Natur das Grundprinzip der Tastsinneswahrnehmung bei der Etablierung des Hörsystems zum Vorbild genommen. Hören ist letztlich die Fähigkeit, wechselnde (Luft-)Druckereignisse (auch Vibrationen genannt) unterschiedlicher Frequenz durch geeignete Rezeptoren zu erfassen und durch das neuronale System zu verarbeiten. Vor diesem Hintergrund ist das Hören eine spezialisierte und auf eine bestimmte Körperregion begrenzte Form der Tastsinneswahrnehmung.

Die enge biologische Kopplung zwischen dem Tastsinnes- und dem Hörsystem macht verständlich, warum uns Musik oder eine schöne Stimmlage im Gespräch buchstäblich »unter die Haut« gehen kann. Wenn wir hören, dann ist dies metaphorisch betrachtet eine besondere und spezialisierte Art der körperlichen Berührung; die Haarzellen unseres Innenohrs ertasten gleichsam die physikalischen Druckschwankungen aus der äußeren Welt. Hautberührungen und die Erregung der Haarzellen in unserem Innenohr können wir mit hoher

Präzision wahrnehmen, weil die sensorischen Grundlagen demselben biologischen Bauprinzip und einer biologischen Notwendigkeit folgen. Diese besteht darin, dass jeder Organismus in einer dreidimensionalen Umwelt möglichst ein breites Spektrum physikalischer Krafteinwirkungen auf den Körper registrieren sollte. Diese Sensibilität schützt den Organismus nicht nur, sondern bietet ihm darüber hinaus Anpassungs- und Gestaltungsmöglichkeiten. Vereinfacht formuliert: Ein Organismus, der auf vielfältige Weise fühlen kann, ist ganz klar im Vorteil auf dieser Welt. Und nichts Lebendiges auf unserer Welt existiert, was nicht über diese Fähigkeit verfügen würde.

Zur gleichen Zeit und auch am anatomisch gleichen Ort – dem Innenohr – entwickelt sich noch eine andere sensible Struktur. Diese wird im Zusammenspiel mit dem Tastsinnessystem dafür sorgen, dass wir stets sicher empfinden können, in welcher Position sich unser Kopf in Bezug zum gesamten Körper befindet. Auch wird sie dafür verantwortlich sein, festzustellen, wie und ob unser Körper gedreht, beschleunigt oder etwa fallen gelassen wird. Die Rede ist vom Gleichgewichtsorgan mit seinen drei Bogengängen und zwei Vorhofsäckchen. Im Inneren dieser Struktur befinden sich ebenfalls mikroskopisch kleine Haarsensoren. Deren elektrophysiologische Erregung erfolgt durch Dehnung und Stauchung, wenn die Flüssigkeiten und gallertigen Substanzen in den Bogengängen und den Vorhofsäcken in Bewegung geraten. Dieses Sinnessystem registriert ab der 25. Schwangerschaftswoche Lageveränderungen des Kopfes und somit auch Drehbewegungen des gesamten Körpers. Es wird angenommen, dass mittels dieses Sinnessystems der Fötus seine Position im Mutterleib wahrnehmen und durch aktive Eigenbewegungen seine Lage für den späteren Geburtsvorgang optimieren kann. *Warum* sich der Fötus jedoch in die richtige Lage für eine Geburt bringt (oder auch nicht), ist wissenschaftlich noch nicht geklärt. Es wird vermutet, dass die Schallübertragung der Mutterstimme in deren Beckenbereich am besten ist und der Fötus das Bestreben hat, eine für ihn optimale akustische Position im Mutterbauch zu finden.[6]

Fötale Selbstberührungen

Sobald der Fötus seine Arme und Beine isoliert voneinander bewegen kann, führt er in den Wachphasen sehr komplexe und auch zielgerichtete Bewegungen aus. Deren Anzahl und Komplexität stehen in Zusammenhang mit der neuronalen Ausreifung des fötalen Gehirns und mit dem psychischen Zustand der Mutter.[7] Das vorgeburtliche Bewegungsrepertoire ist je nach Entwicklungsstadium – wie bereits angedeutet – ausgesprochen vielfältig. Ein Großteil der Arm- und Handbewegungen ist dabei auf den eigenen Körper gerichtet. Der Fötus berührt sowohl mit der linken als auch mit der rechten Hand seinen Oberkörper, seine Beine und Füße sowie seinen Kopf. Bislang ist noch nicht abschließend geklärt, weshalb er das tut und welche Funktionen derartige Bewegungen für ihn haben. Besonders die sehr häufig auftretenden Explorationen des Kopfes und vor allem des Gesichts sind in ihrer Funktion für den Fötus weitgehend ungeklärt.

Intuitiv möchte man annehmen, dass die Gesichtsberührungen lediglich zufällige Ereignisse darstellen, die aus der anatomischen Struktur der angewinkelten Arme und der Position des Kopfes resultieren. Doch die aktuelle Forschung zeigt mittels hochauflösender Ultraschallaufzeichnungen, die im Rahmen von Vorsorgeuntersuchungen durchgeführt wurden, dass dieses Verhalten mitnichten zufällig ist (s. Abbildung 3). Setzt man nämlich die Anzahl der Gesichtsberührungen eines Fötus in ein Verhältnis zum subjektiv erlebten Stresslevel der Mutter, wird deutlich, dass sie umso häufiger auftreten, je gestresster die Mutter sich fühlt.[8] Außerdem konnte gezeigt werden, dass die Anzahl der gesichtsbezogenen Selbstberührungen bei Föten, deren Mütter rauchen, höher ist als bei solchen, die in rauchfreier Umgebung heranwachsen.

Die psychologischen und die biochemischen Stressoren, die auf den mütterlichen Organismus wirken, werden über verschiedene biochemische Kanäle auch im Organismus des Fötus registriert, und dessen Zustandsänderung löst schließlich die Bewegung der Hand zum eigenen Gesicht aus. Wie diese Prozesse im Einzelnen ablaufen, ist noch nicht geklärt, doch wir wissen, dass der direkte Kontakt zwischen Hand und Gesicht zu einer Stimulation der Gesichtshaut und der damit verbundenen Nervenfasern führt und die hierdurch entstehenden Impulssalven auf kürzestem Weg an das Gehirn weitergeleitet werden. Wir können derzeit nur vermuten, dass durch diese Selbststimulationen körpereigene Substanzen wie zum Beispiel Oxytocin ausgeschüttet und im Körper des Fötus wirksam werden. Sinnvoll wird das fötale Verhalten dann, wenn wir weiterhin annehmen, dass die Selbstberührungen auch zu einer Veränderung des neurochemischen Zustands des Fötus führen. Einfacher formuliert: dass sie eine physiologische und emotionale Beruhigung bewirken, was sich unter anderem in einer Verlangsamung der Herzfrequenz äußert. Der Fötus ist somit den mütterlichen Stressoren nicht völlig hilflos ausgesetzt, sondern kann durch die aktive Stimulation seiner Gesichtshaut seinen neurophysiologischen Zustand teilweise selbst regulieren.

Obgleich diese Befunde schon hinreichend bemerkenswert sind, werden von Nadja Reissland Beobachtungen präsentiert, die geradezu erstaunlich anmuten: Sie zeigt in einer Studie, dass fötale Selbstberührungen des Gesichts überzufällig häufig mit der linken Hand vorgenommen werden.[9] Dies ist insofern von Bedeutung, als aus der Hirnforschung an erwachsenen Menschen bekannt ist, dass emotionale Prozesse zu einem

Großteil in der rechten Hirnhemisphäre verarbeitet werden – was im Übrigen dazu führt, dass mit zunehmendem Alter die Faltenfurchen der linken Gesichtshälfte stärker ausgeprägt sind, da deren Gesichtsmuskulatur durch die »emotionale Hirnhälfte« mehr beansprucht wird. Es kann daher berechtigt angenommen werden, dass wenn der Fötus mit der linken Hand die linke Gesichtshälfte stimuliert, ein Großteil der daraus resultierenden neuronalen Impulssalven in der gegenüberliegenden – also der rechten – Gehirnhälfte verarbeitet wird. Dies kann als Beleg dafür interpretiert werden, dass der Fötus auf diese Weise versucht, eine Art emotionale und physiologische Balance wiederherzustellen, die durch mütterliche Stressoren aus dem Gleichgewicht geraten ist. Diese Interpretation ist aufgrund der spärlichen Befunde sicherlich sehr weit gegriffen. Doch es ist zumindest nicht auszuschließen, dass ein Fötus über Basisemotionen verfügt und deren Änderung registrieren kann, denn warum sollte die Ausreifung des Erlebens von Emotionen ausschließlich in der nachgeburtlichen Periode eines Menschen erfolgen? Vielmehr sollten wir davon ausgehen, dass sich diese psychische Dimension – wie alle übrigen auch – in einem biologischen und zeitlichen Kontinuum entwickelt, das die vorgeburtliche Lebenswelt einschließt.

Die Fähigkeit und die biologische Notwendigkeit der gesichtsbezogenen Selbstberührungen werden durch den Bezug zum erwachsenen Menschen noch verständlicher: Jeder Erwachsene führt im Lauf eines Tages ca. 400 bis 800 derartige Selbstberührungen aus. Hinzu kommt eine Vielzahl von Selbstberührungen, die verschiedene andere Körperpartien betreffen und kein explizites Handlungsziel verfolgen. Damit soll an dieser Stelle nur deutlich gemacht werden, dass wir im Verlauf eines Tages – unabhängig von unserem Lebensalter – ein spezifisches und sehr komplexes Verhaltensmoment zeigen, das wir bereits als Föten generiert haben. Auch wenn wir es uns abgewöhnt haben, am Daumen zu nuckeln, andere, scheinbar ziellose Körpereigenberührungen unserer fötalen Lebensphase bleiben als stabile und unberechenbare Verhaltensmomente bis in die Zeit des Erwachsenendaseins erhalten (siehe Kapitel 3).

Muskelspiele – bewegende Emotionen

Über die direkte Verbindung von Mutter und Kind mittels Nabelschnur haben auch akustische und taktile Signale des Mutterbauchs einen direkten und sehr spezifischen Einfluss auf das Bewegungsverhalten des Fötus. Durch Ultraschalluntersuchungen konnte nachgewiesen werden, dass der wache Fötus auf verschiedene Verhaltensaspekte der Mutter mit einer veränderten Herzfrequenz und mit Bewegungen der Hände, der Arme, des Kopfes und des Mundes reagiert. So zeigten Viola Marx und Emese Nagy, dass Föten ab der 26. Schwangerschaftswoche mehr Arm-, Kopf- und Mundbewegungen ausführten, wenn sich die Mutter mit der Hand über den Bauch strich.[10] Sobald jedoch die Mutter eine Geschichte laut vorlas, verringerte sich die Anzahl der Bewegungen. Warum die mütterliche Stimme zu einer Verringerung der fötalen Bewegungen führt und ob der Fötus die Handwärme der Mutter oder sogar die leichten Hautverformungen beim Streichen über den Mutterbauch spürt, ist noch nicht geklärt. Aber diese Beobachtungen zeigen einmal mehr, dass sich das Verhalten des reiferen Fötus durch äußere Stimuli – akustische, taktile und chemische Signale, die von der Mutter ausgehen – je nach Stadium der neuromuskulären und der neuronalen Entwicklung verändert. Nicht nur die relativ einfach messbaren physiologischen Parameter, wie zum Beispiel der Herzschlag, ändern sich, sondern auch sehr komplexe motorische Verhaltensweisen.

Dass der Fötus seine Bewegungen auch abhängig vom emotionalen Status der Mutter ausführt, zeigt eindrucksvoll eine Studie aus Japan.[11] Frauen in der 31. Schwangerschaftswoche wurde entweder ein trauriger, ein neutraler oder ein lustiger Film gezeigt, und währenddessen wurden die Armbewegungen der Föten per Ultraschall beobachtet. Bei heiteren Filmen, die zu positiven Emotionen bei den Müttern führten, stieg die Anzahl der fötalen Armbewegungen deutlich an, während sie sich bei traurigen Filmen verringerte. Diese Befunde enthalten die deutliche Botschaft, dass der emotionale Status der Mutter vom Fötus nicht unbemerkt bleibt.

Zu den Verhaltensänderungen in Reaktion auf mütterliche Emotionen gehören jedoch nicht nur Arm-, Kopf- und Beinbewegungen, sondern auch Bewegungen der Gesichtsmuskulatur. Insgesamt verfügt der Mensch pro Gesichtshälfte über 26 Muskeln, die ab der 16. Schwangerschaftswoche vollständig ausgebildet sind und je nach Entwicklungsstadium benutzt werden. Erste unkoordinierte Bewegungen der Gesichtsmuskulatur in Form unspezifischer Grimassen hat man aber schon ab der siebten Schwangerschaftswoche beobachtet! Je reifer der Fötus wird, umso deutlicher kann man unterschiedliche mimische Bewegungen erkennen. So können Föten ab der 33. Schwangerschaftswoche »lächeln«; ebenso zeigen sie das Mienenspiel des Schreiens, des Schmerzes und des Missmuts.[12] Und auch zu einem sogenannten neutralen und entspannten Gesichtsausdruck sind sie fähig.

Ob es einen direkten Zusammenhang zwischen der jeweiligen Mimik und dem psychischen oder körperlichen Zustand des Fötus gibt, ist bislang nicht vollständig geklärt. Wissenschaftler aus Neuseeland konnten aber im Experiment nachweisen, dass Föten auf sehr starke akustische Reize mit Gesichtsbewegungen reagieren, die dem Schreien entsprechen.[13] Ebenso zeigen Beobachtungen an Frühgeborenen, dass medizinisch induzierte Schmerzreize (etwa durch den Stich einer Nadel bei der Blutentnahme) von einer eindeutigen Schmerz-

und Schreimimik und entsprechender Artikulation begleitet werden. Die Dauer und die Stärke dieses mimischen Ausdrucks und des Schreiens sind dabei von der Dauer und der Intensität des Schmerzreizes abhängig.[14] Im Zusammenwirken mit den Muskelgruppen des Mundes und der Zunge kann der Fötus zudem die Zunge herausstrecken, gähnen und – wie schon beschrieben – am Daumen nuckeln.

Die synchrone und koordinierte Aktivität der Gesichtsmotorik des Fötus ist auch abhängig vom körperlichen und psychischen Zustand der Mutter. Konsumiert die Mutter während der Schwangerschaft Drogen, Alkohol oder Nikotin, ist das für den Fötus ein Stressfaktor. Unter derartig gefährlichen Wachstumsbedingungen zeigen Föten sehr häufig rhythmische Mundbewegungen, Schluckauf – oder auch ein Durchstrecken des Rückens –, Indikatoren, die im Umkehrschluss auf fötalen Stress verweisen.[15]

Alle genannten Muskelspiele des fötalen Gesichts finden ohne direkten Beobachter und in der lichtlosen Abgeschiedenheit des Mutterbauchs statt. Noch kommentiert niemand dieses einsame Mienenspiel. Es wird sich allerdings recht bald als emotionales und kommunikatives Eingangstor in die Welt der Nahrungsversorger erweisen. Insofern ist seine vorgeburtliche Einübung eine biosoziale Notwendigkeit für die spätere Kontaktaufnahme mit der sozialen Umwelt, die ja zunächst nichtsprachlich erfolgen muss.

Nicht immer entwickelt sich die mimische Kompetenz des Fötus ohne Probleme. Entwicklungs- und Reifungsstörungen des fötalen Gehirns haben Einfluss auf das mimische Vermögen, weshalb diesem Sachverhalt in der Forschung zunehmend Beachtung geschenkt wird. Zukünftig soll es möglich werden, aus der mimischen Aktivität des Fötus auf den Status seiner neuronalen Entwicklung und damit auf etwaige Entwicklungsbeeinträchtigungen zu schließen. Auch wenn man auf diesem Weg nicht den Störungsursachen begegnen kann, so können Hinweise auf mögliche Einschränkungen des mimischen Ausdrucks des Säuglings für den elterlichen Prozess der Annäherung und der Bindung an das Neugeborene von entscheidender Bedeutung sein.

Wunderwerk Mund

Der Mund des Menschen nimmt in mehrfacher Hinsicht eine Superposition unter den beweglichen und tastsensiblen Teilen des Körpers ein. Ohne Mund und Zunge wären wir nicht in der Lage, zu essen, zu trinken und zu sprechen. Damit sind die offensichtlichsten Grundfunktionen beschrieben. Weniger beachtet wird die explorative Kompetenz des oralen Raums. Für einen Säugling ist der Mund das Multifunktionswerkzeug schlechthin. Aufgrund der sehr hohen Dichte an tastsensiblen Rezeptoren und seiner Bewegungsmöglichkeiten eignet er sich hervorragend zur aktiven Erforschung der Umwelt und des eigenen Körpers: Mithilfe der Lippen, der Zunge und der Schleimhäute können noch die allerkleinsten Strukturunterschiede registriert werden.

Damit die oralen Erkundungen eines Säuglings erfolgreich sein können, ist ein koordiniertes Zusammenspiel zwischen Hand und Mund erforderlich. Das beinahe reflexhafte Führen der Hand zum Mund – mit allem, was sich in der Hand befindet – ist dafür eine entscheidende Voraussetzung. Wie schon erwähnt, berührt bereits der erst zehn Wochen alte Fötus immer wieder sein Gesicht. Ab diesem Zeitpunkt erkundet er die einzelnen Bereiche seines Kopfes, vor allem Augen, Nase, Mund und Ohren. Die Ziele der Kopfexploration wandeln sich zwar mit der Zeit, doch mit Erstaunen hat man festgestellt, dass ab der 19. Schwangerschaftswoche – und von da an bis zum Ende der Schwangerschaft – etwa die Hälfte aller Handbewegungen auf den Mund gerichtet ist. Diese offenbar sehr stabile Verhaltensvariante stellt innerhalb der Pränatalforschung ein hinreichend großes Rätsel dar.

Berechtigterweise wird gefragt, warum und zu welchem Zweck der Fötus einen Großteil seiner Wachphasen darauf verwendet, seinen Mund zu berühren? Sind derartige Aktionen zielgerichtete Handlungen oder nur zufällige motorische Impulse, also ohne funktionalen Hintergrund? Spannend wird diese Frage insbesondere dann, wenn man genauer untersucht, was die Berührungen des Mundes für den Fötus für Folgen haben. Berührt der Fötus seine Mund- und Lippenpartie, öffnet sich der Mund in der Regel, und es folgen verschiedene Explorationen entweder durch die Hand oder den Mund selbst. Über diesen scheinbar reflexhaften Mechanismus gelangt zum Beispiel der Daumen in den Mund des Fötus.

Dass es sich bei der Öffnung des Mundes mitnichten um einen Reflex infolge zufälliger Gesichts- und Mundberührungen handelt, zeigen verschiedene Studien.[16] So hat unter anderem Nadja Reissland untersucht, ob sich der Mund erst *nach* der Berührung öffnet oder bereits dann, wenn sich die Hand in seine Richtung bewegt. Ist Letzteres der Fall, kann man annehmen, dass der fötale Akteur eine planvolle Handlung vollzieht und sein Mund die ihn alsbald berührende Hand schon erwartet. Und genau dieser antizipatorische Zusammenhang zwischen Handbewegung und Öffnen des Mundes konnte ab der 24. Schwangerschaftswoche festgestellt werden. Zudem zeigte sich, dass ein *aktives*, vorweggenommenes Öffnen des Mundes desto häufiger auftritt, je älter die Föten sind, und dass um die 24. Schwangerschaftswoche herum zugleich die Anzahl des *reaktiven* Öffnens abnimmt.

Je reifer der Fötus ist, umso zielgerichteter und planvoller ist offenbar auch sein körperbezogenes Handeln. Es ist anzunehmen, dass der Fötus mit zunehmendem Reifungsalter seine auf den eigenen Körper gerichteten Bewegungsaktivitäten mit einer hohen sensorischen und motorischen Kontrolle ausführt und die Folgen seiner Bewegungen vorwegnehmen kann. Als Beobachter dieser erstaunlichen Leistungen ist man durchaus versucht, diese Form der vorgeburtlichen Verhaltensanpassung als erste Schritte zur Entwicklung eines körperlichen Selbst zu interpretieren.

Früh fühlt sich, was ein Mensch werden will

Angesichts all dieser Erkenntnisse stellt sich die Frage, welche bleibenden Erfahrungen der Fötus über sein Tastsinnessystem macht. Mit Sicherheit können wir davon ausgehen, dass seine größte Tastsinneslernerfahrung darin besteht, den eigenen Körper und sich selbst wahrzunehmen und zu erkunden. Damit ist gemeint, dass der Fötus sowohl durch seine Bewegungsaktivität als auch durch die begleitenden Tastsinnesereignisse ein neuronales Konzept seiner Körperlichkeit entwickelt. Dieses Konzept wird in der Wissenschaft als Körperschema bezeichnet. Mit diesem Begriff wird versucht, etwas in Sprache zu fassen, was uns selbst – auch als Erwachsene – sprachlich nicht zugänglich ist. So helfen an dieser Stelle nur Beschreibungen, um darzustellen, wovon hier die Rede sein soll.

Eine Leistung des Körperschemas ist die sichere Beurteilung dessen, was an unserem Körper hinten und vorn, oben und unten ist. Auch mit geschlossenen Augen haben wir ein sicheres Empfinden für diese räumlichen Aspekte unseres Körpers. Ebenso können wir jederzeit angeben, wo sich unsere Gliedmaßen und unser Kopf im Raum befinden und wie groß oder lang die einzelnen Glieder unseres Körpers sind. Verallgemeinert kann man die Leistung des Körperschemas als Bewusstsein über das eigene körperliche Selbst oder als eine neuronale Abbildung unserer dreidimensionalen Daseinsart verstehen. Anders formuliert: Mithilfe des Körperschemas gelingt es dem menschlichen Organismus, eine räumliche und auch zeitliche Relation zwischen dem eigenen dreidimensionalen Körper und der dreidimensionalen Außenwelt herzustellen. Das Körperschema ist wesentlich für den Menschen. Fehlt die innere Kartierung, das innere Koordinatensystem der eigenen Körperlichkeit, löst sich der Mensch gleichsam aus der dreidimensionalen Grundstruktur unserer irdischen Bedingungen. Mit katastrophalen Folgen für sein Leben. Wer seinen Körper anders erlebt, als die objektiv vorhandene materielle Struktur gestaltet ist, wird in seinem personalen Kern hochgradig instabil (s. Kapitel 5).

Auch wenn sich das Körperschema auf der Entwicklungsstufe eines Fötus und Säuglings noch in den Anfängen befindet, so ist es dennoch eine unabdingbare Voraussetzung für jede koordinierte Bewegung und später für die Etablierung eines Ichbewusstseins! Die permanente taktile und haptische Auseinandersetzung des Fötus mit seinem Körper und den äußeren Gegebenheiten führt zur Unterscheidungsfähigkeit und zu einem neuronalen Abbild dessen, was körperliche Innenwelt und räumliche Außenwelt ist.

Diese Unterscheidungsfähigkeit nimmt schon mit den weiter oben beschriebenen Meidbewegungen der embryonalen Zellgruppen ihren Anfang. Spätestens die Saugübungen des Fötus am eigenen Daumen erfordern ein praktikables und vor allem adäquates Körperschema, sonst könnten diese Übungen nicht wiederholt in der Dunkelheit des Mutterbauchs ausgeführt werden. Um es an dieser Stelle nochmals hervorzuheben: Der zielgerichtete und hochkomplexe Bewegungsablauf, den das Daumennuckeln voraussetzt, erfolgt unter Ausschluss des visuellen Systems, da dieses noch gar keine Beiträge zur Bewegungssteuerung liefern kann. Ausschließlich Tast- und Bewegungsinformationen und das bis dahin entwickelte Körperschema kann der Fötus zur Ausführung dieser Handlungen nutzen.

Die existenzielle Frage, was zum eigenen Körper gehört und was sich von diesem unterscheidet, wird im Gehirn des Fötus Tag für Tag stärker verankert. Die sensorischen Informationen hierfür liefert ausschließlich das Tastsinnessystem. Die neuronale Vernetzung des Körperschemas wird nachgeburtlich die Basis dafür sein, dass der Säugling versuchen wird, mit seinem Mund und nicht etwa mit seinen Ohrmuscheln Nahrung aufzunehmen. Denn sofort nach der Geburt wird er ohne Übergang und mit Selbstverständlichkeit auf das bereits im Mutterleib erarbeitete Körperschema zurückgreifen.

Auch wenn es trivial erscheint: Schon der Fötus kann dank Körperschema die positiven von den negativen Signalen seiner Welt unterscheiden und ist in der Lage, umfassend körperlich zu empfinden. Innere Körperereignisse (Hunger versus Sättigung) als auch solche, die auf äußere Einflüsse zurückzuführen sind (warm versus kalt), kann er in Relation zu seiner Körperlichkeit verarbeiten. Diese Fähigkeit, den Allgemeinzustand des eigenen Körpers wahrzunehmen, wird als Interozeption bezeichnet. Je nachdem, wie aufmerksam und unterstützend die nachgeburtliche Umwelt auf den Säugling reagiert, wird das Vermögen der interozeptiven Zustandsanalyse noch weiter ausreifen und sich differenzieren. Die Grundlagen aber werden lange vor dem Eintritt in die Welt als eine der drei Basisdimensionen des Tastsinnessystems – neben der Exterozeption (Außenwahrnehmung) und der Propriozeption (Wahrnehmung der Lage und der Bewegungen des Körpers im Raum) – angelegt. Diese drei Grundbausteine des Tastsinnessystems sind nach meiner Auffassung für die biologische Reifung eines körperlichen Selbst und eines Ichbewusstseins verantwortlich.

Das körperliche Selbst ist dabei, wie bereits beschrieben, als das interne Abbild der eigenen körperlichen Grundstruktur zu verstehen. Der Fötus »weiß«, dass er einen Körper besitzt, der charakteristische Merkmale wie Kopf, Arme, Beine etc. hat.

Das Ichbewusstsein kann man sich als Gewahrwerdung der eigenen Existenz vorstellen; eine Art ursprüngliches »Wissen«, auf dessen Grundlage wir jederzeit sicher feststellen können, dass wir als einzelner Organismus am Leben sind. Über diese Art einer grundsätzlichen Erkenntnis der eigenen Existenz verfügen wir – und wahrscheinlich auch jedes andere Lebewesen – selbst dann, wenn wir blind und taub geboren werden. Vor und nach unserer Geburt ist dieses lebenswichtige Grundwissen dank des Tastsinnessystems in uns verankert, alle übrigen Sinne haben an dieser Form der Gewahrwerdung nur einen fakultativen Anteil. Mit der neuronalen Verankerung eines körperlichen Selbst und des Ichbewusstseins sind die wichtigsten internen Konzepte für ein autonomes Leben außerhalb des schützenden und stets versorgenden Mutterleibs gegeben.

Gut gedeiht, wer Nähe spürt

Neben diesen sehr abstrakten und schwer beschreibbaren Fähigkeiten, die auf das Wirken des Tastsinnessystems zurückzuführen sind, wird im Fötus noch ein weiteres internes Konzept entwickelt, das sich lebenslang im Gedächtnis verankern wird. Weil sich der fötale Körper nach und nach als etwas Eigenständiges und von der äußeren Welt Verschiedenes begreifen lernt, kann er nicht nur sich selbst spüren, sondern auch die auf ihn einwirkenden Widerstände der uteralen Umgebung. Diese ist Schutz und Wachstumsraum zugleich, wirkt aber auch permanent physisch auf den Körper des Fötus ein. Die unmittelbare physische Nachbarschaft zwischen seinem Körper und den uteralen Gegebenheiten wird im Fötus eine sehr ursprüngliche sensorische Erfahrung hinterlassen, die ich als ein erstes internes Konzept von Nähe bezeichne; das vielschichtige Konzept der Ferne wird erst der Säugling erarbeiten. Physikalisch und metaphorisch kann ein Lebewesen keinem anderen näher sein als in diesem besonderen und biologisch determinierten Verhältnis zwischen Mutter und Kind während der Schwangerschaft. Die Stimme der Mutter, ihre Bewegungen und viele andere sensorische Informationen vermitteln dem Fötus in den späten Schwangerschaftswochen die Botschaft, dass er nicht allein auf dieser Welt ist. Diese Botschaft wird sogar dann transportiert, wenn sich beim Fötus kein anderes sensorisches System als das Tastsinnessystem ausbilden sollte. Selbst ein gehörloser Fötus wird aufgrund des uteralen Körperkontakts ein internes Konzept von Nähe entwickeln. Die neuronale Spur der physischen Nähe zu etwas anderem ist demnach eines der ersten Resultate der gegenständlichen Auseinandersetzung des fötalen Körpers mit den Eigenschaften seiner Umwelt.

Später, beim Säugling, wird man die körperliche und geistige Auseinandersetzung mit seiner Umwelt als Aneignung bezeichnen. Dieser Begriff meint, sich als Mensch die Verhältnisse und Eigenschaften der äußeren Welt geistig und körperlich aktiv zu eigen zu machen. Aber es ist nach bisheriger Sachlage nicht anzunehmen, dass der Fötus mit dem Prozess der Aneignung wartet, bis er die Geburt hinter sich gebracht hat. Ganz im Gegenteil: Mit allen Sinnen, die ihm schon zur Verfügung stehen, werden die uterale Umwelt und natürlich auch der eigene Körper erkundet. Aus konkreten sensorischen Erfahrungen bilden sich interne Konzepte über verschiedene Umwelteigenschaften, die sich im neuronalen Netz des Fötus auch als Gedächtnisspuren verankern. Gerüche, Töne und körperliche Reize sind Teil dieser multisensorischen Umwelt, und der werdende Mensch ist darauf angewiesen, dass die Analyse dieser Umwelt für ihn Resultate erbringt, die er für sein nachgeburtliches Überleben nutzen kann.

Die Verknüpfung der umfassenden Körperberührung durch den Mutterbauch mit positiven Emotionen wird sinnvollerweise zu einem *universellen* Konzept von Nähe. Vereinfacht formuliert, könnte man es so beschreiben: Etwas, das meinen Körper berührt, zugleich warm und weich ist, ist gut für meinen Körper. Dieses Nähekonzept ist die Bedingung dafür, dass der Säugling nach der Geburt sofort positiv auf den körperlichen Kontakt mit der Mutter reagieren kann. Er kann und er muss, wenn er gut gedeihen soll. Und dies ist auch überwiegend der Fall, denn der gesunde Säugling sträubt sich nicht beim ersten körperlichen Kontakt mit der Mutter nach der Geburt, sondern wird diesen Kontakt stets suchen, weil die uterale Erfahrung ihn gelehrt hat, dass körperliche Nähe zum einen positive Emotionen weckt und zum anderen die Garantie für sein Überleben bedeutet. Man stelle sich die traurige Plackerei vor, wenn dem nicht so wäre und man einem Säugling erst beibringen müsste, dass es eine gute und förderliche Angelegenheit ist, sich der Mutter oder jemand anderem körperlich anzuvertrauen.

Womöglich sind es diese frühen Körpererfahrungen, die sich in so manchen Formulierungen des späteren Lebens niederschlagen. Dass uns etwas »nahegeht« oder wir jemandem »nahestehen«, verweist in unserem Sprachgebrauch auf emotionale, nicht räumliche Nähe. Räumliche Nähe zu unserem Körper bleibt nur sehr wenigen Menschen vorbehalten, denn nichts schützen wir so sehr wie den Nahraum unseres Körpers. Doch sosehr wir einerseits den unberechtigten Übertritt in unseren Nahraum fürchten, durch Gewalt, Unachtsamkeit etc., so sehr fürchten wir andererseits das Gegenteil von Nähe: die Einsamkeit – im körperlichen wie im emotionalen Sinn. Und gleichgültig, ob nun Säugling oder Erwachsener, das Fehlen menschlicher Nähe hinterlässt tiefe seelische Furchen, die im Säuglingsalter sogar zum Tod führen können.

Wer zu früh kommt, sitzt nicht in der ersten Reihe

In den letzten 20 Jahren tritt weltweit ein Phänomen auf, das Eltern und Ärzten große Sorgen bereitet: Die Anzahl der Frühgeburten steigt.[17] Als Frühgeburt gilt ein Kind, wenn es vor Vollendung der 37. Schwangerschaftswoche geboren wird. Je früher das Kind den schützenden Mutterbauch verlässt, umso lebenskritischer ist seine Lage. Nicht wenige Frühgeborene (in Deutschland pro Jahr ca. 8000 bis 9000) kommen bereits in der 24. bis 25. Schwangerschaftswoche zur Welt. Für sie besteht nur unter Aufbietung erheblicher medizintechnischer Ressourcen eine Überlebenswahrscheinlichkeit von 70 Prozent.

Für Eltern und Kind ist eine zu frühe Geburt ein traumatisches Ereignis. Beide Seiten kämpfen in einer solchen Situation mit dem sehr dünnen Lebensfaden des Kindes. Mutter und Kind müssen zudem den plötzlichen Verlust vertrauter körperlicher Nähe verkraften. Das körperliche Band zwischen Mutter und Kind wird bei einer Frühgeburt vor der eigentlichen Zeit getrennt, und an dessen Stelle tritt nun für den Säugling eine medizinisch-technische Umwelt in Gestalt eines Inkubators – umgangssprachlich »Brutkasten« genannt. Auch wenn die Mutter oder der Vater das Kind zeitweilig eng am eigenen Körper halten kann, ist es für beide Seiten eine kritische Trennungszeit. Lebensbedrohlich ist der Zustand für ein Frühgeborenes vor allem deshalb, weil viele lebenswichtige Körperfunktionen noch nicht hinreichend ausgereift sind.

Neben sehr vielen Problemen, die im medizinischen Kontext eines zu früh geborenen Kindes auftreten, ist die Sauerstoffversorgung eines der zentralen Themen in der Neonatalmedizin. Selbst die permanente Atemunterstützung eines Frühgeborenen kann die unregelmäßig auftretenden Atemstillstandsphasen und die damit einhergehende Sauerstoffunterversorgung nicht verhindern. Wird das Frühgeborene in einer solchen Apnoephase allerdings umgehend am Körper, zum Beispiel an der Fußsohle, leicht oder mit mäßigem Nachdruck berührt, wird durch diesen taktilen Reiz in der Regel die autonome Atemfunktion wieder angeregt, und das Frühgeborene atmet – bis zur nächsten Apnoephase – selbstständig weiter. Atemaussetzer können je nach Entwicklungsstand des Frühgeborenen mehrfach in der Stunde auftreten, und es ist leicht vorstellbar, welchen zeitlichen Aufwand allein die Sicherstellung dieser Lebensfunktion für das medizinische Personal bedeutet.

Bemerkenswert ist, dass sich die Atemfunktion des Frühgeborenen mit taktilen Reizen so einfach reaktivieren lässt. Auch wenn wir diesen Mechanismus noch nicht ganz verstehen, so deutet doch einiges darauf hin, dass die hochsensible Haut des Frühgeborenen ihre funktionale Bedeutung bei der zu frühen Geburt nicht eingebüßt hat. Im Gegenteil: Man weiß, dass sehr früh geborene Kinder (ab der 25. Schwangerschaftswoche) leichtes Streicheln nicht als etwas Angenehmes empfinden. Lediglich das umfassende Gehaltenwerden oder das Liegen auf menschlicher Haut nehmen sie als angenehm und beruhigend wahr. Ihre eigene Haut – die noch die Lanugobehaarung aufweist (!) – ist in diesem Reifungsstadium offensichtlich nicht für stärkere Reize ausgelegt, weshalb sie auf Berührungen mit eindeutigen Körper- und Gesichtsreaktionen antworten.

Andererseits kann die Umwelt, in der sich das Frühgeborene nun befindet, das Tastsinnessystem nur zu einem Bruchteil dessen anregen, wozu die pränatale Umgebung permanent in der Lage war. Während der Fötus vollumfänglich durch die uteralen Strukturen umschlossen war, taktil stimuliert und auch bewegt wurde, wird das Frühgeborene nur dann bewegt, wenn medizinische Maßnahmen es erfordern. Die Charakteristik dieser Bewegungen ist selbstverständlich nicht vergleichbar mit den Wahrnehmungen, die zum Beispiel beim Gehen oder Sitzen der Mutter durch den Mutterbauch auf den Fötus übertragen wurden. Außerdem sind die – wie wir gesehen haben – selbstverständlichen und notwendigen Eigenberührungen für ein Frühgeborenes aufgrund der schwachen Muskulatur und der Gravitationskräfte nicht möglich. Anders als im pränatalen Wachstumsraum muss das Frühgeborene nun mit verschiedensten Druckreizen bis hin zu Schmerzreizen zurechtkommen, die situationsbedingt auf den Körper wirken. Gleichzeitig muss es kleine und größere Schwankungen der Außentemperatur kompensieren, die unter natürlichen Reifungsbedingungen nicht auftreten. Überdies werden in einem Inkubator durch verschiedene technische Systeme (Belüftung, Befeuchtung) allerhand Geräusche von beträchtlicher Lautstärke generiert, die das Frühgeborene ebenso wahrnehmen kann wie die menschlichen Stimmen in der stationären Umgebung. Und als ob diese Umweltbedingungen nicht schon genügend unnatürliche Elemente enthielten, wird auch noch das unreife visuelle System mit Lichtreizen konfrontiert.

Nur ansatzweise können wir uns vorstellen, was es für einen zu früh geborenen Organismus bedeutet, einerseits dieser Unzahl neuer Reize ausgesetzt zu sein und andererseits auf die natürlichen Reizbedingungen des Mutterbauchs – und deren unbedingte körperliche Nähe – verzichten zu müssen. Es ist deshalb beachtlich, wie viele Kinder diese besondere Lebensphase dennoch gut überstehen. Aber es ist auch nicht verwunderlich, dass ein Großteil der Frühgeborenen ein Leben lang mit diesem problematischen Start ins Leben zu kämpfen hat.

Unstrittig ist, dass aufgrund der relativ hohen Anzahl von Frühgeburten und der latenten Gefahr gravierender kognitiver, körperlicher und sozialer Spätfolgen die Frage nach der Verbesserung der Umgebungs- und Reifungsbedingungen für

Frühgeborene eine hohe Priorität haben sollte. Und tatsächlich wächst in der Neonatalmedizin zunehmend das Bewusstsein, dass Frühgeborene außerordentlichen sensorischen Umgebungsbedingungen ausgesetzt sind. Weil sich jedoch in einer stationären Umgebung das akustische und das visuelle Reizspektrum nur in geringem Umfang verändern lässt, fokussieren sich einige Wissenschaftler auf das Tastsinnessystem. So werden heute Untersuchungsverfahren daraufhin optimiert, dass unvermeidbare, aber für das Frühgeborene schmerzhafte Eingriffe so schnell wie möglich durchgeführt werden und dabei tunlichst wenige unangenehme körperliche Reize ausgelöst werden. Auch hat es sich seit einigen Jahren etabliert, dass Frühgeborene so bald und so viel Zeit wie möglich am Körper der Mutter oder einer anderen Bezugsperson statt im Inkubator verbringen. Diese Maßnahme mag für medizinische Laien eine Selbstverständlichkeit sein, doch es hat sehr lange gebraucht, bis sich die Neonatalmedizin für diese Art der Kontaktmedizin öffnen konnte. Die berechtigte Sorge um das fragile Lebensgleichgewicht der Frühgeborenen und ihre potenzielle Gefährdung durch bakterielle und virale Krankheitserreger haben in der Vergangenheit dazu beigetragen, dass Frühgeborene so weit wie möglich von ihrer Umwelt abgeschirmt wurden. Doch die unwiderlegbaren Effekte der Kontaktmedizin haben schließlich gezeigt, dass die adäquate körperliche Stimulation der Frühgeborenen einen – wenn nicht sogar *den* – entscheidenden Beitrag dazu leistet, dass diese Kinder überleben.[18]

Auch wegen dieser Befunde fragen sich immer mehr Wissenschaftler, wie die Bedingungen in den überlebenswichtigen Inkubatoren gestaltet werden müssten, damit die Frühgeborenen eine Stimulationsumgebung erfahren, die ihr Wachstum und ihre fragile Gesundheit besser fördert als bisher.[19] Gerade die vielfältigen Körperstimulationen, die ein Fötus im Mutterbauch erfährt, können im Inkubator nicht bereitgestellt werden. Weder wird der gesamte Körper hinreichend und angemessen stimuliert, noch erfährt das Gleichgewichtsorgan durch adäquate Bewegungsprofile eine ausreichende Anregung. Die Folge ist ein Kontaktmangel, dessen neurobiologische und körperliche Folgen wir derzeit nur erahnen können.[20] Auch wenn die Datenlage noch nicht sehr umfangreich ist, deuten erste Ergebnisse darauf hin, dass es bei Frühgeborenen, die durch leichte Schaukelbewegungen des Inkubators taktil und vestibulär (den Gleichgewichtssinn betreffend) stimuliert werden, zu weniger Apnoephasen kommt als bei Frühgeborenen in ruhenden Inkubatoren.[21] Sind solcherart Schaukelbewegungen jedoch zu rhythmisch, verschwindet der positive Effekt, weil sich das neuronale System der Frühgeborenen nach geraumer Zeit offenbar an den regelmäßigen Stimulus gewöhnt. Das Haptik-Labor der Universität Leipzig arbeitet zusammen mit der dortigen Abteilung für Neonatalmedizin unter Professor Thome und – da öffentliche Geldgeber weder Interesse noch Mittel in Aussicht stellen – mit Partnern aus der Industrie an einer Lösung dieses Problems.

2 Körperkontakt – ein Lebensmittel

Nach 40 Wochen Schwangerschaft ist der physische Kontakt des Neugeborenen zur Mutter durch die Geburt erst einmal unterbrochen und muss wiederhergestellt werden. Der gerade geborene Säugling wird deshalb nach der Erstversorgung und ärztlichen Begutachtung sofort auf den Bauch oder in die Arme der Mutter gelegt. Das ist für beide ein wichtiges Beziehungsmittel und für das Kind zudem eines der wichtigsten Lebensmittel, die es für sein Gedeihen benötigt. Der Begriff »Lebensmittel« ist hier nicht zufällig gewählt, sondern entspricht den Notwendigkeitsverhältnissen, wie sie sich für das Neugeborene darstellen. Denn allein aus dem körperlichen Kontakt resultiert eine Stimulation des Säuglingskörpers, die ihrerseits physiologische und neurophysiologische Wachstumsprozesse in Gang setzt, die nur auf diese Weise angestoßen werden können. Das Neugeborene ist also nicht nur auf ein funktionierendes Tastsinnessystem angewiesen, sondern bedarf auch der angemessenen körperlichen Stimulation, um sich gesund entwickeln zu können.

Heute herrscht weitgehend Konsens darüber, dass bei allgemeinem Wohlsein von Mutter und Kind die physische Nähe zueinander unmittelbar nach der Geburt zahlreiche biologische und psychologische Aspekte des Säuglings und auch der Mutter befördert. Doch noch vor nicht einmal 50 Jahren propagierten Vertreter aus Medizin und Psychologie aus Sorge vor Infektionskrankheiten und aus Unwissenheit über die psychologischen und physiologischen Mechanismen der Stimulationseffekte auf Mutter und Kind die Einhaltung eines sehr restriktiven und im Grunde wenig liebevollen Körperkontakts. Folglich durften Mutter und Kind lediglich zu festgelegten Stillzeiten Körperkontakt haben. Auch unter dem Vorwand, die schnellstmögliche Autonomieentwicklung des Kindes zu fördern und eine Verwöhnung des Nachwuchses zu verhindern, sollte die Körperinteraktion zwischen Eltern und Kind auf ein Mindestmaß reduziert werden. Besonders eifrige Mediziner und Verhaltensforscher plädierten sogar für den vollständigen Verzicht auf körperliche Nähe.[1] In einer von den Naturwissenschaften geprägten Gesellschaft schien zudem eine intuitive Hinwendung der Mutter zum Kind wissenschaftlich wenig plausibel und daher zweifelhaft. Nicht Intuition sollte das Handeln des modernen Menschen anleiten, sondern wissenschaftlich fundierte Zusammenhänge sollten die Grundlagen für das Verhältnis zwischen Eltern und Kind sein. Leider hat in diesem Zusammenhang auch die behavioristische Strömung der akademischen Psychologie keinen rühmlichen Eindruck hinterlassen.

Die Geschichte des hier sehr verkürzt dargestellten Sinneswandels ist vor allem die Geschichte einer veränderten Perspektive auf die biologische und die psychologische Bedeutung des Tastsinnessystems im Säuglings- und frühen Kindesalter.[2] Traurige empirische Befunde in Waisenhäusern nährten nach und nach den Verdacht, dass Säuglinge ohne ein angemessenes Maß an körperlicher Nähe und Stimulation nicht gesund aufwachsen können: Obwohl sie hinreichend Nahrung erhielten, warm und sauber gehalten wurden, starben Säuglinge – ohne dass man verstanden hätte, warum. Dass körperliche Nähe einen Einfluss auf die Entwicklung eines Kindes haben könnte, erschien angesichts der vielen medizinischen Erfolge bei der Bekämpfung der Säuglingssterblichkeit Anfang des 20. Jahrhunderts geradezu absurd.

Aber auch die aktuelle Säuglingsforschung ist nicht frei von Konfliktthemen. So bemüht man sich immer noch um wissenschaftliche Belege für eine besonders sensitive Phase unmittelbar nach der Geburt, in der infolge des physischen Kontakts zwischen Mutter und Neugeborenem zentrale biologische und psychologische Mechanismen der kindlichen Entwicklung und auch der Mutter-Kind-Beziehung stattfinden.[3] Angesichts der hinreichend langen Lebensspanne eines Menschen bezweifeln einige Wissenschaftler, dass die ersten nachgeburtlichen Stunden einen maßgeblichen Einfluss auf die seelische und die körperliche Gesundheit des Neugeborenen haben sollen. Mittlerweile stützen jedoch immer mehr Befunde die These, dass sowohl zeitliche als auch qualitative Aspekte der körperlichen Kontaktaufnahme zwischen Mutter und Kind nicht beliebig variiert werden können.

Verschiedene Studien zeigen, dass das biologische Optimum – nicht nur für unsere Spezies – offenbar dann gegeben ist, wenn das Neugeborene sofort nach der Geburt direkten Hautkontakt mit der Mutter herstellen kann. In diesem Fall gelingt es dem Neugeborenen am schnellsten, die interne Stressbiologie der Geburt zu regulieren und erste erfolgreiche Saugversuche zu unternehmen, da der sofortige Hautkontakt auch alle biologischen Funktionen bei Mutter und Kind begünstigt, die mit dem Stillen in Zusammenhang stehen. Als gutes Maß für die Geschwindigkeit der Anpassungsprozesse kann das Schreiverhalten der Neugeborenen genutzt werden. Neugeborene schreien nicht deshalb, weil sich auf diese Weise die Lungen besser mit Luft füllen, sondern weil sich der Organismus nicht in einem optimalen Zustand befindet. Tonanalysen haben zudem gezeigt, dass die Charakteristik des Schreiens bei Schmerzen anders ist als bei Hunger oder anderen Mangelzuständen. Bei Neugeborenen mit sofortigem Hautkontakt zur Mutter dauert das erste Schreien nur wenige Minuten. Neugeborene, die nach der Geburt zunächst gewaschen und gewickelt werden und erst nach 45 Minuten Kontakt zur Mutter bekommen, schreien länger, am längsten aber diejenigen, die gar keinen Kontakt zur Mutter erhalten.[4]

Unterschiede zeigen sich jedoch nicht nur bei den Neugeborenen, sondern auch bei den Müttern. Vergleicht man das Fürsorgeverhalten von Müttern, die den Erstkontakt zum Neugeborenen über direkten Hautkontakt und ohne zeitliche Verzögerung herstellen konnten, mit dem Verhalten von Müttern, die ihr Kind als »Puppenpaket« präsentiert bekamen oder gar erst Stunden nach der Geburt, dann zeigt sich ein deutlicher Unterschied. Selbst noch ein Jahr nach der Geburt. Erstere entwickeln schneller eine emotionale Bindung zum Kind und können dessen körperliche Signale besser wahrnehmen.[5]

Welchen Stellenwert die körperliche Stimulation des Neugeborenen für ein gesundes Wachstum hat, ist zum einen aus der Bedeutung des Tastsinnessystems im embryonalen und fötalen Stadium ableitbar, zum anderen aus dem Verhalten der Säuglinge. Betrachtet man die Situation eines Neugeborenen unmittelbar nach der Geburt, so stehen ihm zur Erfassung der neuen Umweltverhältnisse die bislang ausgebildeten Sinnessysteme – das Hören, das Riechen, das Schmecken und natürlich das Tasten/Fühlen – zur Verfügung. Außer für das Tastsinnessystem ist das Spektrum der wahrnehmbaren Umweltreize kaum verändert. Sobald sich das auditive System an die Schwingungsverhältnisse unter luftigen Bedingungen angepasst hat, kann der Säugling seine Umwelt und somit auch wieder die Mutter hören. Untersuchungen haben gezeigt, dass das Neugeborene schon in den ersten 24 Stunden nach der Geburt Geräusche und insbesondere menschliche Stimmen wahrnehmen kann. Die Situation für den Geruchssinn ist ebenfalls in etwa dieselbe wie vor der Geburt. Der Säugling kann die vertrauten Pheromone der Mutter registrieren, die von speziellen Drüsen in der Brustwarze abgesondert werden. Diesen Geruch kennt er bereits aus seiner fötalen Lebensphase, weil sich dieselben Duftstoffe auch im Fruchtwasser befanden. Was die Geschmacksempfindungen beim Stillen betrifft, kann zumindest angenommen werden, dass das Neugeborene teilweise bekannte Reizmuster vorfindet.

Die durch das Tastsinnessystem wahrnehmbaren Umwelteigenschaften sind jedoch nach der Geburt in mehrfacher Hinsicht gravierend verändert – ganz ähnlich, wie weiter oben in Zusammenhang mit Frühgeborenen beschrieben. Der bislang vollumfängliche Körperkontakt ist mehr oder weniger plötzlich durch ein wesentlich verändertes Spektrum neuer Körperstimulationen ersetzt worden. War das Neugeborene noch bis vor Kurzem stets im physischen Direktkontakt mit der lebendigen Umwelt des Mutterbauchs – sowohl in den Wach- als auch in den Schlafphasen (!) –, sind die Berührungsreize nun nicht nur in ihrer Qualität, sondern auch in ihrer Intensität verändert und zudem auf bestimmte Körperregionen begrenzt. Außerdem ist das Neugeborene jetzt mit deutlich niedrigeren Temperaturen konfrontiert. Diese Umweltveränderungen stellen eine Mangelsituation für das Neugeborene dar, die über das Tastsinnessystem registriert wird. Auch die ihm vertrauten Bewegungsabläufe kann es nicht mehr wie bisher ausführen, weil auf den Körper nun Gravitationskräfte wirken, denen die Muskulatur noch nicht viel entgegenzusetzen hat.

Obgleich wir die psychische und die körperliche Situation des Neugeborenen nicht annähernd rekonstruieren und nachvollziehen können, ist anzunehmen, dass es die nachgeburtliche Situation als sensorischen Sturm mit starkem Orientierungsverlust erlebt. Sowohl die neuen körperlichen Binnenereignisse – wie die eigene Atemtätigkeit – als auch die eintreffenden sensorischen Signale aus allen Sinnessystemen führen wahrscheinlich zu einem Übermaß an Umgebungsreizen, für dessen Bewältigung Zeit, Schlaf und Übung notwendig sind. Die vielfältig wahrnehmbaren Veränderungen und der Mangel an vertrauten ganzkörperlichen Stimulationsbedingungen sind somit relevante Herausforderungen an das

Neugeborene, für deren Bewältigung es der Unterstützung bedarf. Nur durch das aktive Handeln der Mutter oder des sozialen Umfelds kann für das Neugeborene eine Stimulationsumgebung geschaffen werden, die sich zumindest teilweise an das fötale Niveau annähert. Dazu gehört, dass das Neugeborene so bald als möglich wieder direkten Körperkontakt zur Mutter erhält.

All dies zeigt, dass die physische Kontaktaufnahme nach der Geburt keine romantische Geste der Geburtsmedizin ist, vielmehr den Anpassungsprozess des Neugeborenen an die neuen Umweltbedingungen fördert.

Sind Trennungsphasen nach der Geburt aus medizinischen Gründen nicht zu vermeiden, besteht kein Grund, gleich in Verzweiflung zu geraten. Denn jedes Neugeborene verfügt über ausreichende Ressourcen, diese Phase ohne bleibende Schäden zu überstehen. Entscheidend für das Wohlergehen von Kind und Mutter ist dabei, dass ein unterstützendes und geduldiges Umfeld die verspätete Kontaktaufnahme begleitet. Wird nach einer nachgeburtlichen Trennungsphase viel Zeit und körperliche Nähe zwischen Mutter und Kind ermöglicht, können sich beide von der erzwungenen Trennung erholen und eine stabile emotionale Bindung aufbauen, die den Nährboden für das gute Gedeihen des Kindes bildet.

Die Fähigkeit des Neugeborenen, fehlende oder unangemessene Körperreize zu kompensieren, ist jedoch nicht unendlich und je nach individueller Konstitution begrenzt. Wird das Neugeborene über Monate lediglich grundversorgt und erfährt es keinerlei Nähe in Form von körperlicher Zuwendung, können – je nach individueller Disposition – seine Lebensfunktionen vollständig versagen, und es stirbt. Falls es unter derartig unmenschlichen Lebensumständen am Leben bleibt, treten mit naturgesetzlicher Kraft irreparable seelische und körperliche Schäden ein.

Nach dem Zusammenbruch des Ostblocks entdeckten westeuropäische Journalisten 1989 in Rumänien mehrere Waisenhäuser, in denen Tausende Kinder »verwahrt« wurden. Zahlreiche Medienberichte dokumentierten in Wort und Bild die erschütternden Verhältnisse: Die Waisen wurden lediglich ernährt und medizinisch mit dem Nötigsten versorgt. Die Sterbelisten der Waisenhäuser zeigten, dass Hunderte Kinder diese erbärmlichen Zustände nicht überlebt hatten. Nicht Nahrung im klassischen Sinn fehlte ihnen, sondern die Lebensmittel Nähe und Zuwendung, ohne die ein kleiner Mensch nicht gesund aufwachsen kann. Psychologen haben untersucht, welche Auswirkungen das Fehlen von Nähe auf die weitere Entwicklung der rumänischen Kinder hatte, die inzwischen in Pflegefamilien aufgenommen worden waren. Die Resultate sind ernüchternd und erschreckend. Waren die Kinder jünger als zwei Jahre, als sie in eine Pflegefamilie integriert wurden, bestand zumindest eine Chance, dass sie die kognitiven und die körperlichen Defizite teilweise aufholten und ausglichen. Waren die Kinder älter als zwei und somit länger den unsäglichen Verhältnissen in einem Waisenhaus ausgesetzt gewesen, hatte das Leben in der Pflegefamilie nur geringen korrigierenden Einfluss auf die Entwicklungsstörungen. Fehlende Nähe und mangelnde Zuwendung im frühen und frühesten Kindesalter, so die Aussagen der Forscher, zerstören die natürlichen Anlagen der Körper- und der Hirnstruktur in einer Weise, die später nicht mehr korrigierbar ist.[6]

Wenn der Startschuss ausbleibt

Tausende Tierstudien beschreiben, wie sich Kontaktmangel nach der Geburt auf die verschiedenen Wachstumsbereiche und das Verhalten auswirkt. Ratten, Mäuse, Affen, Katzen und andere Tiere werden hierfür nach der Geburt zeitweise oder dauerhaft von ihren Müttern getrennt, isoliert gehalten, aber ausreichend mit Nahrung versorgt. Je nach Forschungsmethode werden Blutwerte, Hirnaktivität, Zellwachstum und viele andere biologische Parameter im Langzeitverlauf analysiert. Auch Verhaltenstests, die zum Beispiel Rückschlüsse auf Gedächtnis- und Lernleistungen zulassen oder die Reaktion auf angstauslösende Reize untersuchen, werden durchgeführt.

Die Ergebnisse dieser Tierstudien ergeben ein sehr komplexes, dennoch unvollständiges Bild. Wir wissen jetzt, dass für diverse Säugetierorganismen Kontaktmangel ein außerordentliches Stressmoment darstellt und besonders die Wachstumsprozesse des Gehirns beeinträchtigt. Verschiedene Studien belegten, dass von der Mutter isolierte und buchstäblich unberührte Säugetiere nicht nur ein verzögertes neuronales Wachstum aufweisen, sondern dass ganze Neuronengruppen in zentralen Hirngebieten gar nicht oder nicht vollständig ausreifen. Ebenso zeigte sich im sogenannten Tiermodell eine verminderte Entwicklung von Synapsen – den Kontaktstellen zwischen den Nervenzellen – und von Verbindungssträngen zwischen den Nervenzellen. Letztlich wiesen fast alle untersuchten Hirnbereiche ein geringeres Volumen auf als bei Tieren, die in artgerechten Kontaktverhältnissen aufwachsen konnten. Die Folgen solcher Hirnentwicklungsstörungen bei Tieren sind, dass sie einfachste Gedächtnisleistungen nicht vollbringen können oder auf kritische Reize nicht altersentsprechend und angemessen reagieren.

Störungen offenbaren sich auch im Umgang mit ihresgleichen. Werden die weder sozial noch körperlich stimulierten Tiere mit Artgenossen zusammengebracht, die in natürlichen Gruppen aufwuchsen, können sie kein artgerechtes Verhalten an den Tag legen. Diese Unfähigkeit bleibt irreversibel. Auch im Erwachsenenalter sind diese Tiere nicht in der Lage, ein angemessenes Sozialverhalten gegenüber ihren Artgenossen oder ihrem eigenen Nachwuchs zu zeigen.

Weil ein vermindertes Hirnwachstum auch negativen Einfluss auf die Entwicklung anderer Körperorgane hat, kann man bei »unberührten« Säugetieren stets ein geringeres Körperwachstum feststellen. Zentral sind auch Befunde, die eine wesentlich geringere Ausreifung des Immunsystems bekunden. Nicht selten führt dies dazu, dass die Tiere trotz sonstiger Fürsorge frühzeitig sterben.[7]

Andauernder Kontaktmangel manifestiert sich auch bei Neugeborenen unserer Spezies in vielfältigen biologischen Funktions- und Wachstumsstörungen. Vor allem das Gehirn als zentrales Steuerorgan für körperliche, soziale, emotionale und kognitive Prozesse ist von den gestörten Wachstumsprozessen betroffen. Für die Speicherung von Informationen nutzt es verschiedene Nervenzellgruppen, die untereinander vernetzt sind. Bevor ein Sachverhalt auf neuronaler Ebene den Status eines festen Gedächtnisinhalts bekommen kann, wird diese Information von Nervenzellen verwaltet, die der Kurzzeitspeicherung dienen. Jede neue Information muss dieses Speichertor passieren, sonst können nachgeordnete Verarbeitungsschritte der Gedächtnisbildung nicht erfolgen. Die wichtigste Nervenzellpopulation, die diese Aufgabe bewältigt, wird als Hippocampus bezeichnet. Entwickeln sich die Nervenzellen des Hippocampus nicht ausreichend oder verkümmern sie infolge einer neurodegenerativen Erkrankung (wie bei der Alzheimerschen Erkrankung), sind die Gedächtnisleistungen der betroffenen Personen extrem eingeschränkt. Der neuronale Zustand des Hippocampus kann durch Volumenmessungen im Rahmen einer Magnetresonanztomografie (MRT) ermittelt werden. Bei den erwähnten rumänischen Waisenkindern ergaben MRTs, dass der Hippocampus keine altersgerechte Größe hatte. Dieser Befund korrespondiert mit den Beobachtungen, dass die stark vernachlässigten Kinder im Alltag und in Testsituationen nicht in der Lage waren, altersentsprechende Gedächtnisleistungen zu erbringen. Es erklärt sich von selbst, dass Gedächtnisleistungen einen der unmittelbarsten kognitiven Leistungsbereiche darstellen und dass Störungen derselben weitreichende Folgen für alle Lebensbereiche haben.

Ebenso gravierend von körperlicher Mangelstimulation betroffen sind Hirngebiete, die dafür sorgen, dass wir Sinnesreize mit verschiedenen Emotionen verknüpfen und diese Emotionen angemessen wahrnehmen. Wendet sich zum Beispiel im Alltag ein Mensch mit freundlicher Stimme und einem Lächeln an uns mit einer Frage oder Bitte, werden wir in der Regel nicht angsterfüllt und panisch das Weite suchen. Auch dann nicht, wenn wir diesen Menschen nicht kennen, weil wir die von diesem Fremden ausgehenden Signale angemessen interpretieren können und unser Verhalten entsprechend anpassen. Kommt dagegen nach einem Auffahrunfall der Unfallgegner mit hochrotem Kopf und brüllend auf uns zu, kann die neuronale Interpretation dieser Reize durchaus zur Folge haben, dass Angstgefühle in uns entstehen und Fluchtgedanken in Erwägung gezogen werden. Zudem sind wir in der Lage, die in verschiedenen Lebenssituationen auftretenden Emotionen im Langzeitgedächtnis zu speichern und über unsere Gefühle zu sprechen.

Diese Basisleistungen, äußere Umweltreize mit Emotionen zu verknüpfen, werden durch viele verschiedene Nervenzellpopulationen in unserem Gehirn erbracht, die untereinander verbunden sind. Ein für diese Aufgaben wichtiges Hirngebiet, dessen Volumen ebenfalls messtechnisch analysiert werden kann, ist die Amygdala. Diese Region hat unter anderem zahlreiche Verbindungen zum Hippocampus und zu Hirngebieten, die sich hinter der Stirn befinden. Wiederholt konnte nachgewiesen werden, dass das Volumen der Amygdala bei vernachlässigten Kleinkindern nicht dem altersgleicher und gesunder Kinder entspricht. Die Folgen derartiger Funktionsbeeinträchtigungen sind gravierend. Weil insbesondere soziale und zwischenmenschliche Situationen nicht angemessen interpretiert werden können, leben die betroffenen Menschen in einem Zustand ständiger Angst, selbst wenn objektiv kein Anlass dazu besteht. Funktionelle Störungen der Amygdala gehen daher mit schweren Angststörungen oder Depressionen einher. Kleinkinder, die unter diesen Symptomen leiden, haben ohne intensive Unterstützung und langjährige Therapien keine Chance, die biologischen Ressourcen ihres jungen Organismus auf lebensnotwendige Lern- und Erfahrungsprozesse zu richten.

Körperkontakt – ein biologisches Kraftwerk

Körperkontakt ist unverzichtbar, das ist einfach nachzuvollziehen. Doch wie werden aus Hautverformungen und Wärmereizen, die durch Tragen, Streicheln, Stillen des Neugeborenen entstehen, biochemisch wirksame Stoffgemische, die sich positiv auf die Körper- und die Hirnentwicklung auswirken? Durch welche Mechanismen wird der physische Körperkontakt biologisch so transformiert, dass dadurch das zelluläre Wachstum verändert wird?

Für ein biologisch sinnvolles Zellwachstum ist einerseits ein ausreichendes Maß an Nährstoffen erforderlich, die zum großen Teil über die Nahrungsaufnahme bereitgestellt werden. Damit jedoch eine Zelle nach festgelegten biologischen Plänen wachsen kann – zum Beispiel in Form einer Verdopplung durch Zellteilung –, müssen andererseits bestimmte Moleküle die entsprechenden biochemischen Signale an und in die Zelle – insbesondere an die DNA – aussenden. Für jeden Zelltyp existieren solche spezifischen »Signalmoleküle«. Insofern ist es für das Zellwachstum von entscheidender Bedeutung, dass Signalmoleküle produziert werden. Die biochemischen Fabriken, in denen die verschiedenen Signalmoleküle hergestellt werden, befinden sich an verschiedenen Orten unseres Körpers. Fast jedes unserer Organe und auch spezialisierte Zellen unseres Gehirns produzieren Signalmoleküle – in einem quasi automatischen Prozess. In der Regel werden die Signalmoleküle nach der Produktion in speziellen Drüsen oder Zellkörpern gespeichert. Und jetzt kommt ein kritischer Punkt. Es bedarf nämlich ganz spezieller biochemischer Signale, damit sich die Tore der Speicherorte öffnen und die Signalmoleküle in die Blutbahn ausgeschwemmt werden können, über die sie dann die Zielzellen erreichen. Dafür wiederum ist ein biochemisches Milieu notwendig, das die Nachricht über einen entsprechenden Bedarf an die Speicherorte sendet.

An dieser Stelle der mikrobiologischen Ereignisse, die hier in äußerst vereinfachter Form dargestellt wurden, werden nun die Folgen von Berührungsreizen für zelluläre Wachstumsprozesse wirksam. Nur die mechanische Verformung der Körperhaut und verschiedener anderer Gewebearten im Rahmen von Körperberührungen führt dazu, dass gleichzeitig Millionen mechanisch sensitiver, nur wenige Mikrometer großer Rezeptoren, die sich praktisch überall im Körper befinden, sehr kleine Ströme produzieren. Diese Mikroströme gelangen über ein dichtes Netz an Nervenfasern über das Rückenmark in verschiedene Hirnregionen. Treffen die elektrischen Impulssalven auf spezialisierte Nervenzellen, die Signalmoleküle gespeichert haben, öffnen sich deren Speichertore. Die Signalmoleküle lösen dann entweder wachstumsfördernde Prozesse an anderen Nervenzellen aus oder gelangen über das Blut an Körperzellen, wo sie ebenfalls Wachstumsprozesse initiieren. Die elektrischen Impulssalven können aber auch zu weiteren elektrischen Impulsen der Nervenzellen umgewandelt werden, die ihrerseits Speichertore für Signalmoleküle öffnen.

Die überaus komplexen biochemischen Prozesse, die bei der Berührung eines Körpers insbesondere nach der Geburt stattfinden, wurden im Wesentlichen durch Isolationsexperimente an Säugetieren untersucht. Bei diesen Versuchen wird ein Teil des Wurfs sofort nach der Geburt von der Mutter getrennt; der andere Teil verbleibt bei der Mutter. Die Tiere, die von der Mutter artgerecht versorgt werden, entwickeln sich normal. Bei den isolierten Tieren zeigen sich die weiter oben beschriebenen Entwicklungsdefizite oder sie versterben. Eher durch Zufall fand man heraus, dass sich isolierte Tiere, die durch die Versuchsleiter oder die Laborangestellten mehr als nötig berührt wurden, fast so gut entwickelten wie die von der Mutter aufgezogenen. So entstand die Idee, isolierte neugeborene Tiere mit einem weichen Pinsel zu streicheln, um die mütterliche Stimulation durch Lecken und Putzen zu imitieren. In verschiedenen Versuchen wurden die Dauer und die Anzahl dieser Streicheleinheiten variiert. Die Forscher stellten zu ihrem Erstaunen fest, dass sich die »gepinselten« Tiere ebenso gut entwickelten wie die von der Mutter aufgezogenen. Sowohl in der Entwicklung des Hirns als auch des Körpers standen sie ihren von Müttern aufgezogenen Artgenossen in nichts nach. Die Wissenschaftler erkannten, dass mithilfe solcher Experimente viele grundlegende biochemische Details der wachstumsauslösenden oder wachstumshemmenden Prozesse eines Säugetierorganismus analysiert werden können. Seither werden diese und ähnliche Experimente methodisch immer weiter verfeinert. Das hilft, nicht nur Wachstumsprozesse infolge von Körperstimulation zu verstehen, sondern auch, welche biochemischen Effekte Körperreize generell auf den Menschen haben. So können Berührungsreize zur Regeneration von Hirnstrukturen nach einem Schlaganfall beitragen oder auf das Immunsystem wirken.

Die Verformung mechanisch sensitiver Rezeptoren im Körper ist somit ein Schlüsselimpuls für den Organismus des Säuglings, weil nur diese Form von Umweltreizen die entscheidenden Kaskaden zur Ausschüttung wachstumsfördernder Signalmoleküle auslöst. Nach den bisherigen Erläuterungen wird verständlich, dass angemessene Körperreize nicht nur metaphorische Lebensmittel sind, sondern der zentrale Motor für Wachstums- und Entwicklungsprozesse.

Die direkte Kopplung biologischer Wachstumsprozesse an die physische Reizung des Körpers folgt dem Naturgesetz, dass die Entwicklung von Leben nur dann biologisch sinnvoll ist, wenn artgleiche Organismen in direkter Nähe vorhanden sind, denn keinem Säugetier würde es unter natürlichen Bedingungen gelingen, ohne direkten Kontakt zu Artgenossen – insbesondere der Mutter – lebensfähig zu bleiben und sich zu entwickeln. Somit signalisiert der körperliche Kontakt zu einem anderen Menschen, der ja unzweifelhaft dessen reale Existenz vermittelt, dem Säugling auf biologischer Ebene die Sinnhaftigkeit weiterer Entwicklungs- und Wachstumsprozesse.

Stillen – ein biochemisches Großereignis

Von der direkten Körperstimulation profitiert, wie schon erwähnt, nicht nur der Säugling, sondern auch die Mutter. Insbesondere die Kontaktphase während des Stillens ist für den mütterlichen Organismus sowohl ein psychologisch relevantes als auch ein biochemisches Großereignis. Der stetige und tägliche Stillbedarf des Säuglings und die für die Mutter spürbaren Wachstumsfortschritte des Kindes fördern die positive Wirksamkeitserfahrung der Mutter und verstärken die positiven Gefühle, die mit dem Sillvorgang verbunden sind. Unterstützt werden diese emotionalen Prozesse durch zahlreiche biochemische Reaktionen, die im Körper der Mutter während des Stillens stattfinden. Durch das Saugen an der Brust und durch sonstige Berührungsreize des Kindes werden mechanisch sensitive Rezeptoren im Körper der Mutter angeregt, die elektrische Impulse aussenden. Diese Impulse lösen in einem speziellen Hirngebiet die Ausschüttung des Signalmoleküls Oxytocin aus, das über die Blutbahn die mütterlichen Brustdrüsen erreicht und dort nach wenigen Sekunden den Milchfluss fördert. Die mechanische Reizung der Hautrezeptoren während des Stillens setzt somit einen bereits erprobten biochemischen Mechanismus in einem anderen biologischen Kontext in Gang.

Oxytocin fördert jedoch nicht nur den Milchfluss, sondern wirkt, weil es praktisch überall im Körper vorhanden ist, funktional auch an und in anderen Körperbereichen. So verändern etwa sehr viele Hirnregionen ihre neuronale Aktivität, wenn sie in Kontakt mit Oxytocin geraten. Dies führt wiederum in entfernt gelegenen Körperregionen zu einer veränderten Organtätigkeit. Die wesentlichsten biologischen Folgen der Oxytocinwirkungen im Körper sind: die Atemfrequenz wird geringer, der Blutdruck sinkt, die Blutgefäße erweitern sich, durch Stress und Anspannung produzierte Signalmoleküle werden verdrängt, und die Muskulatur entspannt sich. Auf der psychischen Ebene stellt sich nach all diesen körperlichen und neuronalen Veränderungen ein wahrnehmbares Gefühl der Entspannung ein.

Oxytocin verändert somit nicht nur den physiologischen Status eines Menschen grundlegend, sondern in der Folge auch den emotionalen und den kognitiven Zustand. In Verbindung mit anderen sensorischen Signalen beeinflusst es darüber hinaus auch das Bindungserleben. Berührungsreize zwischen Mutter und Kind fördern demnach nicht nur die Reifung des Kindes, sondern auch die psychische Bindung der Mutter zum Kind. Weil der Säugling unter natürlichen Bedingungen unbedingt darauf angewiesen ist, dass sich die Mutter ihm mit den besten Absichten nähert, fördert die Natur den biologischen Bindungsprozess zwischen Mutter und Kind durch die Ausschüttung entsprechender Signalmoleküle nach Körperkontakt. Die hohe Sensibilität der weiblichen Brust gegenüber Berührungs- und Druckreizen ist somit ein wichtiger biologischer Schachzug, der sich beim Stillen reflexhaft äußert.[8]

Dass die Oxytocinausschüttung direkt an die Rezeptoren des Tastsinnessystems gebunden ist – und nicht an die des visuellen oder auditiven Systems –, stellt sicher, dass die beschriebenen Prozesse nur bei realer physischer Nähe zu einem anderen Organismus stattfinden. Das ist biologisch ausgesprochen sinnvoll, denn man stelle sich vor, allein der Blick auf einen hellgrünen Punkt in der Landschaft würde dazu führen, dass bei der Mutter die Milch einschießt oder die Wehen einsetzen. Wahrscheinlich würde die menschliche Biologie unter solchen Verhältnissen am sensorischen Chaos zugrunde gehen, denn es gibt einfach zu viele grüne Punkte in der Landschaft.

Dauer und Stärke der Körperstimulation bestimmen auch die Wirkstärke des Oxytocins. Das bedeutet: Je heftiger der Säugling an der Brust saugt, desto stärker ist der Milchfluss. Und eine kurze Körperberührung entfaltet eine weniger starke biologische Wirkung als eine längere. Das Stillen dauert in der Regel aber seine Zeit.

Die Uhr läuft mit!

Zeit ist eine ebenfalls wichtige Variable, damit sich die Biologie der Kontaktverhältnisse für Kind wie Mutter entfalten kann. Autonomie-, Arbeits- und sonstige Bedürfnisse europäischer Eltern verhindern allerdings eine Tragekultur, wie sie in vielen afrikanischen, asiatischen oder arabischen Ländern heute noch üblich ist. In diesen Kulturen verbleibt der Säugling während des Tages am Körper der Mutter, sofern es die physische Konstitution zulässt. Tragetücher und andere Hilfsmittel ermöglichen der Mutter relativ freie Beweglichkeit und sogar das Verrichten diverser Arbeiten. Viele seiner Wach- als auch seiner Schlafphasen verbringt der Säugling auf diese Weise in unmittelbarem Kontakt zum mütterlichen Körper. In europäischen Kulturkreisen hingegen wird körperlicher Kontakt zum Säugling vorwiegend in seinen Wachphasen hergestellt. Während der Schlafphasen, die in den ersten Monaten immerhin 16 bis 18 Stunden pro Tag betragen können, wird der Säugling in der Regel in ein Bett oder eine Wiege gelegt, wodurch die körperliche Stimulation eher gering ist. Die vorgeburtlich vertrauten und ständigen Bewegungsstimulationen, die durch den mütterlichen Körper an den Fötus – und in Tragekulturen an den Säugling – weitergegeben werden, fehlen in einem Bett naturgemäß, da ein Bett sich in der Regel nicht bewegt.

Vor diesem Hintergrund sind in Deutschland in den letzten Jahren zahlreiche Projekte und eine Fachgesellschaft entstanden, die sich zum Ziel gesetzt haben, Baby- und Kindermassage als Teil der elterlichen Körperinteraktion zu lehren und gesellschaftlich zu etablieren. Eine wichtige Pionierin dieser Bewegung ist Tiffany Field, die am Touch Institute in Miami forscht und lehrt. Ihre wissenschaftlichen Arbeiten zu den medizinischen und psychologischen Auswirkungen leichter Körpermassagen auf die Gesundheit von Neugeborenen waren wichtige Bausteine für das heute anwendbare Wissen. Ihre Studien zeigen, dass sowohl gesunde Neugeborene als auch solche mit Wachstums- und Entwicklungsstörungen in beeindruckender Weise von einer mehrfach durchgeführten Massagestimulation profitieren. Langjährige Forschungen und unmittelbare Erfahrungen einer Vielzahl von Betreuungspersonen haben schließlich dazu geführt, dass wir heute sehr genau wissen, in welchem zeitlichen Umfang und in welcher Stärke der kindliche Organismus auf Massagestimulationen positiv reagiert. Auch wurde deutlich, dass nicht jeder Körperbereich des Säuglings gleichermaßen für Berührungsreize empfänglich ist und zudem jedes Kind seine spezifischen Körperpräferenzen hat.

Mittlerweile werden die für einen Säugling angemessenen Massagetechniken in Büchern erläutert und in Kursen vermittelt.[9] In den Kursen werden die Eltern auch darin geschult, ihre Aufmerksamkeit auf die Entschlüsselung der kindlichen Körpersprache zu richten und die Massage an den kindlichen Bedürfnissen zu orientieren. Entsprechende Angebote können insbesondere Ersteltern eine hilfreiche Erweiterung der Kontakterfahrungen mit ihrem Säugling bieten. Skeptikern sei hier entgegnet, dass Ersteltern in unseren Kulturkreisen in der Regel zum ersten Mal mit den Bedürfnissen eines Säuglings konfrontiert werden. Die veränderten Familienstrukturen der Neuzeit, die auch durch größere Distanzen der einzelnen Familienmitglieder charakterisiert sind, bedingen nicht selten, dass bis zur eigenen Elternschaft praktisch kein intensiver und längerer Kontakt zu einem Säugling stattfindet. Insofern ist bei einer Ersteltermschaft nicht unbedingt zu erwarten, dass beide Elternteile über die komplexen körperlichen Bedürfnisse eines Säuglings und Kleinkinds Bescheid wissen.

Ob mit oder ohne Unterweisung in alters- und bedürfnisentsprechenden Massagetechniken: Körperstimulation ist stets ein interaktives Geschehen, bei dem es keine passiven Akteure gibt. Dieser Umstand sollte bei der Eltern-Kind-Interaktion als auch generell im Umgang mit Menschen beachtet werden. Weil der Organismus Kraft- und Temperatureinwirkungen jeglicher Form, die ein physiologisch relevantes Maß erreichen, schlichtweg nicht ignorieren kann, spricht er ohne bewusste Steuerprozesse selbst auf geringste Zustandsänderungen seiner physischen Grundstruktur an. Ein Säugling, der zum Stillen angelegt wird, reagiert im Bruchteil von Sekunden auf die Stimulation seines Körpers, ebenso wie die Freundin, die zur Begrüßung umarmt wird. Minimale, kaum wahrnehmbare oder nur durch Messgeräte erfassbare Tonusveränderungen der Muskulatur, der Hautfeuchte und der Hauttemperatur dokumentieren das interaktive Geschehen.

Für Eltern ist es nicht immer leicht, die Körpersignale ihres Nachwuchses zu erkennen und angemessen zu deuten. Oft reagieren sie daher erst, wenn er schreit oder durch andere unmissverständliche Zeichen signalisiert, dass die gegenwärtige Körperinteraktion nicht seinen aktuellen Bedürfnissen entspricht. Die Schulung der Aufmerksamkeit sowohl in Bezug auf die eigenen als auch auf die Körperreaktionen des Gegenübers hilft in beliebigen Alltagssituationen, den Interaktionscharakter von Körperberührungen zu beachten und das eigene Kontaktverhalten an die beiderseitigen Zustandsänderungen anzupassen.

Schlafen – ist da noch jemand?

Ein Fötus schläft viele Stunden am Tag und wird sich dabei durch Aktivitäten der Mutter in der Regel nicht stören lassen. Er ist es gewohnt, dass auch während des Schlafs sein Körper durch die Bewegungen der Mutter stimuliert wird, gleichgültig ob es die wiegenden Schritte beim Gehen sind oder die sanften Stauchungen beim Sitzen und Liegen. Ähnlich verhält es sich mit den akustischen Bedingungen. Herz- und Organtätigkeit der Mutter sowie die beim Sprechen übertragenen Schwingungen sind Reizstrukturen, die den Schlaf des Fötus begleiten.

Nach der Geburt ändert sich zunächst wenig am hohen Schlafbedarf. Gesunde Säuglinge schlafen in den ersten drei Monaten zwischen 16 und 18 Stunden pro Tag auf sechs bis sieben Schlafphasen verteilt. Doch es ändern sich einige wesentliche Aspekte des Schlafens. Dazu gehört, dass der Säugling – vor allem in unserer »tragetuchfreien« Kultur – mit weniger sensorischen Reizen konfrontiert wird als in der fötalen

Umgebung. Zwar bewirkt die Schwerkraft, die auf seinem Körper lastet, einen kontinuierlichen Körperreiz, sodass auch in einem Kinderbett zumindest ein Minimum an passiver Körperstimulation gegeben ist; besser aber wären altbewährte Schaukeleinrichtungen in Form einer Wiege oder Babyhängematte.[10]

Die Einschlafphase des Säuglings folgt vielfach unmittelbar nach dem Stillen und im Kontakt zur Mutter. Für die nachfolgende Schlafphase wird er dann meist auf eine ruhende Unterlage gelegt, also vom mütterlichen Körper getrennt. Der Prozess der Anpassung an diese veränderten Schlafbedingungen verläuft individuell verschieden. Auch können sich bereits etabliert geglaubte Abläufe während der Einschlaf- und Schlafphasen abrupt ändern, sodass der Säugling zum Beispiel kurz nach der Einschlafphase wieder aufwacht und sich lautstark bemerkbar macht. Das nachgeburtliche Einschlaf- und Schlafverhalten bedarf in jedem Fall einer erheblichen Anpassungsleistung des Neugeborenen, die nicht unterschätzt werden sollte. Insbesondere die Nächte, die mit noch deutlicher eingeschränkten sensorischen Stimulationen einhergehen, können für einen Säugling – und auch noch für ein Kleinkind – bedrohlich und stressauslösend sein. Wenn er nachts erwacht, ist das in der Regel mit einer deutlichen Orientierungs- und Überprüfungsphase verbunden. Stellt er dabei fest, dass sich kein vertrauter Mensch in für ihn wahrnehmbarer Nähe befindet, kann das durchaus sensorische Deprivation und hochgradig angstbesetzte Emotionen auslösen. Diesem Umstand sollte mit Geduld und Einfühlungsvermögen begegnet werden. Spätestens wenn das Kleinkind mit hinreichender Selbstverständlichkeit dazu gebracht werden soll, in seinem eigenen Zimmer (ein)zuschlafen, sollte Folgendes bedacht werden: Die nächtliche Zweisamkeit und die Körpernähe des Elternpaars werden nicht infrage gestellt. Von einem Kleinkind – mitunter sogar von einem Säugling – wird dagegen allzu oft und zu schnell erwartet, dass es den regulativen Anforderungen einer Nacht ohne Probleme – und ohne Körperkontakt – gewachsen ist. Allein aus dem heute üblichen Vorhandensein eines Kinderzimmers sollte nicht automatisch geschlussfolgert werden, dass ein Säugling oder Kleinkind in diesem auch die Nacht verbringen muss.

Ausreichend Schlaf ist in jedem Lebensalter eine wichtige Voraussetzung, um die Erlebnisse des Alltags zu verarbeiten und den Körper für die Aufgaben des neuen Tages zu wappnen. Störungen dieser besonderen Phase beeinträchtigen nicht nur die Leistungsfähigkeit eines erwachsenen Menschen, sondern auch die Wachstumsprozesse und die Lernleistungen eines Säuglings. Nur in einem für den Säugling sicheren körperlichen Umfeld können die Schlafphasen hinreichend biologisch wirksam werden. Hierzu bedarf er – wie jeder Mensch (!) – eines Grundgefühls der Geborgenheit und Sicherheit. Nach all dem, was bisher beschrieben wurde, ist es keine erstaunliche Schlussfolgerung, dass diese Basisemotion am leichtesten durch die körperliche Vergewisserung der Nähe eines anderen Menschen hergestellt werden kann. Je selbstverständlicher das Umfeld dieses Grundbedürfnis anerkennt und befriedigt, umso besser gelingt die stabile Anpassung an die besonderen Verhältnisse der Nacht. Oft vergehen Jahre, bis ein Kind in der Lage ist, die natürlich auftretenden Irritationen während des Nachtschlafs ohne unterstützenden Körperkontakt selbst zu regulieren. Jedes Kind entwickelt und aktiviert für diesen Anpassungsprozess unterschiedliche Strategien und Ressourcen, sodass sich an dieser Stelle keine vermeintlichen Standards ableiten lassen.

Das richtige Maß finden

Die beschriebenen Zusammenhänge sollen deutlich machen, dass ein angemessener körperlicher Umgang der Eltern mit ihrem Säugling das körperliche und auch das seelische Wachstum des Kindes fördert. Vor diesem Hintergrund sollte aber nicht die Schlussfolgerung gezogen werden, dass sich Eltern ihre Kinder bis zum 14. Lebensjahr mit den besten Hoffnungen auf eine gedeihliche Entwicklung auf den Rücken binden sollten. Der Bedarf an körperlicher Stimulation ist zu jedem Lebenszeitpunkt unterschiedlich. Die nachgeburtliche und die Kleinkindphase sind diejenigen mit dem höchsten zeitlichen Bedarf an Körperstimulation und Körperkontakt. Ist das Neugeborene in direkter Nähe zur Mutter noch völlig ausgelastet mit den Reizen, die sich durch diese Situation ergeben, erweitert sich nach und nach das Spektrum seiner Wahrnehmungsfähigkeit, wodurch sich sein Bedarf an kognitiven und sozialen Reizen ändert. Mit zunehmender Bewegungsautonomie und der Fähigkeit, den eigenen Körper zielgerichtet und koordiniert im Raum zu bewegen, wächst die Neugierde auf raumgreifende Erkundungen, die automatisch räumliche Distanz zum sozialen Umfeld schaffen – Phasen, die unbedingt notwendig sind. Das schließlich lauffähige Kleinkind bedarf wieder anderer Kontaktphasen. Es wird, wenn es das Bedürfnis nach körperlicher Nähe verspürt, diese von sich aus suchen – sofern das soziale Umfeld diese Reaktion nicht sanktioniert. Die körperliche Autonomie eines Kindes gipfelt schließlich in der Pubertät. Das Bedürfnis nach Körpernähe bleibt zwar bestehen, doch wird es nun vorwiegend durch körperliche Zuwendung zu Freunden und Freundinnen gestillt.

Der wiederholte Verweis auf eine *angemessene* Körperstimulation beinhaltet die Botschaft, dass der kindliche Organismus den ihm gemäßen Bedarf – sprachlich oder nichtsprachlich – äußert. Die elterliche Kunst besteht in nichts Geringerem, als diese Signale zu entziffern und in entsprechende Handlungen umzusetzen. Ohne Zweifel erfordert dies ein gewisses Maß an Lern- und Entwicklungsleistungen, insbesondere dann, wenn die Mutter oder der Vater nicht in angemessenen sozialen Kontexten aufgewachsen ist. Jedes Kind setzt zudem seine eigenen Maßstäbe. Anleitungen und Regeln über Umfang und Dauer des Körperkontakts sind daher eher kontraproduktiv. Tatsache aber ist, dass eine Fremdbetreuung die individuellen Nähe- und Vertrauensbedürfnisse von Säuglingen und Kleinkindern in der Regel nicht befriedigen kann. Allein das Zahlenverhältnis zwischen Betreuern und Kindern zum Beispiel in Kinderkrippen schließt kindgemäße Kontakte und Näheverhältnisse aus. Auch verfügen erst wenige Monate alte Kinder noch nicht über die nötige Sprachfähigkeit, um ihre Eltern am Erlebten teilhaben zu lassen. Die Sprachfähigkeit des Kindes sollte deshalb – sofern es die wirtschaftlichen Verhältnisse der Eltern zulassen – ein Kriterium bei der Entscheidung für oder gegen eine Fremdbetreuung sein.

Nicht nur Kontaktmangel, auch ein Zuviel an Körperstimulation hat biologische Folgen. Signalisiert ein Säugling oder ein Kleinkind, dass es in Ruhe gelassen werden möchte, sollte diesem Bedürfnis Rechnung getragen werden. Wenn Eltern trotz deutlicher Abwehrsignale des ruhe- und rückzugsbedürftigen Kindes ihr eigenes Kontaktbedürfnis stillen, fördert dieses Verhalten weder das Wohlbefinden noch die Entwicklung des Kindes. Vielmehr lernt es bei wiederholten derartig unangemessenen Körperaktionen, dass die elterlichen Bedürfnisse höher gewichtet werden als die eigenen. Es wird im weiteren Entwicklungsverlauf Schwierigkeiten haben, die eigenen Bedürfnisse von denen anderer zu unterscheiden. Im ungünstigsten Fall entwickelt sich die Fähigkeit der eigenen Bedürfniswahrnehmung gar nicht oder nur unzureichend. Solche Fehlentwicklungen können fatale Folgen für die psychische und die körperliche Gesundheit des Kindes haben.

Hineintasten in die Welt

Den ersten Eindruck, den ein Neugeborenes kurz nach der Geburt bei uns hinterlässt, ist seine außerordentliche und verletzliche Hilflosigkeit. Die Muskulatur enthält zwar schon alle Muskelzellen wie bei einem Erwachsenen, aber ihre Struktur kann den Schwerkräften noch wenig entgegenhalten. So kann der Säugling seinen Kopf nicht von allein halten, und seine Arm- und Beinbewegungen sind in den ersten Stunden eher unkoordinierte Ruderbewegungen. Ab und an treffen diese Bewegungen den eigenen Körper. Dieser ist, wie schon vor der Geburt, ein stets beliebter Gegenstand der tastenden Exploration. Vergleicht man die Art und die Häufigkeit der Körpereigenberührungen eines Neugeborenen zwei Tage nach der Geburt mit den Bewegungen des Fötus, zeigen sich keine wesentlichen Unterschiede: Es finden Mundberührungen und die exzessive Erforschung des eigenen Kopfes statt.[11] Erst ab der sechsten Woche ist die Muskulatur so weit ausgebildet, dass der Säugling mit viel Ausdauer seine Knie und schließlich auch seine Füße tastend erkunden kann.[12]

Weil die Nahrungsaufnahme und die sonstige Versorgung des Säuglings in der Regel in Körperkontakt mit einem anderen Menschen stattfinden, enden die oft chaotischen Armbewegungen häufig in dessen Gesicht oder Haaren. Ist die Hand des Säuglings in solch einem Moment geöffnet, kann man feststellen, wie gut der Greifreflex funktioniert. Berührt etwas die Handfläche eines Säuglings, schließt sich die Hand reflexhaft. Ähnlich reagiert der Fuß auf eine Berührung der Fußsohle. Es wird vermutet, dass diese Reflexleistung ein evolutionäres Überbleibsel ist, die es dem Säugling in früheren Epochen unserer Spezies gestattete, sich am Fell der Mutter festzuhalten. Mütter und Väter mit langen Haaren sind häufig erstaunt, mit welcher Vehemenz und Schnelligkeit ein sonst hilfloser Säugling diesen Griff ausführt, der oft erst durch aktives Zutun der Betroffenen wieder gelöst werden kann. Die Greifkraft der Hand ist zu diesem Zeitpunkt weitaus stärker als die Arm- und Beinmuskulatur, so stark, dass sie eine kurze Zeit sogar das Körpergewicht des Säuglings halten kann. Die langen Übungsphasen des Fötus, in denen die Hand in unzähligen Zyklen geöffnet und geschlossen wurde, zeigen hier ihre funktionale Wirkung. Doch der reflexhafte Regelkreis aus Stimulation und Greifmotorik würde nicht funktionieren, wenn die Handflächen nicht über eine hochsensible sensorische Ausstattung verfügten. Tastsensible Rezeptoren registrieren kleinste Hautverformungen, die durch Berührungsreize entstehen. Deren elektrische Impulse lösen über Neuronen im Rückenmark die Reflexreaktion der Handmuskulatur aus.

Untersuchungen haben ergeben, dass der reflexhafte Zugriff eines Neugeborenen nur die eine Seite ist. Nach einer Zeit lockert sich der Griff des Säuglings, so als habe er das Interesse an dem Objekt in seiner Hand verloren. Legt man nun in dieselbe Hand ein Objekt, das sich vom ersten in Textur, Gewicht oder Form unterscheidet, wird es ähnlich lang festgehalten. Gibt man dem Säugling aber ein und dasselbe Objekt wiederholt in die Hand, wird die Greifdauer immer kürzer. Außerdem haben Detailanalysen gezeigt, dass sich die Haltekraft je nach Neuheitswert des Objekts verändert. Aus diesen Befunden wird geschlussfolgert, dass Säuglinge in der Lage sind, die haptisch wahrnehmbaren Eigenschaften eines Objekts durch die Handsensorik zu registrieren und im Gedächtnis zu speichern. Die kürzeren Griffzeiten bei wiederholt präsentierten Objekten werden auf Lernprozesse und ein in der Folge vermindertes Interesse des Säuglings zurückgeführt. Textur, Gewicht und Form eines Objekts werden demnach sehr sicher allein durch den Handgriff und ohne umfangreiche Untersuchung des Objekts und seiner Eigenschaften erkundet. Ein Säugling kann also sehr wohl unterscheiden, ob er sich an den Haaren oder der Nase eines Menschen vergreift; die häufig beobachtete Präferenz für Haare ist möglicherweise ebenfalls ein evolutionäres Überbleibsel aus den Zeiten unserer fellbesetzten Spezies.[13]

Entscheidend an diesen Befunden ist, dass der Säugling jeden händischen Kontakt mit Objekten, Materialien oder Oberflächen und deren Eigenschaften auf neuronaler Ebene verarbeitet, so, wie er es mit allen übrigen körperlichen Ereignissen tut. Seine motorische Unbeholfenheit der ersten Wochen sollte nicht darüber hinwegtäuschen, dass der Säugling ein hochsensibler und zu jeder Zeit hochgradig lernbereiter Organismus ist.

Mit ihrer Tastsensibilität und motorischen Funktionalität ist die Hand des Säuglings die Vorform eines hochkomplexen Werkzeugs, das späterhin buchstäblich eine ganze Welt verändern kann.[14] Bis es so weit ist, muss das Zusammenspiel zwischen Sensorik und Motorik ausreichend geübt werden. Durch unzählige, auch glücklose Versuche wird nach und nach aus chaotischen Bewegungen zielgerichtetes Greifen. Hierzu muss der Säugling nicht nur die Vielzahl seiner Armmuskeln koordinieren lernen, sondern auch den Handschluss. Denn es genügt ja nicht, die Hand in die Richtung eines Objekts zu bewegen; ab einem bestimmten räumlichen Punkt ist es nötig, die Hand gemäß dem Umfang des Objekts zu öffnen und sie dann um das Objekt zu schließen. Schrittweise und über Monate wird der Säugling diese Prozedur immer wieder üben. Mit welchen Objekten, das spielt für das Kind keine Rolle. Nahrungsmittel, Nasen, Ohren oder Haare seiner Mitmenschen befriedigen sein *Greifbedürfnis*[15] ebenso wie Spielzeug. Hervorragend eignet sich für diese Trainingseinheiten der eigene Körper, denn das Ergebnis der Greifoperationen kann der Säugling hierbei in mehrfacher Hinsicht erleben, da sowohl die tastsensible Hand als auch der gegriffene Körperteil elektrische Impulse aussenden, die auf neuronaler Ebene entweder als erfolgreicher oder als nicht erfolgreicher Greifakt bewertet werden können. Daher werden mit zunehmender Muskelentwicklung auch relativ entfernte Körperteile, wie Beine und Füße, zum Gegenstand von Greif- und Explorationsakten.

Der erste Schritt in der motorisch-sensorischen Entwicklung besteht allerdings darin, dass der Säugling zielgerichtet das eigene Gesicht berührt. Die gleiche Bewegung – hin zum Gesicht – wird er in der Folgezeit mit allem ausführen, was sich in seinen Händen befindet: Berührt das Objekt daraufhin den Mund, wird der Säugling es mit großer Hingabe und Ausdauer mit dem Mund und der Zunge untersuchen. Unterstützt wird dieser Prozess bis zum dritten Lebensmonat durch einen Reflex: Wird ein Mundwinkel durch einen Druckreiz stimuliert, wendet der Säugling seinen Kopf diesem Reiz zu und öffnet den Mund. Dieser Reflex fördert die Suche nach der stillenden Brust, dient aber auch der Erkundung von Objekten. Da die Finger des Säuglings in diesem Lebensabschnitt noch nicht für feinmotorische Bewegungen taugen, gleichen Lippen und Zunge diesen Mangel aus. Textur und Form eines Objekts werden auf diese Weise ebenso erkundet wie verschiedene Materialbeschaffenheiten.

»Ich fühle meine Zunge, also kann ich deine sehen«

Schon lange vor der Geburt hat der Säugling durch explorative Erkundungen sein Gesicht kennengelernt und somit ein haptisches Konzept des menschlichen Gesichts, das in seinem Körperschema neuronal verwaltet wird. In diesem Körperschema ist die runde Kopfform ebenso verankert wie die symmetrische Anordnung der Augen und der mittig unterhalb der Nase gelegene Mundbereich. Nach der Geburt ist es am häufigsten ein menschliches Gesicht, das dem unreifen Sehsystem des Säuglings hinreichend nahe kommt. Nicht Schrauben, Zangen, Spiegel oder Autos sind daher die ersten Reize, die unser visuelles System verarbeiten muss, sondern eben die Gesichter von Menschen.

Weil unsere Wahrnehmungssysteme sinnvolle Resultate für den Organismus erbringen müssen, versucht das Gehirn des Säuglings, auch aus den neuartigen Lichtimpulsen sinnvolle Informationen zu gewinnen. Eine Möglichkeit, das retinale Impulschaos zu ordnen, besteht darin, die sensorischen Ereignisse des einen Sinnessystems mit den bereits bestehenden Erfahrungsmustern eines anderen zu verbinden. In der Fachsprache nennt man diesen Prozess »multimodalen Transfer«. Diese Prozesse sind zum Beispiel dafür verantwortlich, dass im Experiment ein Säugling von drei Monaten einen Gegenstand, den er nur ertasten, aber nicht sehen kann, später auf einem Bildschirm länger betrachtet als solche, die nicht vorher in seiner Hand waren. Die ertasteten Eigenschaften werden sofort auf die Ebene einer anderen Sinnesmodalität – des Sehsinns – transferiert, sodass der Säugling späterhin seine visuelle Aufmerksamkeit auf etwas richten kann, was er vorab nur fühlen konnte.[16] Überspitzt formuliert, kann der neugeborene Säugling nur das sehen, was er vorab körperlich und tastend bereits erkundet hat. Erst an sich selbst und später am anderen.

Es ist somit durchaus denkbar, dass das Neugeborene den ersten Sinneseindrücken seines visuellen Systems dadurch Sinn verleiht, indem es ihnen die Tasterfahrungen aus der Erkundung seines eigenen Gesichts zuordnet. Dieser Mechanismus ist in mehrfacher Hinsicht sinnvoll. Ein Gesicht bedeutet im biologischen Sinn für den lebenswilligen Säugling weitaus mehr als eben nur ein Gesicht: Es wird mit lebenswichtigen Bedeutungen verknüpft wie Nähe, Schutz, Nahrung, Wärme, Vertrautheit. Reizstrukturen einen Sinn zu geben bedeutet auch, deren Auftreten als Hinweis zu deuten, selbst aktiv zu werden, weil es dem Organismus nützt, wenn der betreffende Reiz vorhanden ist. Einfacher formuliert: Ein Gesicht als ein solches zu erkennen bringt den Säugling dazu, sowohl seine Mimik als auch seinen gesamten Körper in Aktion zu bringen, wodurch es ihm in der Regel gelingt, die Aufmerksamkeit und die körperliche Zuwendung des Gegenübers zu erhalten.

Die Wirkung der vorgeburtlichen Tasterfahrungen und des Körperschemas führen zu einer eindrucksvollen Leistung, die sich bereits drei Wochen nach der Geburt beobachten lässt. Zeigt man dem Säugling in einer für ihn günstigen Entfernung die herausgestreckte Zunge, wird er ebenfalls seine Zunge herausstrecken oder zumindest deutliche Mundbewegungen ausführen.[17] Weshalb kann der Säugling dieses Verhalten nachahmen; woher kann er wissen, dass man ihm einen Körperteil präsentiert, den er ebenfalls in seiner Mundhöhle besitzt? Wie gelingt es ihm, eine Verbindung zwischen der körperlichen Veränderung beim anderen und bei sich selbst herzustellen?[18]

Aus der Sicht der Tastsinnesforschung ist die Antwort klar: Weil der Säugling das Bauprinzip seines Körpers und somit auch seines Mundes und seiner Zunge bereits als Fötus neuronal fest verankert hat, kann er die visuellen Informationen der Gesichtsveränderung beim Gegenüber als Aufforderung verstehen, den eigenen entsprechenden Körperteil zu verändern. Da er sonst noch nicht viel von der neuen äußeren Umwelt verstanden und begriffen hat, ist es eine Gesetzmäßigkeit, dass alle visuellen Reize zunächst einmal daraufhin überprüft werden, ob sie etwas mit dem eigenen Körper zu tun haben. Das eigene Gesicht, der Mund, die Augen, die Nase und auch die Zunge wurden vom Fötus in den vorgeburtlichen Wochen ausgiebig ertastet, erkundet und stimuliert. So verwundert es nicht, dass jeder Säugling auf den Anblick eines Gesichts mit Interesse, Neugier und Kontaktbereitschaft reagiert.

Das hat zur Folge, dass die Erwachsenen allerlei Anstrengungen unternehmen, um diese Form des Kontakts zu festigen. Gesichter als relevante visuelle Reize interpretieren zu können ist für den Säugling demnach ein entscheidender Mechanismus, um auch ohne physischen Kontakt den sozialen Kontakt mit anderen Menschen herstellen zu können. Gesichtserkennung und die Fähigkeit zur mimischen Nachahmung fördern die nichtsprachliche und die körperliche Kommunikation zwischen dem Säugling und anderen Menschen, auf die der Säugling in jeder erdenklichen Weise angewiesen ist. Dieses Grundprinzip gilt auch für die Nachahmung des Lächelns. Wird ein Säugling angelächelt, wird er bei allgemeinem Wohlsein seine Gesichtszüge in gleicher Weise verändern. Dieses Mienenspiel führt in der Regel zu wohlwollenden Geräuschen und meistens auch direkter körperlicher Zuwendung seitens seines Gegenübers. Ein interaktiver Zaubertrick, der allen Beteiligten nützt. Dass der Säugling auch dann die Mimik des Lächelns produziert, wenn weit und breit niemand anwesend ist, zeigt, dass dieses Verhalten auch ohne visuelle Stimulation auftritt. Der Säugling wirft mit seinem spontanen Lächeln seine verfügbaren sozialen Köder aus, weil der Organismus gelernt hat, dass der kürzeste Weg zu einem anderen Menschen ein Lächeln ist. Eine Erkenntnis, die wir im besten Fall ein Leben lang nutzen werden.

Diese und jede andere Form des nichtsprachlichen kommunikativen Verhaltens des Säuglings auf der Grundlage von Beobachtung und Nachahmung erfordert ein intaktes Körperschema. Ein Säugling, der nicht versteht, dass er gemeint ist, wenn er angelächelt oder angesprochen wird und dieses Verhalten auch nicht nachahmen kann, ist nicht gesund. So können Kinder mit frühkindlichem Autismus (Kanner-Syndrom) ein solches Nachahmungsverhalten nicht zeigen. Sie reagieren zum Entsetzen ihrer Eltern nicht auf soziale Reize, und auch Berührungsreize werden nicht angemessen beantwortet oder sogar gemieden. Häufig schreien diese Säuglinge, ohne dass damit eine konkrete Botschaft verbunden werden kann, und auch die Nahrungsaufnahme ist beeinträchtigt. Die sozialen, kognitiven sowie motorischen Einschränkungen bei diesen Patienten sind äußerst schwerwiegend und bleiben in der Regel ein Leben lang erhalten. Die Ursachen für frühkindliche Autismuserkrankungen werden vornehmlich in genetischen Störungen vermutet, ein Zusammenhang mit Störungen des Tastsinnessystems wird derzeit leider noch nicht hergestellt.

Materialforscher, Physiker oder nur Touchpad-User?

Legt der Säugling in den ersten Wochen beim Ergreifen und Betasten eines Gegenstands noch wenig Eleganz an den Tag, gelingt ihm dies mit der Zeit zunehmend besser. Noch dominiert die haptische Analyse von Objekten, doch mit der zunehmenden Reifung des visuellen Systems gelingt auch die bildliche Analyse. Der Säugling lernt zu sehen, und die Hände helfen dabei.[19]

Für das Gehirn besteht die große Herausforderung darin, alle gleichzeitig aus den verschiedenen Sinneskanälen eintreffenden Informationen sinnvoll zu verarbeiten. Gleichzeitig müssen die Resultate mit den eigenen Körperbewegungen in ein sinnvolles Verhältnis gebracht werden. Wie schwierig sich dieser Prozess gestaltet, kann ab etwa dem vierten Monat beobachtet werden. Dann nämlich beginnen die Versuche des Säuglings, nach Objekten zu greifen, die sich in seinem Sichtfeld befinden und als interessantes Reizmuster bewertet werden. Doch dabei erscheint im Sichtfeld nun auch die eigene Hand. Statt dass sich der erwartete physische Kontakt zum Objekt der Begierde einstellt, fühlt der Säugling allzu oft lediglich seine Hand oder gar nichts. Die Armbewegungen können zu diesem Zeitpunkt noch nicht präzise mit den visuellen

Informationen in ein Bewegungskonzept überführt werden, das mit einem erfolgreichen Greifakt endet. Zudem sind die visuelle Wahrnehmung der räumlichen Tiefe und die Sehschärfe noch nicht hinreichend entwickelt, sodass der Säugling auch hier viele Übungseinheiten benötigt, bis die Abschätzung von Entfernungen richtig erfolgt. Die propriozeptiven Leistungen des Tastsinnes- und des visuellen Systems müssen durch unzählige Übungsversuche miteinander koordiniert werden. Hierzu gehört auch die Kategorie des Raums, die sich durch das Leben außerhalb des Mutterbauchs und durch die Funktionsweise des visuellen Systems völlig neu gestaltet. Raum umfasst nun nicht mehr nur das Ensemble an möglichen Körperreizen, sondern wird über visuelle Informationen auf völlig neue Weise erfahrbar gemacht.

Neben der ausgiebigen Hand-Mund-Exploration ist es für einen gesunden Säugling typisch, dass er jedes Objekt hinsichtlich seiner physikalischen und materiellen Beschaffenheit untersucht. Die hierbei gewählte Methodik entspricht sogenannten Bruch- oder Schlagtests in den Materialwissenschaften. Säuglinge und Kleinkinder schlagen oder werfen dabei das Objekt (gleichgültig, worum es sich handelt) gegen oder auf eine Oberfläche. Auf diese Weise wird kein besonderer Funktionszusammenhang überprüft, sondern die Relation von Materialeigenschaften und eigener Körperkraft. Auch die allgegenwärtigen Wirkungen des Gravitationsgesetzes auf Gegenstände stellt ein Säugling und Kleinkind in wiederholten Experimenten auf den Prüfstand. Gegenstände werden wieder und wieder fallen gelassen und das physikalische sowie das soziale Ergebnis aufmerksam beobachtet: fest, hart, weich, dehnbar, verbunden oder zerbrochen, laut oder leise – mit und ohne soziale Reaktionen: Diese ausgiebigen Materialuntersuchungen sind notwendiger Bestandteil der tastenden und multisensorischen Welterkundung. Und diese wiederum ist nötig, um die Eigenschaften der äußeren und gegenständlichen Welt begreifen zu lernen. Denn dazu genügt es nicht, von dieser Welt ein Bild zu sehen und daraufhin einen Begriff von den Weltdingen erarbeiten zu wollen; ihre Stofflichkeit muss physisch erkundet werden. Das Gehirn dreidimensional strukturierter Lebewesen, wie wir es sind, ist während der Reifungsphase darauf angewiesen, die dreidimensionale Umwelt auch in dieser Dreidimensionalität zu erkunden – und nicht nur in Form visuell-akustischer Touchpad-Aktivitäten.

Erst nach Abschluss sensibler Reifungsphasen des Gehirns entwickelt sich eine Abstraktionsfähigkeit ohne direkten körperlichen Bezug zur gegenständlichen Umwelt. Euphorisierte Eltern, die das Leistungsvermögen ihres Kleinkinds im Umgang mit Tablets und dergleichen loben, sollten wissen, dass jeder Schimpanse in der Lage ist, einen Touchscreen zu bedienen und mit dieser Funktionsoberfläche sensorische Ereignisse hervorzurufen. Die Ein-Finger-Zeigegeste und der isolierte Zeigefinger sind ein elementares und vorsprachliches Kommunikationsmittel, das handmotorisch relativ einfach ist. Primaten und Kindern unserer Spezies fällt nichts leichter, als mit dem Zeigefinger auf die Welt und sich selbst zu zeigen. Zur koordinierten Berührung grellbunter und auditiv verstärkter Oberflächen ist es da nur ein kleiner Schritt, der keiner außerordentlichen Fähigkeiten bedarf. Zudem ist das lernbegierige Gehirn eines Kleinkinds darauf eingerichtet, jedem wechselnden visuellen und akustischen Ereignis Aufmerksamkeit zu schenken. Die Begeisterung und Ausdauer eines Kleinkinds im Umgang mit derartig materiell reduzierter Umwelt ist somit nicht verwunderlich. Wenn noch hinzukommt, dass das Kleinkind die erwachsenen Vertreter seiner Spezies ständig beim Hantieren mit entsprechenden Geräten beobachten kann, sind seinem stets wachsenden Interesse für Smartphone & Co. Tür und Tor geöffnet.

Seine Begeisterung für diese Form der materiellen Welt ist also die Folge positiver Reaktionen des sozialen Umfelds und eines eindimensionalen Angebots, das in hohem Maß die visuelle und die akustische Neugierde befriedigt. Dazu kommen ein ständiger Ereignisfluss sowie einfache sensorische Belohnungseffekte, denn jeder Berührungsaktivität auf einem Touchpad folgt in der Regel *sofort* ein virtuelles Ereignis. Entweder verändern sich die optischen Eigenschaften oder die akustischen oder beide zugleich. Diese zeitlich strenge Kopplung zwischen eigener Aktivität und daraus resultierenden Ereignissen oder Ergebnissen ist in der analogen Objektumwelt weitaus schwieriger und nur mit mehr Übung zu erreichen, denn die geplante oder auch spielerische Veränderung der analogen Umwelt bedarf mehr kognitiver Anstrengung und mehr motorischer Mühen, als einer Zeigefingerbewegung innewohnt. Vor allem erfordert erfolgreiches Verändern physischer Umwelteigenschaften mehr Zeit. So sind selbst für vermeintlich einfache Materialveränderungen, wie zum Beispiel beim Zeichnen eines Kreises auf Papier, mehr kognitive, motorische und zeitliche Ressourcen notwendig als für eine vergleichbare Anforderung auf einer elektrisch funktionalen Oberfläche. Allein das Halten eines Stifts verlangt große feinmotorische Leistungen. Ihn über die Papieroberfläche zu bewegen braucht es eine der Aufgabe und dem Material angemessene Bewegungskraft und -geschwindigkeit. Bevor ein Mensch zu diesen Leistungen in der Lage ist, müssen einige analoge Widrigkeiten überwunden werden.

Und nicht nur Veränderungen der realen Umwelt erfordern ein hohes Maß an Zeit, auch der koordinierte Umgang mit dem eigenen dreidimensionalen Körper im dreidimensionalen Raum kann nur durch zeitaufwendige Wiederholungen erlernt werden. Bis ein Ball auf der Fußspitze oder in der Hand genau das macht, was er soll, vergehen in der Regel Monate der intensiven Auseinandersetzung mit dem eigenen Körper. Diese langen zeitlichen Prozesse im Umgang mit sich selbst und den komplexen Eigenschaften der Umwelt stehen in keinem biologisch sinnvollen Verhältnis zu den Hochgeschwindigkeitsereignissen virtueller Versprechungen. Technisch vermittelte Angebote verkürzen die Wahrnehmung der eigenen Wirksamkeit auf dramatische Weise, sodass nicht ausgeschlossen werden kann, dass betroffene Kinder jegliches Interesse am analogen Zeitfluss sowie der natürlichen Langsamkeit menschlicher Prozesse und somit die Freude am Handeln verlieren.

Aus biologischer Perspektive ist selbst das »Nichtstun« eines gelangweilten und nörgelnden, mit sich selbst unzufriedenen Kindes in seiner kognitiven und emotionalen Komplexität reichhaltiger als jedes Touchpad-, Maus- oder Tastaturangebot ohne die sprichwörtliche Tiefe. Digitale Welten sind für Kleinkinder daher nicht Angebote, sondern Einschränkungen der körperlichen und sinnlich erfassbaren Erfahrungswelt; sie fördern lediglich die motorisch-kognitive Anpassung an die Logik und die Struktur des technischen Systems.

Wer Freude daran hat, wie sich sein Kind erfolgreich in strombetriebenen Abbildern unserer Umwelt zurechtfindet, wird diesen Reduktionsangeboten wenig entgegensetzen. Umso weniger, je mehr seine eigene Umwelt beziehungsweise sein eigener Alltag ganz selbstverständlich von digitalisierten Arbeits- und Vergnügungsmitteln geprägt ist. Sind die Konsequenzen dieser Lebensart für den Lebensvollzug und die Gesundheit von Erwachsenen schon beachtlich, so sind sie für den kindlichen Organismus in seiner Gesamtheit in weitaus stärkerem Maß spürbar. Denn während Erwachsene bereits mit dem fortschreitenden Abbau ihrer geistigen und körperlichen Fähigkeiten zu kämpfen haben, befindet sich das Kleinkind in einem umfassenden Wachstumsprozess und ist gerade erst dabei, seine biologischen Anlagen zu entfalten. Kognitiv-motorische sowie emotionale Dämmerzustände wirken hierbei nicht förderlich.

Wer die geistige und die körperliche Entwicklung seines

Kindes fördern möchte, sollte sich bewusst machen, dass keine medienpädagogische Notwendigkeit besteht, dessen Reifungsressourcen an technisch vermittelte Erfahrungen zu verschwenden. Da selbst hochbetagte Menschen ohne Vorerfahrungen in der Lage sind, Touchpad-Funktionen zu verstehen und zu nutzen, ist die Sorge, der Nachwuchs könnte den Anschluss an die technischen Errungenschaften unserer Zeit verpassen, unbegründet.

Dass sich menschliche Entwicklungsverläufe durch die stetige – und schließlich noch frühpädagogisch angeleitete – Konfrontation mit digitalen Geräten verbessern, beschleunigen, optimieren lassen, kann angesichts der bisher beobachtbaren Erscheinungen also eher bezweifelt werden. Vielmehr besteht bei zeitlich unbegrenztem Zugang zu technisch vermittelten Erlebnissen eine hohe Wahrscheinlichkeit, dass das heranwachsende Kind den geistig-körperlichen Anschluss an seine Altersgefährten verliert. Weil es für alle Reifungsphasen eines Menschen begrenzte Zeitfenster gibt, besteht sogar die Gefahr, dass der biologisch günstige Zeitpunkt für das Erlernen von Fähigkeiten und Fertigkeiten schlichtweg verpasst wird. Insbesondere die prägenden Reifungsphasen bis zur Pubertät stellen die körperlichen und geistigen Weichen für das spätere Leben. Werden in den verschiedenen Phasen keine alters- und reifungsgemäßen Erfahrungen neuronal hinterlegt, kann das Versäumte auf biologischer und psychologischer Ebene später gar nicht oder nur mit erheblichem personellem und zeitlichem Aufwand nachgeholt werden.[20]

»Begriff« kommt von »begreifen«

Mit dem körperlichen Zugriff auf reale Objekte beginnt der Säugling die Aneignung der gegenständlichen Umwelt. Der am Anfang dieses Prozesses noch kaum differenzierte Griff kann jedoch nur wenige Eigenschaften eines Gegenstands erfassbar machen, etwa dessen Temperatur und zum Teil dessen Größe. Damit auch Details eines Objekts »begreifbar« werden, müssen sich die Strategien des Greifens und des Ertastens verändern und an die Komplexität der untersuchten Umwelt anpassen. So können kleine oder weiche Oberflächenstrukturen erst dann erkundet werden, wenn die Finger in der Lage sind, wiederholt Streichbewegungen mit geringer Kraft auszuführen. Ebenso erfordert die Manipulation kleiner Objekte Präzisionsgriffe unter Nutzung von Daumen und Zeigefinger.

Die Anpassung des kindlichen Explorationsverhaltens an die haptisch erfassbaren Eigenschaften der Umwelt ist dabei abhängig von den Umweltangeboten und dem allgemeinen kognitiv-motorischen Reifungszustand des Kindes. Beide Aspekte stehen jedoch in einem direkten Zusammenhang. Haptisch und taktil wenig stimulierende Umwelten fördern nicht die Erkundungs- und Anpassungsbereitschaft eines Kindes, wodurch auch die Reifungs- und Entwicklungsprozesse selbst beeinträchtigt werden. Je differenzierter und abwechslungsreicher die Materialbeschaffenheit der physischen Umwelt ist, umso vielfältiger ist auch die Anforderung an das tastende Erkundungsverhalten.

Besonders eindrucksvoll zeigt sich dieser Zusammenhang in Situationen, in denen sich das Kleinkind ein materielles Konzept der vielfältigen Eigenschaften von Wasser erarbeitet. Weil sich dieser Stoff einer standardisierten und einfachen Einordnung in bisherige Materialerfahrungen entzieht, wird jedes Kleinkind der detaillierten Stoffanalyse von Wasser eine Zeit lang seine ungeteilte Aufmerksamkeit widmen. Wasser ist hart, wenn man auf seine Oberfläche schlägt, aber weich, wenn die Hand hindurchgleitet; durchsichtig ist es und schwer, wenn es in einem Gefäß gesammelt wird; schwimmen kann man darin und darin untergehen, bis die Luft knapp wird. Verschiedene Dinge, einschließlich Gummienten, Schiffe und Seifenblasen, können darauf schwimmen; mit Daumen und Zeigefinger lässt sich ein kleines »Stück« davon ergreifen und mit der hohlen Hand etwas mehr. Wasser gibt es als Pfütze, als Bach, als See und als Meer, aus dem Wasserhahn, im Eimer, in der Wanne und wenn es regnet, überall – von oben. Essayisten und Philosophen haben viel darüber spekuliert, ob die Faszination unserer Spezies für Wasser mit dem Ursprung des Lebens im Allgemeinen und seinen lebenserhaltenden Funktionen im Besonderen in Zusammenhang steht. Für ein Kleinkind scheinen jedoch die vielfältig materiellen Eigenschaften dieser Substanz an sich fragwürdig zu sein, und es gelingt ihm nur durch unzählige Versuche, sich einen Begriff von diesem Superstoff zu machen.

Im körperlichen Umgang mit der Umwelt erlernt das Kind die Fähigkeit, seine tastenden Aktivitäten zu variieren, um auf diese Weise verschiedene Eigenschaften eines Gegenstands oder eines Materials kennenzulernen. Je häufiger ein Kleinkind Gegenstände und Materialien haptisch explorieren kann, umso besser werden die feinmotorischen Aktivitäten und umso stärker auch die tastsensiblen Funktionen trainiert. Beide Systeme, Motorik und tastsensible Sensorik, sind direkt voneinander abhängig.[21] Ein motorisch ungeübtes Kind wird auch größere Schwierigkeiten bei der haptischen Erkennung von Unterschieden haben. Umgekehrt wird ein wenig tasterfahrenes Kind Schwierigkeiten bei der Ausführung motorischer Aktivitäten zeigen. Beide Systeme reifen im Prozess der körperlichen Aneignung der äußeren Welt und nicht, indem die Welt beobachtet wird. Weil sich das Kleinkind bis zum zweiten Lebensjahr sehr stark von Tastsinneseindrücken leiten lässt, sollte sein natürliches Bestreben, alles zu berühren – sowohl die äußere Welt als auch den eigenen Körper –, unterstützt und nur im Gefahrenfall sanktioniert werden.

Die Tastsinneserkundungen dienen zudem nicht nur der

Entwicklung der motorischen und sensorischen Systeme, sondern sind auch der Parcours für die Strukturierung von Aufmerksamkeits- und Gedächtnisprozessen und somit die Grundlage für alle Lernprozesse. In keiner Lebensphase lernen wir und wächst unser Gehirn so viel wie in den ersten drei Lebensjahren.[22] In dieser sensiblen Phase unseres Lebens werden die grundlegenden neuronalen Netze unseres Gehirns gestaltet. Je nachdem, ob wir in einer sozial und gegenständlich stimulierenden Umwelt aufwachsen oder in kontaktarmen Verhältnissen mit eindimensional visuell-auditiven Reizen aus einer digitalen Umwelt, wird sich das Lernvermögen unterschiedlich entwickeln – und das Sprachvermögen.

Das Erlernen einer Sprache setzt ein stimulierendes soziales Umfeld voraus. Die Stimulation selbst ist in der Regel ein multisensorisches Gemisch aus gesprochener Sprache, Körperbewegungen und Gesten, Körperkontakt, Geruchs-, Tastsinnes- und visuellen Reizen. Neuere Studien haben gezeigt, dass das Kleinkind nicht ohne Grund zuerst Wörter begreifen lernt, die andere Menschen, es selbst und eigene Körperregionen bezeichnen.[23] Diese Wörter werden dem Kleinkind in der Regel durch das soziale Umfeld präsentiert, das in direkter Körperinteraktion mit ihm und in Verbindung mit Zeige- und Berührungsgesten wieder und wieder Personen und Körperbereiche benennt. So lernt das Kind etwa die sozial ersehnte Verbalisierung von »Mama« und »Papa« sowie des eigenen Namens, und ein »begriffenes«, aber noch unbenanntes Stofftier wird nach hinreichender Übung sprachlich als »Teddy« markiert, erinnert, visuell erkannt und in Vokalisationsversuche integriert. Damit diese Prozesse des Spracherwerbs stattfinden können, müssen die Objekte der äußeren Welt eine Bedeutung für das Kind erhalten, und diese Bedeutungen sind zu Beginn der Sprachentwicklung durchweg körperlicher Natur.

Wie eng die Verbindung zwischen Tastsinneserfahrungen und Spracherwerb ist, wird jedoch erst in jüngster Zeit beachtet.[24] Dabei hätte längst auffallen können, dass Sprachentwicklungsstörungen regelhaft mit Störungen der taktilen und haptischen Wahrnehmung korrespondieren. Denn viele Studien belegen, dass Kinder mit Sprachentwicklungsstörungen im Vorschulalter große Schwierigkeiten haben, Druck-, Vibrations- und Bewegungsreize richtig zu verarbeiten. Außerdem sind ihre tastenden Explorationsstrategien eingeschränkt und weniger variabel, sodass sie im Vergleich zu nicht sprachgestörten gleichaltrigen Kindern Alltagsgegenstände oder geometrische Formen weniger gut allein durch aktives Ertasten – also ohne visuelle Hinweise – identifizieren können. Weil sie darüber hinaus ihre Explorationsprozeduren nicht an die Komplexität eines Objekts anpassen können, können sie dessen verschiedene Eigenschaften nur schwer oder gar nicht erkennen. Auf diese Weise wird die äußere Welt um Eigenschaftsdimensionen reduziert, und diese Reduktion äußert sich in einer ebenfalls reduzierten Sprache und Sprachfähigkeit.

Mit dem Körper wachsen

Der kindliche Organismus wächst und verändert sich täglich, und jedes Organ, jeder Muskel, jeder Knochen, jedes Blutgefäß muss sich zeitlich und räumlich an die veränderten körperlichen Umgebungsbedingungen anpassen. Das erfordert eine unglaubliche Koordinationsleistung: Das Gehirn muss nicht nur wachsen, sondern außerdem die sich permanent verändernde räumliche Struktur des Körpers neuronal verwalten, sprich das neuronale Abbild des gesamten Körpers – das Körperschema – ständig auf den neuesten Stand der körperlichen Gesamtentwicklung bringen. Ohne diesen Anpassungsprozess würde ein dreijähriges Kind den eigenen Körper immer noch als Säuglingskörper erleben, womit auch sein motorischer Aktionsradius dem eines Säuglings entspräche. Ein dreijähriges Kind mit dem Körperschema eines Säuglings würde nicht nur nicht laufen, sondern auch nicht sprechen können und die Umwelt nur in dem Maße verändern, wie es einem Säuglingskörper möglich ist.

Die Anpassung des Körperschemas ist somit eine grundlegende Leistung unseres Gehirns, damit verschiedene Wachstums- und Reifungsprozesse stattfinden können. Und weil sich der menschliche Körper bis ca. zum 24. Lebensjahr in einem Wachstumsprozess befindet, ist die Anpassung des Körperschemas ein sehr langer Prozess. Doch wie gelingt es dem Gehirn, das neuronale Abbild des sich ändernden Körpers permanent zu vervollständigen und anzupassen?[25] Durch stetige visuelle Kontrolle im Spiegel oder elterliches Maßnehmen? Wohl kaum. Auch wenn wir noch nicht sehr viel über diese Prozesse wissen, lassen die vorliegenden Befunde vermuten, dass das Gehirn dafür vor allem die Informationsquellen des Tastsinnessystems nutzt.

Die relevanten Tastsinnesinformationen werden bei jeder Bewegung und bei jeder Körperinteraktion generiert. Da bei einer Körperinteraktion der Körper des Kindes nicht nur durch seine eigenen Bewegungen, sondern auch durch die motorische Aktivität des anderen stimuliert wird, erfährt es ein größeres Spektrum an Tastsinnesinformationen als bei reinen Eigenbewegungen oder bei Bewegungen im Umfeld unbelebter Objekte. Ein Kind, das zum Beispiel in den Armen gehalten wird, erlebt dadurch eine umfangreichere Stimulation als im Kontakt zu einem Plüschtier. Im dynamischen Körperkontakt zu anderen Menschen lernt das Gehirn des Kindes die räumlichen Verhältnisse seines eigenen Körpers besonders effektiv, ohne dass hierfür eine bewusste Aufmerksamkeitsleistung des Kindes erforderlich wäre. Verschiedene Studien konnten zeigen, dass sowohl die Dauer als auch die Art und Weise der Körperinteraktionen zwischen Eltern und Kind einen entscheidenden Einfluss auf die Körperrepräsentation eines Kindes bis hin zum Jugendlichen haben.[26] Je größer der zeitliche Umfang und je intensiver die Körperinteraktionen sind, umso stabiler verläuft der Anpassungsprozess an die sich verändernden körperlichen Verhältnisse.

Detailanalysen haben gezeigt, dass sich der Körperkontakt zwischen Mutter und Kind einerseits und Vater und Kind andererseits hinsichtlich Häufigkeit, Intensität und Dauer unterscheiden. Zwischen Mutter und Kind kommt es im Durchschnitt häufiger zu Körperkontakt, und er dauert länger. Zudem ist er meist gleichmäßig und sanft, während Väter zu einer höheren Intensität tendieren. Vereinfacht formuliert: Väter neigen im Spiel mit ihren Kindern eher zu kräftigen und durchaus auch schmerzhaften Körperstimulationen. Erhebungen an acht- bis zehnjährigen Kindern zeigen, dass auch ein Zusammenhang zwischen der Intensität und der Dauer der Körperinteraktionen und einem positiven und angemessenen Körperempfinden eines Kindes besteht, wobei sich hier interessante Geschlechtseffekte zeigten. Mädchen profitieren offenbar stärker von den Körperinteraktionen mit der Mutter und Jungen von denen mit dem Vater. Beide aber erleben deutlich wahrnehmbare Körperinteraktionen mit ihren Eltern als etwas Positives.

Es gibt Eltern, die den Körperkontakt zu ihren Kindern explizit meiden. Die Ursachen für dieses Verhalten können sehr vielfältig sein. Sie reichen von psychischen Erkrankungen (zum Beispiel Depressionen) bis hin zu geringen oder negativen Körpererfahrungen mit den eigenen Eltern. Verschiedene Studien zeigen, dass Erwachsene, die in ihrer Kindheit nicht die Erfahrung positiver Körperinteraktionen gemacht haben, als Eltern große Schwierigkeiten haben, das kindliche Nähebedürfnis zu befriedigen. Im extremen Fall der Kontaktaversion sind ihnen nur die absolut nötigsten Körperkontakte zu ihrem Kind im Rahmen der Körperpflege und der Nahrungsversorgung möglich. Betroffene Kinder beschreiben ihre Eltern später als kühl, streng und abweisend. Die entwicklungsbiologischen und psychologischen Folgen derartiger Mangelzustände sind gravierend. Weil der Körperkontakt zu den Eltern in der Regel aktiv gesucht wird, um Ängste, Stress und Schmerzen besser bewältigen zu können und um Hilfestellung sowie Unterstützung bei der eigenen Verhaltensanpassung zu erhalten, dient er auch der Vertrauensprüfung. Kontaktverweigerung der Eltern führt vor allem bei Kleinkindern zu einer hochgradigen Verunsicherung und zu aggressivem Verhalten. Schlafstörungen sowie eine Verzögerung der kognitiven, sozialen und körperlichen Entwicklung können weitere Folgen sein. Überdies gibt es kein eindeutigeres Signal elterlicher Wertschätzung als den direkten Körperkontakt.[27]

3 Reize und Rezeptoren

Damit Wahrnehmungen überhaupt entstehen können, benötigt jeder Organismus mindestens drei biologische Grundelemente, die aufeinander abgestimmt sein müssen. Zum einen sind Sinneszellen notwendig, die für konkrete physikalische oder chemische Reize sensibel sind: die Rezeptoren. Auch wenn es sie in unterschiedlicher »Bauart« gibt, so ist allen Rezeptoren gemeinsam, dass sie die Reize, für die sie sensibel sind, in sehr kleine elektrische Impulse umwandeln. Damit diese Impulse nicht an Ort und Stelle versickern, ist es nötig, dass jeder Rezeptor mit einer »Stromleitung« verbunden ist: den Nervenfasern. Sie sind das zweite Grundelement. Das dritte sind wiederum spezialisierte Zellen, die die Stromimpulse der Rezeptoren empfangen, sortieren und analysieren. Diese Zellen, Nervenzellen genannt, befinden sich in unserem Rückenmark, im Gehirn, in der Netzhaut und der Darmwand. Fehlt nur ein Element in dieser Kette oder ist es beschädigt, ist der Wahrnehmungsprozess unmöglich oder fehlerhaft.

Die Verteilung der Rezeptoren zeigt ein charakteristisches Muster: Die für das Sehen relevanten befinden sich in der Netzhaut der Augen, die für das Hören im Innenohr, die für das Riechen in der Nase und die für das Schmecken in der Zunge. In allen vier Fällen gilt: Sie sind in einem Sinnesorgan, also dort, wo die Stimulation erfolgt. Für das Tastsinnessystem gilt dieses Prinzip indes nicht. Dessen Rezeptoren findet man fast überall, außer im Gehirn, in Knorpel- und Hornhautgewebe und den meisten Organen (zum Beispiel Lunge, Niere und Milz).

Aufgrund ihrer großen Fläche, die mit ca. zwei Quadratmetern der Größe eines mittelgroßen Esstischs entspricht, ist die menschliche Haut nicht nur das größte Organ des Menschen, sondern enthält auch eine sehr hohe Anzahl tastsensibler Rezeptoren. Besonders zahlreich sind sie an den Haarfollikeln, an den Fingerspitzen, der Zunge, den Genitalien und den Lippen. Ob jedoch die Haut die Körperregion mit den meisten tastsensiblen Rezeptoren ist, kann bezweifelt werden, denn die sonstigen Bindegewebsstrukturen im Körper – einschließlich der Knochenhäute – sind ebenfalls mit tastsensiblen Rezeptoren ausgestattet, außerdem die Schleimhäute, die Wände von Venen und Arterien, die Muskeln, die Sehnen und Gelenke.[1]

Würde man den Körper eines Menschen in kleine Würfel mit einer Kantenlänge von einem Millimeter zerschneiden, würde man *in jedem* der Würfel je nach Körperregion einige Hundert bis tausend dieser Rezeptoren finden. Diese extrem hohe Anzahl ist dem Umstand geschuldet, dass verschiedene Rezeptortypen gleichzeitig in den unterschiedlichen Körpergeweben angeordnet sind. Einige reagieren nur auf Druck- und Verformungskräfte, die kurz andauern, andere auf lang anhaltende Kräfte, wieder andere registrieren Spannungsänderungen von Muskeln, Sehnen oder Bindegewebsfasern. Es gibt schmerzsensitive und temperatursensitive Rezeptoren und solche, die auf Geschwindigkeitsänderungen des Gewebes oder des gesamten Körpers reagieren. Je nachdem, welche anatomische Klassifikation genutzt wird, lassen sich etwa zehn verschiedene Rezeptortypen unterscheiden.

Jeder Rezeptor sendet, auch ohne dass er durch ein physikalisch-chemisches Ereignis erregt wurde, ein sogenanntes Ruhepotenzial. Dies sind kleine elektrische Impulssalven, die mit einer relativ konstanten Frequenz permanent ausgesendet werden und über die angeschlossenen Nervenfasern das Gehirn erreichen. Jeder Rezeptor ist auf diese Weise in einem Zustand der Grundaktivität. In der Gerätetechnik unseres Alltags wird dies als Stand-by-Modus bezeichnet. So senden Smartphones im Stand-by-Modus ständig ein Signal an die umliegenden Sendemasten, das dafür sorgt, dass das Telefon jederzeit einen Anruf erhalten oder absenden kann. Die permanente Ruheaktivität der Rezeptoren ist der Grund dafür, dass zum Beispiel Berührungsreize an der Haut sofort und nicht erst verzögert wahrnehmbar sind. Auch wenn wir die Augen öffnen, vergeht nur ein Bruchteil einer Sekunde, bis wir visuelle Wahrnehmungen haben.

Dieses biologische Grundprinzip der Rezeptortätigkeit bedeutet, dass unsere immens vielen tastsensiblen Rezeptoren in jeder Sekunde eine gigantische Flut von Milliarden elektrischen Impulsen aussenden, die unser Gehirn sinnvoll verarbeitet. Wahrnehmungen auf der Basis physikalisch-chemisch erregter Rezeptoren sind im Vergleich zur ständigen Ruheaktivität neurobiologisch überschaubare Ereignisse. Es ist zu vermuten, dass dieses permanente Hintergrundrauschen die biologische Basis für unser stetiges Körpererleben und auch für unsere Bewusstseinstätigkeit darstellt. Und es ist dieser unglaublichen Menge an Rezeptorimpulsen geschuldet, dass es uns immer noch so schwerfällt, die Entstehung bewusster Wahrnehmungen vollständig zu verstehen.

Haarige Gefühle

Im Sommer, wenn wir viel Haut zeigen, kann es passieren, dass winzige Insekten auf unserem Körper Platz nehmen, die so klein sind, dass sie gerade noch mit dem Auge erkennbar sind. Wir werden auf diese kleinen Lebewesen aber nicht deshalb aufmerksam, weil wir sie sehen, sondern weil wir sie spüren. Ihre geringe Körpermasse genügt zwar nicht, um unsere Haut wahrnehmbar zu verformen, aber sie kann die feinen Haare auf unserer Haut ein kleines bisschen verbiegen. Und diese Bewegung spüren wir als ein leichtes Kribbeln, selbst wenn uns nur ein einziges Härchen gekrümmt wird. Dass selbst Insekten, die nur wenige Mikrogramm schwer sind, einen vergleichsweise riesigen Organismus wie den unsrigen auf sich aufmerksam machen können, liegt daran, dass unsere Körperhaut ca. fünf Millionen Haare enthält.[2] Auch wenn gewöhnlich dem Haupthaar die größte persönliche und gesellschaftliche Aufmerksamkeit geschenkt wird, befindet sich am Kopf – je nach Alter, Geschlecht und Veranlagung – nur ein geringer Prozentsatz unserer Haare. Grundsätzlich sind ca. 80 Prozent der menschlichen Körperhaut (bei Frauen etwas weniger) mit Haaren bedeckt. Nur ein geringer Teil, wie die Handinnenflächen, die Fußsohlen, die Lippen sowie Teile des Genitals, ist unbehaart. Die Nomenklatur der Körperhaare ist vielfältig, doch allen ist gemeinsam, dass sie in länglichen Hautbuchten – den Haarfollikeln – gebildet werden. Je nach Haartyp sind diese biologischen Baustellen ein oder drei Millimeter lang. Weil die Haarfollikel schräg in der Haut liegen, ragt jedes Haar in einem Winkel von ca. 70 Grad daraus hervor. Diese Position verändert sich bei der sogenannten Gänsehaut. Sie entsteht bei Kälteeinwirkung, starken Emotionen oder sehr feinen Berührungsreizen. Damit sich die Haare aufstellen können, muss in jedem (!) der etwa fünf Millionen Haarfollikel der kleine Haaraufrichtemuskel aktiv werden. Spannt sich dieser Muskel an, wird nicht nur das Haar in eine aufrechte Position gebracht, sondern gleichzeitig eine Talgdrüse am Haarfollikel verformt, die ihren Inhalt direkt an das Haar abgibt. Durch diesen Mechanismus wird das Haar mit Fett versorgt, damit es nicht brüchig wird. Der Haarfollikel ist von einem Netz aus ca. 50 verschiedenen Tastsinnesrezeptoren umgeben. Somit entfallen allein auf unser Haarkleid etwa 250 Millionen tastsensible Rezeptoren.

Die hohe Anzahl und die erhebliche Sensibilität der Körperhaare machen deutlich, dass diese besonderen Hautbestandteile keine thermische, sondern eine mechanische

Schutzfunktion besitzen. Sie »bewachen« sowohl die Haut als auch die verschiedenen Körperöffnungen, sodass nichts unbemerkt in den Körper eindringen kann. Aufgrund der sehr hohen Sensitivität der Haare – genau genommen der Rezeptoren rund um die Haarfollikel – nehmen wir Berührungsreize wahr, noch bevor diese die Haut selbst erreichen. Eine großzügige und radikale Entfernung von Körperhaaren ist deshalb nur um den Preis einer Verminderung der Berührungssensibilität zu haben.

Konfettiregen auf der Haut

Im Papierlocher finden sich jede Menge kreisrunder Papierschnipsel, die wie Konfetti aussehen. Für das nachfolgende Experiment wird aber nur einer benötigt. Die Versuchsperson soll den Kopf entspannt in die Nackenmulde des Laborstuhls legen und die Augen schließen. Der Versuchsleiter wird nun dieses Konfettistück mehrmals aus zehn Zentimeter Höhe auf das Gesicht des Probanden fallen lassen, und dieser soll immer dann einen Knopf drücken, wenn er eine Berührung im Gesicht fühlt. Das Ergebnis ist erstaunlich: Jede Versuchsperson spürt die Berührung des Konfettischnipsels, gleichgültig, auf welche Gesichtspartie er fällt und obwohl er gerade mal 2,5 Milligramm – oder 0,0025 (!) Gramm – wiegt. Die gleichen Resultate werden erzielt, wenn das Konfettistück auf den Unterarm oder die Hand fallen gelassen wird.

Im nächsten Schritt werden die Versuchsbedingungen verschärft, indem lediglich ein Viertel eines Konfettistücks benutzt wird. Jetzt ist das Papier so winzig, dass es nur mit der Pinzette sicher gegriffen werden kann. Wird es auf das Gesicht oder den Unterarm fallen gelassen, haben die Probanden eine Berührungswahrnehmung. Fällt es auf eine Fingerkuppe, empfinden die Probanden manchmal keine Berührung, und es schleicht sich Unsicherheit in ihre Wahrnehmung ein. Dies ist ein erster Hinweis darauf, dass wir uns den Grenzen der taktilen Wahrnehmungsfähigkeit für diese Art der Hautreizung nähern.

Weil im Gesicht und auf dem Unterarm selbst die Viertelstücke noch zu sicheren Berührungswahrnehmungen führen, sollen die Versuchsbedingungen noch um einiges erschwert werden. Dafür benutzen wir den Flügel einer Stubenfliege. Mit technischer Hilfe wird dessen Gewicht auf 0,075 Milligramm bestimmt – rund 33-mal leichter als das Konfettistück. Wieder nehmen die Versuchspersonen Platz, dieses Mal jedoch mit Wattepfropfen in den Nasenlöchern und einem Atemmundstück, damit nicht durch die Atemluft der Fliegenflügel unauffindbar im Laborraum statt auf der Gesichtshaut landet. Erstaunlicherweise können unsere Probanden auch die fast schon mikroskopisch zu bezeichnenden Berührungsreize durch den Fliegenflügel im Gesicht wahrnehmen – zumindest an einigen Stellen. Besonders sicher gelingt es auf der Stirn. In Bereichen mit wenigen oder gar keinen Haaren wird der Fliegenflügel hingegen nicht registriert. Auch nicht auf dem Unterarm oder der Handfläche. Die Grenze der taktilen Wahrnehmung mit dieser Art der physischen Reizung ist erreicht.

Diese kleinen Versuchsreihen sollten demonstrieren, welch geringe Kräfte notwendig sind, um passive Berührungsreize bewusst wahrnehmen zu können. Die hohe Sensitivität ist auf das Wirken von zwei Rezeptortypen zurückzuführen, die sich in der zweiten und der dritten Hautschicht sowie an den Haarfollikeln befinden (s. Abbildung 4). Sie sind somit der äußeren Umwelt am nächsten, weshalb schon eine kleine Verformung der Haut oder der Haare dazu führt, dass sie Signale an das Gehirn senden. Diese Rezeptoren werden auch als »freie Nervenendigungen« bezeichnet. Neben ihrer Funktion als Schmerzrezeptoren sind sie auch für die Registrierung von

Temperatureinwirkungen, chemischen Stoffen und sehr leichten Berührungsreizen verantwortlich.[3]

Grobe Schätzungen gehen davon aus, dass allein die Körperhaut des erwachsenen Menschen rund 200 Millionen dieser Rezeptoren aufweist.[4] Sie befinden sich aber auch in allen übrigen bindegewebsartigen Schichten. Für diese können aufgrund fehlender Daten ebenfalls nur grobe Schätzungen vorgenommen werden. Für die Gesamtmasse von etwa fünf Kilogramm Bindegewebe im menschlichen Körper kann eine Anzahl von 100 Millionen freien Nervenendigungen ermittelt werden.[5] Eine Schätzung ist auch deshalb problematisch, weil stetig neue Befunde über spezialisierte freie Nervenendigungen veröffentlicht werden. So sollen einige Gruppen ausschließlich für die Entstehung von Juckempfindungen verantwortlich sein, wenn chemische Stoffe auf die Haut gelangen. Andere spezialisierte Gruppen, die nur in der behaarten Haut nachgewiesen wurden, reagieren lediglich auf sehr leichte Druckreize sowie Gewebeverformungen. Sie werden mit der Auslösung angenehmer Empfindungen im Rahmen sozialer Berührungen in Verbindung gebracht.[6] Die verschiedenen rezeptiven Funktionen lassen diesen Rezeptortyp als sensorischen Alleskönner erscheinen.

Für die Wahrnehmung leichter Hautverformungen ist ein weiterer Rezeptortyp von großer Bedeutung: die Meissner-Tastkörperchen. Sie befinden sich in der dritten Hautschicht der unbehaarten und der behaarten Haut – und wahrscheinlich nur dort. Meissner-Tastkörperchen sind sehr kompliziert aufgebaute Rezeptorgebilde aus mehreren Lamellenschichten. Sie reagieren auf schnell wechselnde Druckreize, wenn dieser Wechsel bis zu 30-mal in der Sekunde stattfindet (30 Hertz). Für noch schnellere Druckwechsel sind sie nicht sensibel. Ihre Funktion besteht somit hauptsächlich darin, die Dauer von Hautverformungen zu registrieren. Bleibt die Verformung erhalten, reagieren sie nicht mehr. Gelangt zum Beispiel ein kleiner Stein in den Schuh, reagieren sie auf die plötzlich auftretenden Hautverformungen an der Fußsohle. Weil diese Rezeptoren wegen ihrer Größe auch mikroskopisch gut analysiert werden können, liegen erstaunlich viele Befunde vor, zum Beispiel, dass ihre Anzahl mit dem Alter abnimmt.[7] Ein Vierjähriger etwa besitzt doppelt so viele Meissner-Tastkörperchen wie ein Erwachsener. In der Fingerhaut eines 20-jährigen Menschen sind auf einem Quadratmillimeter ca. 30 Meissner-Rezeptoren, das ergibt für seine gesamte Haut eine durchschnittliche Gesamtanzahl von 60 Millionen Meissner-Tastkörperchen.

Reize, die unter die Haut gehen

Sie sind mit einem Mechaniker Ihres Vertrauens beim Gebrauchtwagenhändler. Technisch scheint alles bestens – aber was können die Finger erkunden, was das Auge nicht erkennen kann? Mit seinen Handflächen und Fingerspitzen tastet der Mechaniker – wie in einer spirituellen Sitzung – mit leichtem Druck Stück für Stück die Oberfläche des Fahrzeugs ab. So ist es ihm möglich, feinste Unebenheiten von nur wenigen Mikrometern in der Lackierung aufzuspüren, die mit bloßem Auge nicht zu erkennen sind. Solche Unebenheiten, die durch Nachlackierungen entstehen, können darauf hinweisen, dass das Fahrzeug in einen Unfall verwickelt war.

Wie ist es möglich, dass derartig feine Oberflächenunterschiede erkannt werden können? Und verfügen nur Automechaniker über diese Fähigkeit, oder kann das jeder Mensch? Im Alltag begegnen uns derartig feine Erhebungen oder Kanten, wie sie bei Nachlackierungen entstehen, zum Beispiel am Endstück einer Klebebandrolle. Mit den Augen kann das Endstück oft nicht erkannt werden, doch mithilfe der Fingerkuppen oder eines Fingernagels wird die Kantenhöhe von ca.

41 Mikrometer – oder 0,041 (!) Millimeter – spürbar. Für die Leistungsfähigkeit des aktiven Teils des menschlichen Tastsinnessystems ist das ein relativ großer Oberflächenunterschied, denn für einen gesunden Menschen ist es grundsätzlich möglich – das haben experimentelle Untersuchungen ergeben –, eine Erhebung von sogar nur einem Mikrometer auf einer glatten Oberfläche zu ertasten.[8]

Wer den Grenzbereich der Leistungsfähigkeit seiner haptischen Wahrnehmung nicht an einem Fahrzeug oder einer Klebebandrolle überprüfen möchte, kann den Ausdruck eines Laserdruckers nutzen: Drucken Sie zwei Linien auf Standardpapier, und versuchen Sie mit geschlossenen Augen mit einem Finger – egal welchem – den haptischen Eindruck einer sehr schwachen Erhöhung auf dem Papier zu erfassen. Der Oberflächenunterschied beträgt ca. 15 bis 20 Mikrometer. Sollte das einem Rechtshänder mit der rechten Hand nicht auf Anhieb gelingen, so kann es von Vorteil sein, die linke zu benutzen. Denn einerseits kann die dominante Hand durch zu starke Beanspruchung im Alltag in ihrer Sensibilität beeinträchtigt sein, und andererseits werden die Signale der linken Hand vorzugsweise in der rechten Gehirnhälfte ausgewertet, und die verarbeitet haptische Objekteigenschaften zum Teil schneller und besser. Daher kann es generell bei sehr feinen Unterschieden nützlich sein, die linken Finger als Tastwerkzeuge zu benutzen.[9]

Auch wenn die Mechanismen für diese bemerkenswerten sensorischen Leistungen noch nicht vollständig geklärt sind, steht außer Frage, dass an der Oberflächenerkundung zahlreiche Typen von Tastsinnesrezeptoren beteiligt sind. Neben den schon genannten Meissner-Körperchen und freien Nervenendigungen leisten auch die sogenannten Merkel-Rezeptoren ihren Beitrag (s. Abbildung 5). Diese befinden sich am direkten Übergang zwischen der zweiten und der dritten Hautschicht, besonders in der Nähe von Haaren und in den verschiedenen Schleimhäuten des Menschen. Sie sind nur neun bis 19 Mikrometer groß. Pro Quadratmillimeter befinden sich ca. 50 Merkel-Rezeptoren in der Haut, woraus sich eine Gesamtanzahl von ca. 100 Millionen ergibt.[10] Das Erstaunliche an diesem Rezeptortyp ist, dass er sowohl länger andauernde als auch wechselnde Druckkräfte, sprich Vibrationen, registriert. Wird ein Finger bei der Suche nach Oberflächenunterschieden über eine Oberfläche geführt, entstehen aufgrund der Reibungskräfte sehr kleine Vibrationen in der Haut. Diese besitzen eine so kleine Amplitude, dass wir sie in der Regel nicht bewusst wahrnehmen können, es wird jedoch vermutet, dass die Merkel-Rezeptoren aufgrund dieser Vibrationen bei der Erkennung kleiner Oberflächenunterschiede eine Rolle spielen.

Tektonische Veränderungen der Erdkruste lassen die Erde erbeben, und körperlich spürbare Vibrationen sind die Folge solcher Ereignisse. Wesentlich geringere Vibrationen entstehen, wenn die entsprechende Funktion in einem Smartphone aktiviert wurde. Sie sind so klein, dass sie nur wahrnehmbar sind, wenn sich das Gerät direkt am Körper befindet. Um Potenzen kleiner sind Vibrationen, die während des Schreibens auf einem Stück Papier auftreten. Durch dessen Rauigkeit und die Beschaffenheit der Stiftspitze entstehen mikroskopisch kleine Schwingungen, die über den Stift bis zu den Kontaktflächen der Finger übertragen werden. Mithilfe spezieller Messverfahren können diese Vibrationen sichtbar und messbar gemacht werden. Bei entsprechender Aufmerksamkeit und Übung ist es sogar möglich, die Vibrationsreize bewusst wahrzunehmen. Am einfachsten gelingt dies, wenn im Wechsel auf einem Schreibpad und auf Papier geschrieben wird. Der digitale Stift generiert auf der Glasoberfläche des Pads keine Vibrationseffekte, weil Reibungskräfte und Materialwiderstände fehlen – weshalb das Schreiben auf Schreibpads einer erheblichen Anpassung der feinmotorischen Steuerung bedarf. Die

Mikrovibrationen, die dagegen beim Schreiben auf Papier entstehen, dienen nicht nur der kontinuierlichen Bewegungssteuerung, sondern auch unbewusst zur Beurteilung der haptischen Qualitäten von Stift und Papier. Je gleichmäßiger das Vibrationsmuster, umso angenehmer wird der Schreibvorgang beurteilt.

Für die Registrierung sowohl solch kleiner als auch größerer Vibrationen ist im Wesentlichen ein Rezeptortyp verantwortlich, der nach den beiden Entdeckern Abraham Vater und Filippo Pacini als Vater-Pacini-Körperchen bezeichnet wird (s. Abbildung 6). Diese Rezeptoren befinden sich sehr zahlreich in der Unterhaut, aber auch in den Bindegewebsstrukturen verschiedener Organe und in den trennenden Bindegeweben der Muskeln. Überdies sind sie in den Kniegelenkskapseln als auch in der Genitalregion vorhanden. Mit einer Länge von bis zu 500 Mikrometer und einem Durchmesser von bis zu 200 Mikrometer sind sie die größten Rezeptoren des Tastsinnessystems. Das Bauprinzip ähnelt einem länglichen Kolben. Er besteht aus 50 hauchdünnen Lamellenschichten, die eine Nervenfaser umschließen.

Werden die Lamellenschichten des Vater-Pacini-Körperchens durch länger einwirkende Druckkräfte verformt, dämpfen sie wie eine Aneinanderreihung kleiner Stoßdämpfer die Verformungskräfte, sodass der Druckimpuls nicht bis ins Innere des Rezeptors gelangt. Steigen die Druckkräfte jedoch an und ab, wird dieser Mechanismus überwunden, und Impulssignale können ausgelöst und über die Nervenfaser weitergeleitet werden. Prinzipiell kann ein Vater-Pacini-Körperchen durch Schwingungen im Bereich von zehn bis 1000 Hertz erregt werden. Eine Schwingung von zehn Hertz entspricht einem zehnmaligen Wechsel der Druckkräfte innerhalb einer Sekunde. Beachtlich an diesem Rezeptortyp ist nicht nur die hohe Sensibilität, sondern auch, dass geringste Schwingungsamplituden im Bereich von Nanometern (1 Nanometer = 1

Millionstel Millimeter) genügen, um Vibrationswahrnehmungen zu erzeugen.

In aufwendigen Studien konnte nachgewiesen werden, dass die Empfindlichkeit für Vibrationen an verschiedenen Fingergliedern unterschiedlich ist. Sowohl bei geringen Frequenzen (40 Hertz) als auch bei sehr hohen (300 Hertz) sind nicht, wie man vermuten möchte, die vorderen, sondern die nachgeordneten Fingerglieder diejenigen mit der höheren Vibrationssensitivität.[11] Dass unser Organismus in fast allen Gewebestrukturen Vater-Pacini-Körperchen enthält, spricht für deren biologische Bedeutung als Schutz- und Warnsensor. Man geht heute davon aus, dass 200 bis 600 Vater-Pacini-Körperchen in der Haut der Handfläche und der Fußsohle verteilt sind.[12] Pro Innenohr sollen sich beim Menschen sechs und in der Bauchspeicheldrüse acht Vater-Pacini-Körperchen befinden.[13]

GPS für den Körper

Wer sich einer traditionellen Thai-Massage unterzieht, wird die Erfahrung einer zielgerichteten und tiefenorientierten Deformation der Körperoberfläche machen. Mit zum Teil erheblichem Kraftaufwand werden die tiefer gelegenen Gewebestrukturen der Haut in verschiedene Richtungen gedehnt und verformt. Bis auf die Vibrationsrezeptoren werden dabei alle tastsensiblen Rezeptoren erregt, die bisher beschrieben wurden. Hinzu kommt jedoch noch ein weiterer Rezeptortyp, der im Bindegewebe in der Ebene unterhalb der Merkel-Rezeptoren und oberhalb der Vater-Pacini-Körperchen liegt: die Ruffini-Körperchen (s. Abbildung 7). In der Haut des Handrückens wurden ca. 92 und in einem kleinen Hautabschnitt von drei Zentimeter Breite und 20 Zentimeter Länge des Unterarms ca. 17 Ruffini-Körperchen gezählt.[14] Dieser Rezeptor sendet so lange elektrische Impulse aus, wie die Haut verformt wird. Er bietet uns somit die Möglichkeit, lang anhaltende Verformungen unserer Körperhaut zu registrieren. Andere oberflächennahe Rezeptoren adaptieren relativ schnell, sodass wir zum Beispiel die Stimulationen durch Kleidung auf unserer Haut nach kurzer Zeit nicht mehr bewusst wahrnehmen. Insofern ist dieser Rezeptor ein wichtiger Schutz gegenüber länger andauernden Krafteinwirkungen, die durchaus schädigende Wirkungen haben können.

Ruffini-Körperchen sind nicht nur für die Verformungsanalyse von Bindegeweben der Körperhaut verantwortlich. Besonders häufig kommen sie in den Bindegewebsstrukturen von Gelenkkapseln vor. Auch in den Sehnen befinden sich Ruffini-Körperchen.[15] Im Zusammenspiel mit Rezeptoren, die sich in Muskeln und an Sehnen befinden, gelingt es unserem Gehirn, aus Veränderungen der Gelenkposition im Millisekundentakt die Stellung unserer Gliedmaßen zu ermitteln. Dass wir die Position unserer Gliedmaßen selbst im Ruhezustand jederzeit und ohne visuelle Kontrolle bewusst wahrnehmen können, ist dem schon erwähnten Umstand geschuldet, dass Rezeptoren des Tastsinnessystems nie gänzlich ruhen, sondern sich immer in einem Stand-by-Modus befinden. Wird das Gelenk bewegt, ändern sich die zeitliche Charakteristik und die Stärke der elektrischen Impulssalven. Die Veränderungen zwischen der elektrischen Ruheaktivität der Rezeptoren in Relation zur Aktivität bei Bewegungen kann unser Gehirn als Änderung der Gelenkstellung analysieren, ohne dass wir unsere bewusste Aufmerksamkeit hierauf lenken müssten. Bei mehr als 60 Gelenken im menschlichen Körper wäre dies ohnehin nicht zu leisten.[16]

In gleicher Weise verarbeitet unser Gehirn ständig den aktuellen Spannungszustand jedes einzelnen Muskels in unserem Körper. Dabei nutzt das Gehirn die Signale eines Rezeptortyps, der als Muskelspindel bezeichnet wird (s. Abbildung 8). Wie der Name schon andeutet, sind diese zwei bis zehn

Millimeter langen Gebilde spindelförmig aufgebaut, wobei die Muskelfasern von einem dichten Geflecht aus verschiedenen Nervenfasern und den dazugehörigen Nervenendigungen durchzogen sind. Die in die Muskelspindel einlaufenden Nervenfasern umschlingen einzelne Muskelfasern engmaschig, sodass jeder Spannungszustand des Muskels – auch der in Ruhe – elektrische Impulssalven in der Muskelspindel hervorruft. Die Signale aller Muskelspindeln verwertet das Gehirn zu der Feststellung, wie stark eine bestimmte Muskelgruppe bereits gespannt ist und wie schnell sich der Spannungszustand verändert. Je nach anatomischer Klassifikation besitzt der Mensch ca. 400 Muskeln, die zur Skelettmuskulatur gezählt werden. Nach unserer Schätzung sind darin ca. 65 000 Muskelspindeln enthalten,[17] in kleinen Muskeln in der Regel mehr als in größeren Muskelgruppen. Aufgrund dieser hohen sensorischen Ausstattung gelingt es den kleinen Augenmuskeln, die präzisen Augenbewegungen während des Sehens umzusetzen, und die Signale der zahlreichen Muskelspindeln der Finger sind für die Ausführung komplexer und wohldosierter Greifbewegungen verantwortlich.

Zusätzlich zu den Signalen aus den Muskelspindeln werden bei Aktivität der quer gestreiften Skelettmuskulatur auch die Signale der Sehnenrezeptoren, der sogenannten Golgi-Sehnen-Organe, genutzt. Diese befinden sich in den Faserbündeln der Sehnen am unmittelbaren Übergang zu den Muskelfasern. In einer Sehne des menschlichen Schultergelenks wurden vier bis sechs und in jeder der fünf Sehnen des Fußknöchels jeweils 15 Golgi-Rezeptoren gefunden.[18] Die Sehnenrezeptoren liefern wichtige Signale über den Dehnungszustand der Sehne während der Kontraktion des verbundenen Muskels.

Unser Gehirn verfügt auf der Grundlage dieser Mechanismen somit jederzeit über eine neuronale Kopie unseres muskulären Gesamtzustands. Jeder Skelettmuskel, der die Bewegungen zum Beispiel von Armen und Beinen ermöglicht, unterliegt diesen biologischen Protokollmechanismen, und nur durch die permanente Statusüberwachung der Muskulatur sind zielgerichtete und geplante Bewegungen überhaupt möglich. Damit eine Bewegung stattfinden kann, ist die präzise Erfassung des muskulären Ausgangszustands des Körpers und seiner Glieder, der muskulären Spannungsänderungen im Verlauf einer Aktion und des muskulären Zustands bei Erreichen des Bewegungsziels unverzichtbar. All diese Informationen gewinnt unser Gehirn maßgeblich aus den Impulssalven der Muskelspindeln und der Sehnenrezeptoren. Sie sind daher eines der entscheidenden Rezeptorelemente für alle nach innen gerichteten Leistungen unseres Körpers.

Im Alltag zeigen sich die propriozeptiven Meisterleistungen unseres Tastsinnessystems in selbstverständlichen Aktivitäten: So bedienen wir beim Autofahren die Pedale, ohne die Bewegungen unserer Füße visuell kontrollieren zu müssen. Die Stellung unserer Fußgelenke, die Spannung der Beinmuskulatur und die Position der Füße in Relation zu den Pedalen werden durch propriozeptive Prozesse unseres Tastsinnessystems verarbeitet. Wenn wir sprechen, bewegen sich unter anderem unsere Kiefergelenke wohldosiert, damit sich unser Mund öffnet und schließt und eine hörbare Vokalisation möglich wird. Müssten wir nicht nur unsere Gedanken, sondern auch noch aktiv die Positionen unserer Kiefergelenke und die Spannungszustände der Kiefermuskulatur koordinieren, brächten wir kein Wort über die Lippen. Jeder Bewegungsvorgang erfordert die kontinuierliche sensorische Kontrolle von Gelenken, Sehnen und Muskeln, und nicht einmal das aufrechte Sitzen auf einem Stuhl ist ohne propriozeptive Analyse und Kontrolle möglich.[19]

Diese wenigen Beispiele zeigen, dass für die erfolgreiche Ausführung jeglicher Körperbewegung eine hochgradig präzise und dauerhafte Rezeptoraktivität in der Haut, den Gelenken, Sehnen und Muskeln notwendig ist, die durch kein anderes Sinnessystem ersetzt werden kann. Wenn aufgrund neurologischer Erkrankungen diese Rezeptorsignale entweder nicht weitergeleitet oder im Gehirn nicht adäquat verarbeitet werden können, wird das zu einem substanziellen und lebensbedrohlichen Problem (s. Kapitel 5).

Heiße Herdplatten und kalte Füße

Es ist biologisch notwendig, dass Organismen mit Rezeptoren ausgestattet sind, die auf die sich ständig ändernden physikalischen und chemischen Umweltbedingungen ansprechen. Eine dieser sich stetig ändernden und universellen physikalischen Umwelteigenschaften ist die Temperatur. Belebte als auch unbelebte Materie besitzt diese Eigenschaft, und jede Organismusform auf unserer Erde ist in der Lage, sowohl die eigene Körpertemperatur als auch die Temperatur der Außenwelt festzustellen. Bedeutsam und lebensnotwendig ist diese Leistung, weil jede Spezies nur in einem begrenzten Temperaturbereich auf Dauer lebensfähig ist. Dabei ist biologisches Leben grundsätzlich in einer sehr großen Temperaturbandbreite möglich; so gibt es Bakterien im arktischen Eis genauso wie im Kraterbereich aktiver Vulkane. Der menschliche Organismus kann in einem relativ breiten Temperaturspektrum existieren, solange die Körperkerntemperatur nicht über 42 °C ansteigt oder unter 27 °C fällt.

Damit jedes Lebewesen die körpereigene und die äußere Temperatur registrieren kann, haben sich in der Evolution temperatursensitive Rezeptoren entwickelt. Diese reagieren auf chemische Signale, die infolge von Temperaturänderungen im Körpergewebe entstehen, und senden daraufhin elektrische Impulse aus, die weiterverarbeitet werden. Weil die Fähigkeit zur Anpassung des Verhaltens an die gegebenen Temperaturverhältnisse zum Kerngeschäft des Lebens gehört, sind die Temperaturrezeptoren bei allen Organismen sehr zahlreich und in fast allen Körperregionen vorhanden. Der Mensch verfügt über ein dicht gespanntes Netz solcher freien Nervenendigungen in der Haut, den Schleimhäuten und den inneren Organen. Um kritische äußere Temperatureinwirkungen nicht nur sehr schnell, sondern auch räumlich präzise erkennen zu können, liegen die Temperaturrezeptoren in der Haut sehr oberflächennah, in der Epidermis. Die zahlreichen temperatursensiblen Verzweigungen am Ende der Nervenfasern sind im Bindegewebe der oberen Hautschicht verankert. Die Nervenfasern selbst haben unterschiedliche Durchmesser und verschiedene Fachbezeichnungen. Die dünnsten werden als C-Fasern bezeichnet und besitzen einen Durchmesser zwischen 0,02 und 1,5 Mikrometer. Nervenfasern mit einer durchschnittlichen Dicke zwischen ein bis fünf Mikrometer nennt man Aδ-Fasern (A-Delta-Fasern). Aufgrund der verschiedenen Durchmesser werden die elektrischen Impulse aus den Endverzweigungen unterschiedlich schnell an die Neuronen des Rückenmarks gesendet. Die relativ dicken Aδ-Fasern leiten Impulse mit einer Geschwindigkeit bis zu 20 Meter pro Sekunde, die C-Fasern lediglich bis maximal zwei Meter pro Sekunde. Ein Signal von den Rezeptoren der Füße, das über C-Fasern transportiert wird, ist bei einem zwei Meter großen Menschen immerhin innerhalb einer Sekunde an den Nervenzellen des Gehirns angekommen. Es ist auch dieser schnellen Fortleitung der elektrischen Impulse zu verdanken, dass wir reflexhaft den Kontakt unterbrechen, wenn wir versehentlich etwas sehr Heißes oder Eiskaltes berühren.

Welche der freien Nervenendigungen besonders auf Kalt- oder auf Warmreize reagiert, wird nicht in der Nervenendigung selbst, sondern in den nachgeschalteten Neuronen des Rückenmarks entschieden, welche die elektrischen Impulssalven als Erstes erreichen.[20] Diese Neuronen und sogenannte Reflexbogen sorgen dafür, dass wir bei Gewebeschädigungen durch große Hitze oder Kälte sofort Meidbewegungen ausführen. Würden die Signale der Gewebeschädigung erst durch Nervenzellen höherer Regionen verarbeitet, wäre im biologischen Sinn nicht zweifelsfrei sichergestellt, dass die Meidbewegungen *sofort* und *unmittelbar* ausgeführt werden.

Weil Kälte für unseren Organismus wesentlich bedrohlicher ist als Wärme, verfügt unser Körper über eine deutlich größere Anzahl von Kalt- als von Warmrezeptoren. Auf einem Quadratzentimeter unserer Gesichtshaut befindet sich durchschnittlich nur ein Warmrezeptor, aber bis zu 20 Kaltrezeptoren. Daher genügen geringste Temperaturänderungen, um ein Kältegefühl auszulösen. Bereits die Abkühlung der 28 °C warmen Haut um 0,2 °C führt zu einer wahrnehmbaren Empfindung. Dagegen bedarf es einer Hauterwärmung um 1 °C, damit eine Erwärmung gespürt wird. Das Verbreitungsgebiet unserer Spezies weist schon auf den physiologischen Umstand hin, dass wir uns deutlich besser an wärmere Temperaturen anpassen können als an Bedingungen unter 0 °C. Ist die Luftfeuchtigkeit relativ niedrig, kann der Mensch viele Stunden Außentemperaturen von plus 50 °C ertragen und dabei noch tätig sein, sofern ausreichend Flüssigkeit über die Schweißdrüsen abgegeben werden kann. Temperaturen von minus 50 °C können wir dagegen nur mit einer dicken Isolationsschicht überleben, der ungeschützte Körper könnte sie nur eine sehr kurze Zeit durch reflektorische Zunahme der Muskelaktivität überstehen.

Die Fähigkeit zur Temperaturwahrnehmung dient somit dem Schutz und der Verhaltensanpassung an äußere Umweltbedingungen. Dies gilt auch für eine Reihe von Alltagshandlungen. So sind wir, sofern uns keine Messgeräte zur Verfügung stehen, ausschließlich durch die Temperatursensibilität unseres Körpers in der Lage, die relative Temperatur eines Objekts zu bestimmen. Wahrscheinlich macht jeder Mensch im Lauf seiner Kindheit die Erfahrung, dass die Temperatur eines Gegenstands oft nicht durch eine optische Analyse ermittelt werden kann. Die schmerzhaften haptischen Erfahrungen im Kontakt etwa mit heißen Herdplatten oder Flüssigkeiten gehören deshalb zu den wichtigen Lernerfahrungen eines Kindes. Das physikalische Phänomen Temperatur ist im mittleren Bereich lautlos, unsichtbar und geruchlos, und nicht alles, was heiß ist, glüht, flackert oder zischt bedrohlich. Dass der positiv erlebte Sonnenschein bei hinreichender Wirkungsdauer und Intensität unserem Körper Verbrennungen zufügen kann, muss vom Kind und manchmal auch noch vom Erwachsenen gelernt werden.

Generell empfinden wir ein Objekt mit einer Temperatur von 33 °C als temperaturneutral, das bedeutet, wir können keine konkrete Temperaturrichtung angeben. Temperaturen über diesem Wert erleben wir als warm oder heiß, solche darunter als kalt bis eisig. Wie wir die Temperatur eines Objekts empfinden, ist jedoch stets davon abhängig, wie warm oder kalt unser eigener Körper ist beziehungsweise dessen Extremitäten sind: Bei winterkalten Füßen wird selbst das nur 20 °C warme Wasser eines Fußbads als sehr warm bis heiß empfunden, zumindest bis die Thermorezeptoren adaptieren; für einen ausgiebig sonnengewärmten Körper dagegen ist eine Wassertemperatur von 20 °C eine Erfrischung. Zudem sind wir an verschiedenen Körperstellen unterschiedlich temperatursensibel. Normalerweise durch Kleidung oder durch Haare geschützte Körperbereiche reagieren auf Temperaturwirkungen in der Regel sensibler als zum Beispiel das Gesicht oder die Handflächen. Gut zu beobachten ist dieser Effekt beim Waschen der Haare. Wird die Wassertemperatur für diese Prozedur vorab durch die Hand überprüft, ist sie in der Regel zu warm. Aufmerksame Friseure kennen und beachten diesen Effekt.

Jedes Sinnessystem funktioniert am besten in einem mittleren Reizspektrum. Sind die Reize zu stark oder zu schwach, genügt die Sensibilität der Rezeptoren nicht, oder sie erreichen ihre Arbeitsgrenze. Schmerzsensible Rezeptoren (dazu gleich mehr) übernehmen dann die Warnfunktion. Waten wir in einen eiskalten Bergsee, sind die Temperatursignale im ersten Moment eindeutig. Verweilen wir im Wasser, wandelt sich die Kälteempfindung in eine deutliche Schmerzwahrnehmung. Dann senden die Kaltrezeptoren kein »Kalt-Signal« mehr an das Gehirn, sondern die Schmerzrezeptoren ein »Schmerz-Signal«, dem wir uns in der Regel bei Bewusstsein nicht entziehen können. Die Dauer einer Temperaturwirkung ist somit auch entscheidend dafür, in welcher Weise der Temperaturreiz auf neuronaler Ebene bewertet wird. Steigt die Wassertemperatur in der Badewanne durch zulaufendes heißes Wasser nur sehr langsam, können sich die Warmrezeptoren anpassen. Auf diese Weise können wir in sehr heißem Wasser liegen, das ein Außenstehender kaum mit den Händen berühren kann. Die Wahrnehmung von plötzlich einwirkendem heißen Wasser dagegen unterliegt einer paradoxen Täuschung: Wenn wir ohne Bedacht unsere Hände sehr schnell in Wasser mit einer Temperatur ab 45 °C eintauchen, führt diese Reizbedingung für den Bruchteil einer Sekunde in eine völlig andere Richtung, nämlich zu einer Kaltwahrnehmung – und zu einem reflexartigen Zurückweichen. Erst die nachhallende Wärmewirkung führt zu einem adäquaten Wahrnehmungsurteil. Dieses Paradoxon ist noch nicht vollständig wissenschaftlich aufgeklärt, doch es wird angenommen, dass die viel häufiger vertretenen Kaltrezeptoren durch den plötzlich eintretenden extremen Wärmereiz ebenfalls erregt werden und Impulssalven aussenden. Die fehlerhaften Impulse werden dann im Gehirn zu einer Kaltwahrnehmung verarbeitet.

Bedeutsam ist unsere Fähigkeit zur Temperaturwahrnehmung aber nicht nur für die körperliche Erkundung der Umgebungstemperatur oder unbelebter Stoffe, Gegenstände und Flüssigkeiten. Über diese Wahrnehmungsdimension des Tastsinnessystems werden darüber hinaus auch soziale und kommunikative Aspekte im Umgang mit Mitmenschen transportiert. Dieser Zusammenhang schlägt sich in temperaturbezogenen Zuschreibungen menschlicher Charaktereigenschaften nieder. Als »warmherzig« wird jemand beurteilt, der im zwischenmenschlichen Verhältnis emotionale Sensibilität und Rücksicht zeigt. Dagegen wird ein rücksichtsloser Mensch ohne empathische Fähigkeiten als »kaltherzig« bezeichnet. Die physikalische Qualität Wärme verbinden wir bereits als Säugling mit positiven zwischenmenschlichen Verhältnissen. Bis in die Märchen- und Sagenwelt reichen dagegen die Metaphern, in denen Kälte und Eis mit Gefahr und körperlicher Unnahbarkeit verknüpft werden. Sexuell besonders aktivierende Umweltreize werden gern als »heiß« bezeichnet, und ein Verhalten, das die sexuelle Erregung behindert oder vollständig abflauen lässt, wird mit Verweis auf kalte Temperaturbereiche umschrieben.

Kopf hoch!

Der aufrechte Gang ist ein wesentliches Kennzeichen unserer Spezies. Nicht nur, dass das gesamte Körpergewicht eines Menschen in aufrechter Position auf vergleichsweise winzigen Auflageflächen – den Fußsohlen – lagert, wird diese Grundposition auch im bewegten Zustand im doppelten Sinn aufrecht erhalten. Eine sensorische Meisterleistung, derer wir uns im Alltag nicht annähernd bewusst sind. Nur im Krankheitsfall oder wenn Robotern der aufrechte Gang und das Laufen beigebracht werden soll, wird offenbar, welche komplexen Tastsinnesleistungen hierfür notwendig sind.

Damit sich der Mensch aufrichten und aufrecht bleiben kann, sind nicht nur besondere muskuläre und skelettale Bedingungen unerlässlich, sondern auch die sensorische Erfassung der Kopflage und der Kopfposition. Erst wenn sich der

Kopf in Relation zu allen anderen Körpergliedern und zur Schwerkraft in oberster Position befindet, ist der Körper vollständig aufgerichtet. Die Entwicklung vom Säugling zum Kleinkind beschreibt diesen Prozess. Einige Monate nach der Geburt verlässt der Säugling selbstständig die Bauch- oder Rückenlage und versucht eine stabile Sitzposition einzunehmen und aufrechtzuerhalten. Eine Aufgabe, die sich nur mit viel Übung meistern lässt. Der Gewinn dieser Körperhaltung besteht nicht nur in einem besseren Überblick, sondern es sind nun auch Finger und Hände frei für die Erkundung der Umwelt. Wenige Monate später wird es dem Kleinkind gelingen, schwankend die ersten Schritte auszuführen. Sowohl stabiles Sitzen als auch das Gehen setzt voraus, dass der Körper den dazugehörigen Kopf in einer erhobenen Position stabilisiert. Doch durch welchen Mechanismus erfährt der Körper, wo und wie sich der hinreichend bewegliche Kopfteil in Bezug zum restlichen Körper befindet?

Diese Aufgabe wird durch das Tastsinnessystem und ein raffiniertes Hilfssystem mit speziellen Rezeptoren – dem Gleichgewichtssystem – bewältigt. Um sich aufrichten zu können, bedarf es vor allem der Wahrnehmung des körperlichen Kontakts mit dem Untergrund. Die Kontaktstelle ist unter normalen Schwerkraftbedingungen jener Punkt, den wir als *unten* erkennen – womit wir gleichzeitig auch wissen, wo *oben* ist. Durch viel Übung lernen wir im Übergang vom Säugling zum Kleinkind, dass die Gesetze der Schwerkraft stetig auf unseren Körper wirken. Sanfte oder harsche Kontaktereignisse bestätigen wieder und wieder, dass die Raumdimension *unten* nicht verhandelbar ist, sondern beherrscht werden muss.

Sofern diese Einsicht sensorisch und kognitiv verarbeitet wird, kann der Prozess des Aufrichtens beginnen. Hierzu muss nur noch festgestellt werden, welcher Teil des Körpers sich für den Dauerkontakt zur Erde besonders eignet. Indem Kleinkinder sich im Vierfüßlergang versuchen, wird offenbar auch dieser Frage intensiv nachgegangen. Prinzipiell würden sich die Hände ebenfalls für den dauerhaften Kontakt zum Boden anbieten, doch die statischen Aspekte des menschlichen Körperbaus nähren langfristig die Erfahrung, dass die Füße besser geeignet sind, und überdies werden hierdurch die hochflexiblen Hand-Arm-Komplexe frei verfügbar, was sich schon in der mühsam erarbeiteten Sitzphase des Säuglings als vorteilhaft erwiesen hat. Die Fußsohlen werden so nach und nach zu jener Körperregion, der es zukünftig vorbehalten bleiben soll, den Kontakt zur Erde und damit zu *unten* herzustellen. Es ist somit nicht verwunderlich, dass sie sehr präzise den physischen Kontakt mit der äußeren Umwelt registrieren können und müssen.

Wenn die tastende Analyse des Fußkontakts erfolgreich ist und die Füße sicheren Kontakt mit dem Boden haben, folgt die muskuläre Anspannung der nachgeordneten Körperglieder. Um den Körper in eine aufrechte Position auf beiden Fußsohlen bringen zu können, bedarf es der zeitlich koordinierten Aktivität jeder einzelnen Muskelfaser, jeder Sehne und jedes Gelenks. Dabei kontrolliert unser Gehirn alle von ihnen eingehenden Rezeptorsignale und verrechnet den aktuellen Körperstatus mit den Zielvorgaben. Das Ziel besteht darin, die Beine, den Rumpf, die Arme und den Kopf in einer Raumrichtung zu stabilisieren, die der Kontaktfläche der Füße entgegengesetzt ist: nach oben. Den Körper aufrichten bedeutet auch, dass zwischen Kopf und Füßen der größtmögliche räumliche Abstand hergestellt wird. Wann dieser Zustand erreicht ist, registriert unser Gehirn aus der extero- und der propriozeptiven Analyse der vielfältigen Rezeptorimpulse aus der Haut, den Sehnen, der Muskeln und Gelenke. Doch diese Rezeptorimpulse genügen noch nicht, den Kopf selbst in eine stabile und aufrechte Position zu bringen und diese auch während des aufrechten Gangs beizubehalten. Impulse aus den Kopfmuskeln, -sehnen und -gelenken liefern zwar wichtige

Informationen über den Haltestatus des Kopfes, erfassen jedoch nicht alle seine Bewegungs- und Lageaspekte.

Um Lageänderungen des Kopfes präzise feststellen zu können, haben sich im Innenohr des Menschen spezielle und hochsensible Rezeptororgane entwickelt. Sie bestehen – vereinfacht ausgedrückt – aus drei mit Flüssigkeit gefüllten kreisrunden Schläuchen, die in drei Raumrichtungen angeordnet und miteinander verbunden sind. In der Fachliteratur wird diese Anordnung als Bogengangsystem bezeichnet. Innerhalb jeder Röhre befinden sich an einer bestimmten Stelle Tausende kleiner Haarzellen, welche die Funktion von Rezeptoren erfüllen. Das Besondere an diesen Haarzellen ist, dass ihre Haare vollständig von einer dünnen Gallertschicht bedeckt sind. Wenn sich nun der Kopf (oder der gesamte Körper) zum Beispiel nach vorn neigt, verschieben Beschleunigungskräfte die Gallertmasse um mikroskopisch kleine Bereiche, wodurch das eingebettete Haar gekrümmt wird und die Aussendung elektrischer Impulse folgt. Je schneller die Bewegung des Kopfes, umso stärker ist auch die Auslenkung der Haare. Weil für jede denkbare Bewegungsrichtung des Kopfes (und des Körpers) ein richtungsentsprechender Bogengang existiert, kann auf diese Weise jede Form der Kopfbewegung in ihrer Richtung und in ihrer Geschwindigkeit analysiert werden, ohne dass hierfür ein visuelles Signal notwendig ist.

In aufrechter und ruhiger Kopfposition senden die Haarrezeptoren des Innenohrs ein charakteristisches Rezeptorsignal. Wird der Kopf oder der gesamte Körper bewegt, verändern sich die Stärke und auch die zeitliche Charakteristik der Signale. Im Verbund mit diesem hochpräzisen Rezeptorsystem des Innenohrs, dem Gleichgewichtssystem, gelingt es dem Tastsinnessystem, einerseits die Position und die Lage des Kopfes zu erfassen, andererseits die Raumlage und die Beschleunigung des gesamten Körpers zu ermitteln. Dies gilt für selbstinitiierte Bewegungen – wie beim Gehen oder Laufen –

ebenso wie für solche, die auf das Einwirken externer Kräfte zurückzuführen sind. So registrieren wir sowohl durch exterozeptive wie propriozeptive und vestibuläre (den Gleichgewichtssinn betreffende) Signale die Wirkungen, die ein Bremsvorgang auf unseren Körper hat. Nicht zuletzt nutzt unser Gehirn auch die Vestibulärsignale, um die Bewegungen und die Fixation der Augen beim Gehen oder Laufen an die Bewegungen des gesamten Körpers und des Kopfes anzupassen.

Echte und unechte Schmerzen?

Wenn wir an einem unserer Körperhaare leicht ziehen, spüren wir, wie sich die Haut spannt und dehnt. Je kräftiger wir ziehen, umso mehr verändert sich dieser Tastsinneseindruck, bis schließlich eine stechende und sehr gut lokalisierbare Schmerzempfindung einsetzt. Diese kann noch verstärkt werden, indem die Zugkraft bis zum Herausreißen des Haares gesteigert wird. In einem anderen Versuch können wir einen spitzen Gegenstand zunächst mit leichtem Druck auf die Haut aufsetzen und dann den Druck langsam steigern. Zu Beginn werden wir lediglich einen Auflagedruck spüren. Je stärker der Druck wird, umso unangenehmer wird die Empfindung. Kurz bevor die Hautschicht durchbohrt wird, verwandelt sich die Druckempfindung in eine Schmerzempfindung.

Beide Versuche hinterlassen den Eindruck, dass die Tastsinneswahrnehmung durch die Stimulation der Hautrezeptoren einem Kontinuum entspricht, an dessen oberem Ende eine Schmerzwahrnehmung ausgelöst wird. Vor diesem Hintergrund ist die Wissenschaft sehr lange davon ausgegangen, dass die tastsensiblen Rezeptoren die Quellen der Schmerzempfindung sind. Die naheliegende Vermutung war, dass ein Tastsinnesrezeptor bis zu einer bestimmten Reizstärke Signale aussendet, die als adäquate Tastsinneswahrnehmung verarbeitet werden. Verstärkt sich aber der physische oder chemische Reiz, sendet er ein Signal, das in eine Schmerzwahrnehmung verwandelt wird.

So plausibel diese Theorie erscheint, entspricht sie nicht ganz den heutigen Erkenntnissen. Nach mehr als 100 Jahren intensiver Forschung gilt heute die Auffassung, dass die Schmerzwahrnehmung nicht eine Extremvariante der Tastsinneswahrnehmung, sondern eine eigenständige Sinnesmodalität darstellt. Für diesen Gedanken war die anfangs hochumstrittene Erkenntnis wesentlich, dass *ein Teil* der Schmerzwahrnehmung auf die Erregung spezieller Rezeptoren zurückgeführt werden kann, die bei schwächeren Reizen keine Reaktion zeigen: Diese Nozizeptoren reagieren ausschließlich auf extreme mechanische Deformation, ausgeprägte Wärme- oder Kältereize und gewebeschädigende chemische Einflüsse. Daneben existieren im Körper noch sogenannte schlafende Schmerzrezeptoren, die erst durch Entzündungen des umgebenden Körpergewebes aktiviert werden. Diese beiden Rezeptortypen sind ebenfalls freie Nervenendigungen und befinden sich in allen Bindegeweben des Körpers, jedoch in geringerer Anzahl als die Hauptformen der freien Nervenendigungen. Freie Nervenendigungen sind entweder auf bestimmte Reizklassen spezialisierte Rezeptoren oder polymodale Rezeptoren, die auf ein breites Spektrum unterschiedlicher Reizqualitäten reagieren. Das bedeutet, eine leichte Berührung führt einerseits zur Erregung spezialisierter Rezeptoren, kann jedoch ebenso polymodale Rezeptoren erregen, die auch auf einen Nadelstich oder extreme Hitze reagieren. Erreicht die einwirkende Kraft eine Stärke, der eine Gewebeschädigung folgt, senden sowohl polymodale als auch spezialisierte Nozizeptoren elektrische Signale, die unser Gehirn zu einer Schmerzwahrnehmung verarbeitet.

Schmerzforscher versuchen seit vielen Jahren eines der schillerndsten Rätsel des Schmerzes zu lösen: den sogenannten

Phantomschmerz[21], der nach der Amputation eines Körperglieds oder einer Gliedmaße in ebendem amputierten Körperteil verspürt wird. Er tritt bei bis zu 80 Prozent der betroffenen Menschen auf. Das Schmerzerleben bei Phantomschmerzen variiert und reicht von Jucken über stechende und brennende Schmerzen bis hin zu Quetschungsgefühlen. Überdies nehmen die Betroffenen trotz des objektiven Verlusts Bewegungen, scheinbare Berührungen sowie Temperaturempfindungen des amputierten Körperglieds wahr. In Relation zu den oft quälenden Phantomschmerzen werden diese Phantomempfindungen als das kleinere Übel angesehen, weil sie die Lebensqualität nicht maßgeblich beeinträchtigen.

Für die Entstehung der Phantomschmerzen wurden viele verschiedene Erklärungskonzepte entwickelt. Eine Theorie ging davon aus, dass die durch die Amputation geschädigten Nervenfasern und Rezeptoren irreguläre Impulse an das Gehirn senden und hierdurch Schmerzwahrnehmungen generieren. Auch potenzielle Gewebeentzündungen der Stumpfregion und eine damit einhergehende Überstimulation der (schlafenden) Schmerzrezeptoren wurden als Verursacher in Erwägung gezogen. Diese Überlegungen führten jedoch weder zu einer umfassenden Erklärung noch zu einer effektiven Behandlung. Vielversprechender erschien der Ansatz, die Prozesse nach einer Amputation auf neuronaler Ebene besser zu verstehen. Wie schon beschrieben, senden alle Rezeptoren einschließlich der Muskelspindeln permanent sensorische und muskuläre Impulse an die Neurone des Gehirns. Aus diesem exterozeptiven und propriozeptiven Impulsgemisch konstruiert das Gehirn eine neuronale Karte unseres Körpers, eine Art Ist-Struktur. Die Neurone des Gehirns empfangen aber die Impulse nicht nur, sondern fordern sie durch absteigende »Befehle« auch aktiv an. Das Gehirn *erwartet* in gewisser Weise einen Impulsstrom aus den Rezeptoren aller Körperregionen und vergleicht den Ist-Zustand mit dem Soll-Zustand. Bleiben durch eine Amputation die sensorischen Impulsströme zum Gehirn aus und kann das Gehirn auch keinen erfolgreichen Abruf der Rezeptorimpulse durchführen, entsteht aus neuronaler Perspektive ein Verarbeitungskonflikt. Dieser Konflikt wird derzeit als wichtige Ursache für die Entstehung von Phantomschmerzen diskutiert. Teilweise plausibel erscheint dieses Konzept auch deswegen, weil bei langsam fortschreitendem Verlust einer Gliedmaße (zum Beispiel infolge einer Lepraerkrankung)[22] der Phantomschmerz in der Regel nicht auftritt, doch es erklärt nicht das Auftreten von Phantomschmerzen bei Neugeborenen, die mit fehlenden Gliedmaßen geboren wurden.[23] Die neuronalen oder sensorischen Ursachen dieses Phänomens liegen offenbar in der vorgeburtlichen Periode. An diesem Beispiel zeigt sich einmal mehr, dass eine Fokussierung der lebenswissenschaftlichen Forschung auf die Zeit *nach* der Geburt eine unangemessene Verkürzung des Forschungsgegenstands Mensch darstellt.

Hirnfunken

Nicht nur die morphologische Vielfalt der Tastsinnesrezeptoren ist erstaunlich, sondern auch deren große Anzahl. Wie beschrieben, gibt es nicht zu jedem Rezeptortyp genaue Analysen, wie viele davon in welchen Gewebestrukturen vorhanden sind. Vielfach wurden nur einzelne Körpergebiete anatomisch genau untersucht, und oft konzentrierte man sich hierbei auf einige ausgewählte Rezeptortypen. Aus diesem Grund existiert bis heute keine exakte Angabe über die Anzahl der Rezeptoren im menschlichen Körper. Würde man ein »Zählprojekt« mit Vollständigkeitsanspruch in Auftrag geben, wären mindestens 20 Jahre lang viele Hunderte Wissenschaftler damit beschäftigt, denn es müssten nicht nur die Rezeptoren des ausgewachsenen Körpers »gezählt« werden, sondern auch ihre Verbreitung und Entwicklung im Verlauf des Körperwachstums. Dass eine solche Zählarbeit jemals in Auftrag gegeben wird, ist zu bezweifeln. Schließlich begnügen wir uns auch mit groben Schätzungen über die Anzahl der Milliarden Neurone im menschlichen Gehirn.

Unsere vorsichtige Schätzung der tastsensiblen Rezeptoren (ohne Pacini-, Ruffini- und Golgi-Rezeptoren) ergibt ca. 710 Millionen. Legt man großzügigere Maßstäbe an, sind Größenordnungen bis zu 900 Millionen nicht unwahrscheinlich.[24] Eine quantitative Gegenüberstellung verdeutlicht, dass das Tastsinnessystem im Vergleich zu den übrigen Sinnessystemen schon allein auf der Rezeptorebene ein biologisches Schwergewicht darstellt: Die Rezeptoren des visuellen Systems werden pro Auge auf 120 Millionen Stäbchenzellen und sechs Millionen Zapfenzellen geschätzt, die geruchssensitiven Rezeptoren auf zehn bis 100 Millionen. Die des auditiven Systems enthalten pro Ohr ca. 20000 Rezeptoren, und die Zunge hat ca. 2000 Geschmacksknospen mit jeweils zehn bis 50 Rezeptorzellen. Die biologische Sonderstellung des Tastsinnessystems speist sich demnach nicht nur aus seiner lebensnotwendigen Bedeutung für den Menschen, sondern auch aus dem Umfang und der Komplexität seiner rezeptiven Einheiten.

Die sehr hohe Anzahl tastsensibler Rezeptoren wäre für unseren Organismus wenig sinnvoll, wenn es nicht biologische Instanzen gäbe, welche die Flut von Impulssignalen verarbeiten und verwerten können. Vor diesem Hintergrund wird verständlich, dass im Gehirn die größten Gebiete und Nervenzellnetzwerke ausschließlich damit beschäftigt sind, die Rezeptorsignale des Tastsinnessystems aufzunehmen und sinnvoll zu interpretieren. Aufgrund des permanenten Zustroms von Rezeptorimpulsen des Tastsinnessystems wird jedoch der größte Teil außerhalb unserer bewussten Wahrnehmung verarbeitet. Das heißt, wir spüren nicht, wie sich die Muskeln anspannen, bevor wir eine Bewegung ausführen, und wir empfinden auch nicht die Rezeptorimpulse der Sehnen und Gelenke, wenn wir uns bewegen oder durch äußere Kräfte bewegt werden. Sogar bei Handlungen, die wir selbst ausführen und die auf unseren Körper gerichtet sind – wie spontane Selbstberührungen des Gesichts –, werden uns die Bewegungs- und die Berührungsaspekte nur selten bewusst.

Wahrnehmbar sind für uns Tastsinnesereignisse vor allem dann, wenn sich unsere Aufmerksamkeit aktiv auf die Stimulation unseres Körpers richtet und die Reizstärke eine kritische Schwelle erreicht hat. Besonders gut gelingt dies, wenn wir uns selbst nicht bewegen und durch äußere Umstände physikalische Ereignisse unsere Körperoberfläche erreichen. Legt zum Beispiel eine uns bekannte Person ihre Hand auf unserem ruhenden Körper ab, können wir eine Vielzahl verschiedener taktiler Wahrnehmungen machen: Wärme, Gewicht und Größe der Hand, die Größe der Berührungsfläche, die Stelle, an der die Hand aufliegt, und die motorische Ruhe, mit der sie auf unserem Körper liegt. Gleichzeitig begleiten emotionale Prozesse diese taktilen Wahrnehmungen, je nachdem, wie wir die Form des Körperkontakts bewerten.

Die Aufgabe der Lebenswissenschaften ist es in diesem Zusammenhang, zu verstehen, wie die verschiedenen Hirngebiete des Menschen solche oder ähnliche Tastsinnesreize in sinnvolle und bewusste Wahrnehmungen umwandeln. Um diesen Fragen nachzugehen, wird in der Regel mit sehr einfachen Stimulationsbedingungen gearbeitet: Experimentelle Apparaturen drücken, schieben, erhitzen oder kühlen die Haut oder ganze Körperglieder. Die Untersuchung unter derartig technisch genormten Stimulationsbedingungen erlaubt es, aus den Messungen der elektrischen Gehirnaktivität oder anderer neurophysiologischer Parameter zumindest annähernd Rückschlüsse auf die zugrunde liegenden neuronalen Prozesse zu ziehen.

Wird in einem Experiment zum Beispiel der rechte Handrücken einer Versuchsperson mehrfach durch einen geringen

Druckreiz berührt, kann durch elektroenzephalografische Messungen (EEG) oder eine funktionale Magnetresonanztomografie (fMRT) eine Aktivitätsänderung in relativ eng begrenzten Hirngebieten beobachtet werden. Die wiederholten Berührungsreize aktivieren je nach Stärke eine bestimmte Anzahl unterschiedlicher tastsensibler Rezeptoren, deren Impulsströme durch die verbundenen Nervenfasern zu den ersten Nervenzellen innerhalb des Rückenmarks fließen, die untereinander vielfältig mit weiteren Nervenzellen des Rückenmarks verbunden sind. Das Rückenmark selbst ist mit seinen Nervenfasern und -zellen Teil des menschlichen Gehirns. Wie im Gehirn, so gibt es auch im Rückenmark eine linke und eine rechte Seite, die mittig verbunden sind. Werden die Nervenzellen des Rückenmarks durch Rezeptorimpulse aktiviert, verändert sich ihr elektrischer und chemischer Zustand. Das Resultat dieser Änderung besteht wiederum in einem elektrischen Impulsstrom, der nach einer festgelegten Reihenfolge weitere Nervenzellen des Rückenmarks erreicht. Bei diesen ersten Verarbeitungsschritten eines Tastsinnesreizes wandert der Impulsstrom von den Nervenzellen der rechten Seite des Rückenmarks zu den Nervenzellen der linken Seite. Ist die neuronale Vorverarbeitung der Impulse durch die Rückenmarkneurone abgeschlossen, wird das nunmehr veränderte Impulssignal über Rückenmarksnerven zu den Hirnarealen geleitet. Stark vereinfacht formuliert, gelangen nun die Impulse zu den Nervenzellen des Hirnstamms und von hier aus in sehr viele verschiedene Nervenzellgebiete des Gehirns. Eines der für Wahrnehmungsprozesse bedeutsamen Gebiete wird als Thalamus bezeichnet. Durch den Seitenwechsel der Impulse im Rückenmark werden die Nervenzellen des Thalamus der linken Gehirnhälfte bei rechtsseitigen Körperberührungen erregt und umgekehrt.

Eine der Aufgaben dieser Nervenzellen besteht darin, die eintreffenden Impulsströme zu ordnen und an die am höchsten gelegenen Nervenzellgruppen des sensorischen Kortex weiterzuleiten. Diese Nervenzellen liegen kurz unterhalb der Schädeldecke, und für jeden Finger, jede Zehe etc., für jedes Gebiet unseres Körpers und für jeden Rezeptortyp existieren spezielle Nevenzellgruppen. Je wichtiger und sensibler ein Körpergebiet ist, umso mehr Nervenzellen enthalten die Nervenzellgruppen. Für die Sensibilität unseres Gesichts und der Hände werden besonders viele reserviert.

Sind die Rezeptorsignale der Berührungsreize bis in die oberen Hirnregionen vorgedrungen, werden sie für den berührten Menschen zu Berührungswahrnehmungen. Mit dem Eintreffen der nunmehr stark veränderten Rezeptorimpulse in den »oberen Regionen« wird es für Wissenschaftler relativ leicht möglich, die Änderung der elektrischen Aktivität der kortikalen Nervenzellen durch spezielle Messungen zu verfolgen. Beobachtbar sind dann erhebliche Schwankungen in den elektrischen Wellenformen der erregten Nervenzellen oder auch Veränderungen der Durchblutungsverhältnisse und der chemischen Verbrauchsprozesse.

Neben dem stetigen Grundrauschen aller Nervenzellen können wir bei einzelnen Berührungsreizen über einem eng umgrenzten Hirngebiet während der Hautberührungen sehr kleine Stromschwankungen im Bereich von Mikrovolt beobachten. In der nahen Umgebung der zuständigen Nervenzellen – zum Beispiel der für den Handrücken zuständigen im gerade genannten Experiment – sind keine wesentlichen Änderungen messbar. Dennoch wandern die Einzelimpulse durch sehr verschiedene Hirngebiete, sodass schließlich auch neuronale Gedächtnisspuren und emotionale Ereignisse infolge dieser kurzen Berührungsreize entstehen. Mit spezieller Software und komplexer Mathematik können die Änderungen der Nervenzellaktivität als *Hirnfunken* bildlich und in Farbe dargestellt werden. Solche Brain-maps gehören heute zum wissenschaftlichen und auch populärwissenschaftlichen Darstellungsalltag. Böse Zungen behaupten: *Wir wissen nichts, aber wir sehen es jetzt in bunt.* In der Tat unterliegen alle Messverfahren zur Untersuchung neuronaler Epiphänomene zahlreichen methodischen Vorannahmen und hochkritischen Vereinfachungen, sodass die Segnungen der bildgebenden Verfahren mit Vorsicht zu behandeln sind.[25] Und trotz dieser Verbildlichungen sind wir zudem noch sehr weit davon entfernt, zu verstehen, wie aus den messbaren Prozessen menschliches Erleben und Verhalten entsteht.

Der gesamte Prozess der Umwandlung von Rezeptorimpulsen in eine geordnete neuronale Aktivität sehr verschiedener Hirnregionen verläuft hochgradig parallel und im Zeitraum von Millisekunden. Den geringen zeitlichen Versatz zwischen der Hautverformung und unserer Wahrnehmung spüren wir aber nicht, vielmehr erfahren wir eine Körperberührung als etwas Unmittelbares. Verantwortlich hierfür sind die enormen Leitungsgeschwindigkeiten der Nervenfasern und die Geschwindigkeiten der elektrochemischen Prozesse an den Nervenzellen und ihren Fortsätzen. Doch ist nicht ausgeschlossen, dass wir eines Tages physikalische und chemische Übertragungsprozesse in biologischen Systemen kennenlernen werden, die nach anderen Naturgesetzen als den bisher bekannten funktionieren. So sind in der Physik Quantenprozesse längst Teil von Modellen zur allgemeinen Natur der Materie geworden. Es spricht somit wenig gegen die Annahme, dass derartige Grundprinzipien auch in der belebten Natur ihre Wirkung und ihre Gesetzmäßigkeiten entfalten.

Im eben skizzierten Beispiel waren die neurobiologischen Bedingungen für eine Tastsinneswahrnehmung sehr überschaubar: Die wahrnehmende Person bewegte sich nicht selbst, sondern ihre ruhende Handoberfläche wurde durch äußere Einwirkungen verformt. Um Potenzen komplizierter wird der Wahrnehmungsprozess, wenn sich die betreffende Person auch noch selbst bewegt. Dann nämlich gilt es für den

Organismus nicht nur, die Rezeptorimpulse an die höheren Regionen weiterzuleiten und neuronal zu verarbeiten, sondern gleichzeitig müssen außerdem alle motorischen Aktivitäten jedes Muskels (!) geplant, gesteuert, überwacht und ausgeführt werden. Damit dies möglich wird, gibt es im Rückenmark nicht nur aufsteigende Nervenfasern, sondern es ziehen auch Nervenfasern absteigend vom Gehirn über das Rückenmark zu jeder einzelnen Muskelgruppe. Damit ein Muskel die Impulse zur sinnvollen Kontraktion oder Entspannung erhalten kann, müssen in verschiedenen Hirnregionen gleichzeitig neuronale Impulse entwickelt und ausgelöst werden. Hierbei spielen wieder die Nervenzellen des Thalamus, aber auch des Kleinhirns und der Basalganglien eine entscheidende Rolle. Eine Beschreibung der neuronalen Verarbeitungswege, die stattfinden, wenn ein Mensch lediglich auf einen Klingelknopf drückt, entspräche einer Reise durch beinahe alle bisher bekannten Nervenzellgebiete des menschlichen Gehirns.[26] Mit wenigen Ausnahmen organisiert und partizipiert an dieser einfachen Tastbewegung das gesamte Gehirn mit den zur Verfügung stehenden Netzwerkstrukturen. Noch umfangreicher wird der neuronale Aufwand, wenn außerdem die Verarbeitung der anderen beteiligten Sinneskanäle hinzugezogen wird.

Es muss an dieser Stelle betont werden, dass es im menschlichen Gehirn kein Spezialgebiet mit anatomisch territorialer Abgrenzung des Tastsinnessystems als Gesamtsystem gibt. An der Verarbeitung von Tastsinnesreizen sind fast alle Nervenzellen des Gehirns in irgendeiner Weise beteiligt. Sehr anschaulich können wir diesen Effekt bei der Untersuchung der Hirnaktivität während der tastenden Erkundung unbekannter Tiefenreliefmuster beobachten. Hierbei werden die Probanden gebeten, die Struktur eines Tiefenreliefs durch beidhändige Fingerexploration zu erkunden (s. Abbildung 9). Ein Schirm verdeckt die Hände der Probanden, und es gibt keine Zeitbegrenzung. Während der Erkundung zeichnen 19 EEG-Elektroden die am äußeren Schädeldach messbaren Hirnströme der Probanden auf. Diese Aufgabe ist hinreichend anspruchsvoll, und die Probanden benötigen je nach Schwierigkeit des Reliefs ein bis drei Minuten, bis sie sicher sind, das Muster erkannt zu haben. Solche Untersuchungen werden auch mit dem Wunsch durchgeführt, spezielle Hirnregionen zu ermitteln, die während dieser komplexen haptischen Wahrnehmungsprozesse in besonderer Weise aktiviert sein sollten. Doch statt räumlich gut abgrenzbarer Hirnfunken über erhofften Spezialgebieten zeigte sich unter jeder der 19 Elektroden ein hirnelektrischer Gewittersturm. Nur wenige Sekunden am Anfang und wenige Sekunden vor Ende der Abtastprozedur war die Änderung der Hirnaktivität auf bestimmte Hirngebiete eingrenzbar.[27]

Vor dem Hintergrund der übergroßen Anzahl tastsinnesspezifischer Rezeptoren und der Erkenntnis, dass die Impulse dieses Rezeptornetzes auch unter Ruhebedingungen ständig neuronal verwaltet und strukturiert werden, ist verständlich, warum die Verarbeitung von Tastsinnesreizen eine der zentralen Leistungen unserer Hirnaktivität darstellen muss. Es mag wohl möglich sein, dass einige Menschen für die kurzen Momente aktiver Denkleistungen nur zehn Prozent ihrer Hirnaktivität aktivieren, doch für die Prozesse des Tastsinnessystems reserviert die Natur vorsorglich 100 Prozent. Immer. Und selbst geringe Störungen dieses Systems gefährden den Lebensvollzug eines Menschen.

4 Vermessene Empfindungen

Alle Lebensprozesse auf der Erde unterliegen dem Faktor Zeit. Biologische Veränderungen begleiten unseren Organismus von den ersten Zellteilungen bis hin zum Tod. Ein natürlicher Vorgang, der auch unsere Wahrnehmungssysteme betrifft. Nach einer ausgedehnten Reifungs- und Wachstumsphase, die etwa bis zum 24. Lebensjahr reicht, haben sie ihr Leistungsmaximum erreicht. Auch das Tastsinnessystem mit seinen verschiedenen Subsystemen ist in diesem Alter in der Regel an seinem Optimum angelangt. Nach Abschluss der Reifungsphase verändert sich der Lebenszyklus langsam, aber grundlegend. Streng formuliert, beginnt dann die Periode des Alterns. Weil die Zeitdimension so eindrücklich auf unseren Organismus wirkt, wollen Wissenschaftler die Grundlagen biologischer Veränderungen im Lebensverlauf verstehen, einige in der Hoffnung, dann Krankheiten verhindern oder gar Altersprozesse überlisten zu können, andere suchen nach universellen Prinzipien, die unabhängig von irdischen Bedingungen gelten.

Um Veränderungen der Wahrnehmungsfähigkeit eines Menschen wissenschaftlich fassbar zu machen, ist es unerlässlich, die Leistung eines Wahrnehmungssystems – oder seiner Teilbereiche – mit objektiven Methoden zu überprüfen. Eine Teilleistung des Tastsinnessystems besteht in der Sensibilität gegenüber Haut- und Haarverformungen. In Experimenten verwenden wir hierfür spezielle Kunststofffäden: die sogenannten Semmes-Weinstein-Filamente (s. Abbildung 10). Werden sie auf die Haut aufgesetzt und wird leichter Druck ausgeübt, verbiegen sich die ansonsten steifen Fäden. Die Kraft, die zum Verbiegen notwendig ist, kann gemessen werden. Das dünnste Filament in der Testserie verbiegt sich bei einer Druckkraft von nur 0,008 Gramm, das dickste erst bei 300 Gramm.

Bei einer klinischen oder experimentellen Sensibilitätsprüfung kann die Versuchsperson den entsprechenden Hautbereich nicht sehen. Der Versuchsleiter berührt erst mit einem dicken, dann mit immer dünneren Filamenten denselben Hautbereich, und die Versuchsperson muss jeweils angeben, ob sie eine Berührung spürt oder nicht. Durch stufenweise Erhöhung und Verringerung der Druckkraft wird deutlich, bei welchem der Filamente noch ein Berührungsreiz wahrgenommen wird. Dieser Wert, die sogenannte Wahrnehmungsschwelle (kurz Schwelle) ist ein objektiv ermittelter Sensibilitätsparameter. Eine »niedrige Schwelle« bezeichnet eine hohe Sensibilität, eine »hohe Schwelle« bedeutet, dass der Reiz sehr stark sein muss, damit der Mensch ihn wahrnehmen kann. Wer über eine »hohe Schwelle« verfügt, ist demnach ein eher unsensibler Mensch.

Mithilfe solcher Tests wissen wir heute, dass die Berührungssensibilität eines Menschen an den Händen und den Füßen im Alter zwischen zehn und 19 Jahren am höchsten ist.[1] Dieser Zustand ändert sich bis zum 30. Lebensjahr nur geringfügig – oder auch gar nicht. Doch ab dem 30. Lebensjahr zeigt sich eine deutliche Tendenz zu Sensibilitätsverlust pro Lebensdekade. So genügt eine Druckkraft von zehn Milligramm, damit ein junger Mensch eine Berührung der Fingerkuppe wahrnimmt, während bei einem 70-Jährigen eine Druckkraft von 300 Milligramm aufgewendet werden muss. Wie bei allen übrigen Sinnessystemen lässt also auch im Bereich der Berührungssensibilität die Leistung im Alter nach.[2]

Bemerkenswert ist, dass ein erheblicher Verlust an Berührungssensibilität für den Bereich der Fußsohlen ab dem 70. Lebensjahr dokumentiert wurde. Genügen bei jungen Menschen Druckkräfte von 300 Milligramm, damit sie an Füßen und Zehen einen einzelnen Druckreiz wahrnehmen, müssen bei Menschen ab dem 70. Lebensjahr vier Gramm aufgewendet werden. Es kann ein direkter Zusammenhang zwischen diesem Sensibilitätsverlust und der deutlichen Abnahme von Meissner-Körperchen im höheren Alter vermutet werden,[3] denn in der Haut der großen Fußzehe eines 43 Jahre alten Menschen befinden sich auf einem Quadratmillimeter ca. sieben Meissner-Rezeptoren, in der eines Menschen von 76 Jahren dagegen nur noch drei.[4] Der Verlust von Meissner-Körperchen könnte auch erklären, weshalb im höheren Alter die Wahrnehmung von relativ langsamen Druckschwankungen an den Fußsohlen schlechter wird. Ziemlich exakt ab dem 70. Lebensjahr muss deutlich mehr Vibrationskraft aufgewendet werden, damit Druckschwankungen von 25 Hertz noch wahrgenommen werden können.

Diese Detailbefunde zu altersbedingten Sensibilitätsveränderungen sind vor folgendem Hintergrund interessant: Seit Kurzem wird in der wissenschaftlichen Gemeinde verstärkt über die Bedeutung der Fußsohlensensibilität für die Kontrolle der Balance während des aufrechten Gangs und des Laufens diskutiert.[5] Einig scheint man sich darüber zu sein, dass neben einer stabilen und funktionsgerechten Muskulatur hierfür auch die bislang eher vernachlässigten Tastrezeptoren der Fußsohle nötig sind. Insofern könnte ein Verlust an Rezeptoren in der Fußsohle auch dazu beitragen, dass ältere Menschen mitunter erhebliche Probleme haben, sicher zu stehen und zu laufen.

Die Prüfung der Sensibilität im Verlauf des Lebens bei gesunden Menschen zeigt, dass mit zunehmendem Alter in allen Submodalitäten des Tastsinnessystems die Leistungen geringer werden.[6] Doch gelten die Gesetzmäßigkeiten der altersbedingten Sensibilitätseinbußen auch bei Anforderungen, die eine aktive Tastbewegung erfordern? Um diese Frage zu beantworten, hilft ein Test, bei dem die Probanden aktiv etwas ertasten müssen. Wir haben einen haptischen Schwellen-Test entwickelt, bei dem die Probanden Linienreliefs ertasten und horizontal ausrichten müssen, deren Oberfläche durch eine undurchsichtige Trennschicht den Blicken entzogen ist. Die Linien werden immer feiner und liegen von Mal zu Mal enger beieinander, sodass die Aufgabe immer schwieriger wird (s. Abbildung 11).

Durch aktives Streichen mit einem oder mehreren Fingern über die Trennschicht sind mit etwas Konzentration die Linien ertastbar. Dann ist es auch möglich, das Relief horizontal auszurichten. Je besser die aktiven Tastsinnesleistungen eines Menschen ausgebildet sind, umso feinere Reliefs kann er erkennen.

Diesen Test haben wir bisher mit 400 Probanden unterschiedlicher Altersgruppen durchgeführt. Wie bei den einfachen Sensibilitätstests zeigt sich auch hier ein altersabhängiger Trend: Ab dem 40. Lebensjahr werden die haptischen Wahrnehmungsleistungen im Mittel bei Männern und Frauen schlechter. Doch kann dieser Befund nicht streng verallgemeinert werden. In einer separaten Untersuchung haben wir die haptischen Wahrnehmungsleistungen von 70 praktizierenden Physiotherapeuten (mit und ohne osteopathischer Zusatzausbildung, Alter 34 bis 50 Jahre) getestet. Diese Berufsgruppe zeigte zu unserem Erstaunen keine Einbußen der haptischen Wahrnehmung. Teilweise waren die Ergebnisse der älteren Probanden sogar besser als die der jüngeren. Diese Ergebnisse zeigen sehr eindrucksvoll, dass eine hohe Beanspruchung der aktiven Tastsinnesleistung diese fördert.[7] Eine Leistungsabnahme kann demnach durch lebenslange Übung und lebenslangen Gebrauch verhindert werden. Auch wenn ein altersabhängiger biologischer Verlust zahlreicher Tastrezeptoren unabwendbar zu sein scheint: Die verbleibenden Rezeptoren können offensichtlich eine ausreichende Menge an Informationen an das Gehirn senden, wo sie analysiert und verwertet werden. Das neuronale System ist die entscheidende Instanz für die Entstehung von Wahrnehmungen. Trainierte und geübte Wahrnehmungsprozesse können daher auch mit weniger sensorischem Input durchaus erfolgreich sein. Überdies wurde im vorausgehenden Kapitel deutlich, dass sowohl aktive als auch passive Tastsinnesreize durch sehr verschiedene Rezeptortypen gleichzeitig registriert werden. Auf diese Weise kann der Verlust bestimmter Rezeptortypen durch andere ausgeglichen werden.

Wie relativ das Phänomen Alter ist, zeigt zudem eine andere Studie, die wir mit Studierenden der Veterinärmedizin durchgeführt haben. Wie Physiotherapeuten sind Tiermediziner auf ihre aktiven Tastsinnesleistungen angewiesen, denn die Palpation – das Abtasten des Körpers im Rahmen diagnostischer oder therapeutischer Maßnahmen – gehört maßgeblich zu ihrem Handwerkszeug. Es versteht sich, dass die Ergebnisse von Palpationen umso präziser ausfallen, je genauer die aktiven Tastsinnesleistungen des Tierarztes ausgeprägt sind.

Weil sich die interessierten Kollegen der Veterinärmedizin an der Leipziger Universität sehr ernsthaft mit der Palpationsfähigkeit und dem Erlernen klinischer Fertigkeiten beschäftigen, wollten wir herausfinden, wie es um die aktiven Tastsinnesleistungen angehender Veterinärmediziner bestellt ist. Deshalb haben wir Studierende im zweiten und im achten Semester dem Haptik-Schwellen-Test unterzogen. Die Jüngeren waren im Mittel 21, die Älteren 24 Jahre alt. Unsere Vermutung war, dass entweder alle ähnliche Leistungen zeigen würden, da der Altersunterschied nicht sehr groß war, oder die Älteren etwas bessere, da ihre Tastsinnesleistungen aufgrund palpatorischer Übungen an Tiersimulatoren und am lebenden Tier trainiert waren. Doch wider Erwarten war die Gruppe des achten Semesters statistisch signifikant schlechter. Ist das – entgegen unseren Vermutungen – auf den wenn auch sehr geringen Altersunterschied zurückzuführen? Der Befund könnte aber auch durch andere Effekte hervorgerufen sein, weshalb Wiederholungstests unerlässlich sind. Dennoch weisen die Ergebnisse auf ein Problem in der veterinärmedizinischen Ausbildung hin: Statt für jeden Studierenden ausreichende und intensive palpatorische Trainingsmöglichkeiten zu bieten, werden die theoretischen Aspekte zu stark und zu einseitig betont. Im Ergebnis verfügen angehende Tierärzte zum Ende ihrer Ausbildung zwar über umfassende und fundierte theoretische Kenntnisse, aber nicht über ausreichend praktische und palpatorisch-erkennende Fertigkeiten. Doch seit einigen Jahren wächst der Bestand an Tiersimulatoren. In einer aktuellen Studie soll nun untersucht werden, welchen Einfluss das intensive palpatorische Training am Simulator auf die diagnostischen Leistungen der Studierenden am lebenden Tier hat.

Wenn Simulatoren an ihre Grenzen stoßen

Für Astronauten ist ein besonderes Training des Tastsinnessystems unerlässlich – insbesondere in Vorbereitung auf Außenbordeinsätze. Der klobige Raumanzug, den die Weltraumspezialisten bei Einsätzen außerhalb der Raumstation tragen, gewährleistet zwar ihr Überleben, schränkt jedoch ihre Bewegungsfähigkeit in erheblichem Maß ein, sodass außergewöhnliche Tastsinnesleistungen gefragt sind. Dabei sind die grobgliedrigen Fingerhandschuhe nur eines der Probleme. Der innerhalb des Raumanzugs herrschende Druck und die Stärke des Materials erfordern bei jeder Bewegung eine enorme Kraftanstrengung. Die bis zu acht Stunden dauernden Außenbordeinsätze sind nicht nur kognitive Schwerstarbeit, sondern auch eine extreme physische Belastung. Völlig unverständlich sind daher die verniedlichenden Beschreibungen von Tätigkeiten außerhalb der Raumstation als »Weltraumspaziergänge«.

Damit Außenbordeinsätze erfolgreich verlaufen, ist es nötig, dass die Kandidaten noch auf der Erde mit der psychischen und physischen Situation in einem Raumanzug vertraut werden und die geplanten Arbeiten intensiv am Modell üben. Auch die Koordination des eigenen Körpers in Schwerelosigkeit muss erlernt werden. Dazu üben die Kandidaten ihre Außenbordeinsätze zum Teil monatelang in eigens hierfür gebauten Wasserbecken an maßstabsgetreuen Modellen der Raumfahrtmodule. Eingehüllt in einen Raumanzug, können die Kandidaten so die Wirkung der Schwerelosigkeit erfahren. Durch diese propriozeptiven Erfahrungen lernen sie nicht nur, ihre Körperbewegungen an die Bedingungen der Schwerelosigkeit anzupassen, sondern auch, ihre Greifbewegungen an den spezifischen Bedingungen des Anzugs und speziell der Handschuhe auszurichten. Anders formuliert: Die zukünftigen Weltraumarbeiter können ein neuronales Konzept der Handlungs- und Bewegungsmöglichkeiten ihres Körpers innerhalb der Grenzen des Raumanzugs und unter den Bedingungen der Schwerelosigkeit entwickeln.[8] Dass diese besondere Form des Tastsinnestrainings für die Entwicklung eines adäquaten Raumanzug-Körperschemas außerordentlich wichtig ist, ist in der Raumfahrt seit Langem bekannt: Bereits seit 1968 gibt es diese Wasserbeckentrainings. Zwar werden in die heutigen Ausbildungsprogramme mehr und mehr Virtual-Reality-Trainingssysteme integriert, doch die sensorisch-körperlichen Erfahrungen der Schwerelosigkeit können nicht durch Computersimulationen ersetzt werden.

Die körperlichen Grenzen der Virtual-Reality-Technologie musste zähneknirschend auch ein Fachgebiet zur Kenntnis nehmen, das den praktischen Teil der Ausbildung in die virtuelle Welt der Pixels verlagern wollte: die Chirurgie. Modernste 3-D-Animationen in Kombination mit virtuell-haptischen Bedieninstrumenten sollten die visuelle und haptische Illusion menschlicher Körpergewebe erzeugen und chirurgische

Handlungen simulieren. Ohne reale Blutverluste und knirschende Knochen, schneller und besonders effektiv – weil digital! – sollten die angehenden Chirurgen ausgebildet werden. Die technischen Effekte dieser chirurgischen Trainingssysteme waren überaus erstaunlich. Allein, die Lernerfolge der Studierenden waren eher mäßig, denn trotz weltweiter Bestrebungen ist es bis heute nicht möglich – und vermutlich wird es das wohl auch in Zukunft nie sein –, die verschiedenen Elastizitäten und Härten menschlicher Körpergewebe in einem haptisch-virtuellen System naturgerecht nachzubilden. Auch aus diesem Grund lernen angehende Krankenpflegekräfte das Blutabnehmen nach wie vor an den eigenen Venen oder denen ihrer Mitschüler. Ein guter Chirurg muss das haptische Feedback der Gewebestrukturen, das über die chirurgischen Instrumente übertragen wird, schnell und richtig interpretieren können. Je kleiner und lebenskritischer der Ort des Eingriffs ist, umso wichtiger ist die Fähigkeit, aus optischen und haptischen Informationen einen adäquaten Handlungsablauf für den Einsatz der chirurgischen Geräte zu entwickeln und umzusetzen. Bandscheibenoperationen sind hierfür ein Beispiel.

Weil die Nachteile virtuellen Lernens in der chirurgischen Ausbildung offenkundig sind, wird nunmehr versucht, die haptische Komplexität des menschlichen Körpers in naturgetreuen Modellen abzubilden. Eigens zu diesem Zweck wurde von der Hochschule für Technik, Wirtschaft und Kultur in Kooperation mit der Leipziger Medizinischen Fakultät eine Forschungseinheit unter Leitung von Werner Korb gegründet. Diese Einrichtung entwickelt und erprobt seit 2010 verschiedene Operationsmodelle, die zum Teil bereits in der chirurgischen Ausbildung eingesetzt werden. Sie zeichnen sich durch eine beeindruckende Realitätstreue aus: Die verwendeten Materialien entsprechen in ihren physikalischen Eigenschaften weitestgehend den natürlichen Gegebenheiten. Sehnen, Nervenfasern, Knochen und Blutgefäße kopieren nicht nur in ihrer räumlichen Anordnung das natürliche Vorbild. Durch die Blutgefäße des Modells fließt Blut – wenn auch künstliches –, und die Nervenfasern sind mit Elektronik bestückt, sodass ihre »Verletzung« während einer Trainingsoperation erkannt werden kann.

Die Lernvorteile, die sich durch den Einsatz dieser aufwendigen Modelle für angehende Chirurgen ergeben, liegen buchstäblich auf der Hand. Nicht nur die komplexen feinmotorischen Handlungsabläufe einer Operation werden effektiv geschult, sondern es werden auch die haptischen Besonderheiten der Interaktion zwischen chirurgischen Geräten und Körpergeweben als bedeutsame Lernerfahrung vermittelt. Dass eine modellhafte und körperliche Lernerfahrung nicht nur für angehende Chirurgen von Wert ist, zeigen Angebote, die sich an erfahrene Chirurgen richten und von diesen auch genutzt werden. So bieten einige Firmen an, im Vorfeld komplizierter Operationen am Kopf realitätsgetreue Modelle zu erstellen. Diese Modelle, basierend auf MRT-Aufnahmen des Patienten, werden mit Blutgefäßen und Nervenfasern bestückt und in der Regel in drei- bis fünffacher Ausfertigung hergestellt. Der Chirurg kann nun anhand dieser Modelle die körperlichen Besonderheiten des Patienten erkunden und sich auch haptisch auf die geplante Operation vorbereiten.

Rehabilitation nach einem Schlaganfall

Bislang wurden die segensreichen Effekte »handgreiflicher« Übungen auf die Verbesserung der Tastsinnesleistung unter der Annahme der Bewegungsfähigkeit dargestellt. Doch wie ist es um die Trainingsmöglichkeit bestellt, wenn zum Beispiel nach einem Schlaganfall der gesamte linke Arm einschließlich Hand bewegungsunfähig ist? Kann die Tastsensibilität wiederhergestellt werden, wenn die Kommunikation zwischen Gehirn und Extremität schwerwiegend beeinträchtigt wurde? Grundsätzlich ja. Je länger aber der Arm gefühllos und damit unbewegt bleibt, umso geringer ist die Chance, dass wieder brauchbare Verbindungen zur sensorischen und motorischen Steuerzentrale des Gehirns aufgebaut werden, was zu einem funktionalen Totalverlust des Armes führen kann. Es ist daher bedeutsam, dass die Rehabilitation so schnell und so effektiv wie möglich gestaltet wird. Problematisch dabei ist, dass der Patient den Arm nicht selbstständig bewegen und zum Teil auch Berührungsreize aus den betroffenen Gebieten nicht wahrnehmen kann. Die Wiederherstellung der Berührungssensibilität, insbesondere in den Fingern, ist deshalb ein wichtiger neuropsychologischer und psychologischer Beitrag innerhalb des komplizierten Rehabilitationsprozesses nach einem Schlaganfall.

Wie sich die Tastsensibilität bei gelähmten Fingern reaktivieren lässt, damit beschäftigt sich seit vielen Jahren der Neurowissenschaftler Hubert Dinse an der Ruhr-Universität in Bochum.[9] Durch seine Forschungen konnte gezeigt werden, dass die Stimulation der Finger mit schwachen Stromimpulsen nicht nur zu einer Wiederherstellung und Verbesserung der Tastsinnesleistungen, sondern auch zu weitreichenden Verbesserungen der motorischen Fähigkeiten führt. Nach Jahren der Grundlagenforschung hat das Team um Hubert Dinse dieses Trainingskonzept in Form eines Handschuhs produktfähig gemacht, sodass Schlaganfallpatienten mit einfachem Equipment trainiert werden können. Aufgrund der problemlosen und kostengünstigen Anwendung ist auch eine längere Behandlung zu Hause möglich. Durch die elektrische Stimulation werden nachweislich die neuronalen Gebiete reaktiviert, die für die Berührungswahrnehmung der Finger zuständig sind. Über einen längeren Trainingszeitraum von einigen Wochen stabilisiert sich die Fingersensibilität einschließlich der feinmotorischen Fähigkeiten. Durch diese motivierende Erfahrung wird der Patient ermuntert, die beeinträchtigte Extremität auch im Alltag wieder zu benutzen. Es ist zu erwarten, dass sich dieses Stimulationskonzept als Standardmethode in den Kanon der rehabilitativen Maßnahmen einreihen wird und das zugrunde liegende Stimulationsprinzip auch auf andere Störungsbereiche angewendet werden wird.

Tasten und fühlen Frauen anders als Männer?

Kaum einem Thema wird so viel Aufmerksamkeit zuteil wie geschlechtsspezifischen Besonderheiten und Unterschieden. Hiervon ist auch die Tastsinnesfähigkeit betroffen. Grob gesagt wird die Botschaft vermittelt, dass das weibliche Geschlecht eine höhere Tastsensibilität besitze, was die Öffentlichkeit gern zu einer vermeintlich höheren weiblichen Sensibilität im Allgemeinen umdeutet. Doch was ist dran an diesen Behauptungen?

Umfasst die Betrachtungsebene die Anzahl der Hautrezeptoren, zeigt sich, dass Frauen über etwas mehr Rezeptoren verfügen als altersgleiche Männer – oder auch nicht. So wurden in der Fingerhaut von 20-jährigen Frauen pro Quadratmillimeter 40 Meissner-Körperchen, in der von gleichaltrigen Männern nur 30 festgestellt.[10] Untersuchungen an älteren »Probanden« ergaben jedoch ein anderes Bild: In den Gewebeproben im Alter zwischen 63 und 92 Jahren Verstorbener waren mehr Meissner-Körperchen in der männlichen Fingerhaut enthalten.[11] Wahrscheinlich ist diese andere Gewichtung auf altersbedingte Veränderungen in der Haut zurückzuführen. Für alle übrigen Rezeptoren liegen erstaunlicherweise keine geschlechtsbezogenen Mengenanalysen vor. Dagegen häufen sich seit etlichen Jahren Studienbefunde zu geschlechtsspezifischen Unterschieden hinsichtlich der einfachen Berührungssensibilität.

Um diese taktile Wahrnehmungsdimension zu untersuchen, werden der bereits angesprochene Sensibilitätstest mit Linienreliefs und das ganz ähnliche *Grating-Domes*-Verfahren genutzt.[12] Bei Letzterem werden Stempel mit Linienreliefs unterschiedlicher Breite auf die Fingerbeere der Probanden gedrückt (s. Abbildung 13). Auch hier gilt: Je enger die Linien beieinanderliegen, umso schwieriger ist es, deren Ausrichtung (horizontal versus vertikal) zu erkennen. Das räumliche Auflösungsvermögen solcher taktilen Reize wird dann als besonders gut bezeichnet, wenn die Ausrichtung der Linien noch bei einem Linienabstand von einem Millimeter sicher erkannt werden kann.

Die Prüfung der passiven Berührungssensibilität ergab in einer Vielzahl von Studien eine höhere taktile Sensibilität der weiblichen Probanden. Sowohl an den Handflächen als auch im Gesicht und an den Füßen genügen bei Frauen unterschiedlichen Alters geringere Reizstärken als bei männlichen Probanden, um eine Berührungswahrnehmung auszulösen. Allerdings betreffen die Unterschiede nur wenige Milligramm oder Millimeter.[13] Bei Mädchen und Jungen im Alter zwischen sechs und 16 Jahren konnte man dagegen keine Sensibilitätsunterschiede zwischen den Geschlechtern feststellen.[14] Und werden Probanden im Alter von zwölf bis 62 Jahren Buchstabenreliefs auf den Zeigefinger gedrückt, zeigen sich ebenfalls keine Geschlechtsunterschiede bezüglich der Erkennungsgenauigkeit. Auch wenn dieser Test mit der linken oder mit der rechten Hand durchgeführt wird, verändert sich das Ergebnis nicht. Wird allerdings die Antwortgeschwindigkeit analysiert, zeigt sich, dass die weiblichen Versuchspersonen schneller sind.[15] Die Studienergebnisse sind demnach nicht einheitlich und letztlich wohl auch das Resultat typischer Verzerrungen durch statistische Mittelwertbetrachtungen. Für Verallgemeinerungen ist die Datenlage einfach zu dünn.

Um die beobachteten Geschlechtsunterschiede zumindest für die Fingersensibilität von Erwachsenen wissenschaftlich erklären zu können, wurden die biologischen Größenverhältnisse zwischen Männern und Frauen genauer untersucht. Allgemein bekannt ist, dass im Durchschnitt die Finger von Frauen etwas kleiner sind. Dafür hat ihre Fingerhaut aber – das ergaben mikroskopischen Analysen – ein dichteres Netzwerk an Tastsinnesrezeptoren. Zudem gilt die Vermutung, dass beim weiblichen Geschlecht in jungen Lebensjahren eine größere Anzahl tastsensibler Meissner-Körperchen vorhanden ist. Mit der dichteren Verteilung der Rezeptoren auf kleinem Raum kann die höhere Berührungssensibilität der Frauen erklärt werden. Wird jedoch bei der Datenanalyse das Geschlecht vernachlässigt und sich ausschließlich auf die Fingergröße konzentriert, dann zeigt sich, dass die Berührungssensibilität allein von der Fingergröße abhängt. Je kleiner ein Finger, umso berührungssensibler ist der dazugehörige Mensch, unabhängig davon, ob es sich um eine Frau oder einen Mann handelt.

So sympathisch dieser Ansatz ist, kann er nicht die höhere Berührungssensitivität des weiblichen Geschlechts an anderen Körperstellen erklären. Denn die Sensibilität der Gesichtshaut und der Fußsohle ist bei Frauen ebenfalls höher als bei Männern. Denkbar ist, dass die verschiedenen Hautdicken der beiden Geschlechter einen Beitrag zur geschlechtsspezifischen Berührungssensitivität leisten, doch dieser Aspekt wurde bislang noch nicht systematisch untersucht. Da die physischen Hautverformungen und die daraus resultierenden Rezeptorsignale im Gehirn verarbeitet werden, können ganz unabhängig von den bisher genannten Faktoren auch geschlechtsspezifische Unterschiede in den neuronalen Verarbeitungsprozessen für eine höhere oder niedrigere Berührungssensitivität verantwortlich sein.

Auch wenn die Ursachen für die höhere Berührungssensitivität des weiblichen Geschlechts im Erwachsenenalter noch nicht vollständig verstanden sind, so erscheint doch die Tendenz der Resultate relativ stabil. Anders gestalten sich die Verhältnisse, wenn die Geschlechtsunterschiede nicht bei taktilen – passiven – Wahrnehmungsleistungen, sondern bei haptischen – aktiven – Erkennungsleistungen untersucht werden. Bei derartigen Studien zeigen sich weniger eindeutige Tendenzen. Werden Kinder und Jugendliche im Alter von fünf bis 16 Jahren gebeten, Alltagsgegenstände nur durch aktives Ertasten zu erkennen, sind die Mädchen in allen Altersstufen besser als die Jungen. An dieser Studie haben immerhin 350 Jungen und 438 Mädchen teilgenommen.[16] Im höheren Lebensalter zeigen sich jedoch andere Verhältnisse. Werden die haptischen Wahrnehmungsleistungen von Männern und Frauen im Alter zwischen 45 und 94 untersucht, zeigen Frauen mit zunehmendem Alter sehr starke Einschränkungen. Die Leistungen der Männer bleiben dagegen auf einem beinahe unverändert hohen Niveau.[17]

Zu den Alltagsmythen über Unterschiede zwischen den Geschlechtern gehören auch zwei sehr einfache und gegensätzliche Aussagen: Männer sind schmerzsensibler als Frauen – beziehungsweise umgekehrt. Weil sich auch Schmerzforscher seit 50 Jahren für Unterschiede zwischen den Geschlechtern interessieren, existieren zu dieser Fragestellung unzählige Studien. Anhand verschiedener Experimente wurde der Frage nachgegangen, ob Männer oder Frauen sensibler auf Schmerzreize der verschiedenen Modalitäten (Hitze, Kälte, Druck, Strom u. a.) reagieren beziehungsweise ab welcher Reizstärke ein Schmerzempfinden bei Männern und Frauen ausgelöst werden kann. Um der Schmerzsensitivität auf Hitzereize auf die Spur zu kommen, untersuchten japanische Forscher je 30 junge Frauen und Männer. Sie projizierten den Probanden so lange Hitzereize auf die Haut, bis diese angaben, einen deutlichen Schmerz zu spüren. Bei ca. 46 °C äußerten die Teilnehmer beider Gruppen eine Schmerzreaktion. Ein Geschlechtsunterschied konnte in dieser Studie nicht festgestellt werden.[18] In insgesamt elf Studien konnte jedoch gezeigt werden, dass Frauen sensitiver auf Hitzereize reagieren.[19] Andere Forscher untersuchten die Sensitivität beider Geschlechter auf extreme Kaltreize. Auch hier zeigten die Frauen eine niedrigere Schmerzschwelle. Einige Studien ergaben, dass die Kälte- und die Hitzesensibilität der Frauen zudem zyklusabhängig ist.[20]

Die Schmerzsensibilität auf starke mechanische Druckreize wurde im Namen der Wissenschaft an beinahe allen Körperstellen von Männern und Frauen untersucht. Hierbei ergab sich übereinstimmend, dass Frauen eine geringere Schmerzschwelle als Männer besitzen. Dieser Befund gilt aber nicht per se. Wird die Schmerzsensibilität von Frauen unter Beachtung des monatlichen Zyklus analysiert, dann fällt wie schon bei der Kälte- und der Hitzesensibilität eine deutliche Schwankung auf. Die höchste Sensibilität wird ab dem 14. Tag des Zyklus beobachtet. In der Zyklusphase mit geringem Estradiol- und Progesteronlevel sind Frauen für Schmerzreize weniger sensitiv. Schwankungen der Schmerzsensibilität über einen Monatszeitraum hinweg wurden in Vergleichsuntersuchungen an Männern nicht beobachtet.[21] Weil sich elektrischer Strom ebenfalls zur Applikation von Schmerzen eignet, wurde auch diese Reizqualität an Männern und Frauen untersucht. In drei von vier Studien zeigten Frauen eine höhere Schmerzsensibilität gegenüber strominduzierten Reizen. Und auch hier konnte in einer Studie eine Abhängigkeit von der Zyklusphase der Frau nachgewiesen werden. Zwei andere Studien fanden jedoch keinen derartigen Zusammenhang.

In der Summe dieser Befunde entsteht der Eindruck, dass Männer mit einer gewissen Robustheit gegenüber experimentell induzierten Schmerzreizen ausgestattet sind. Ob sich diese Eigenschaft auch bei der Bewältigung von Erkältungskrankheiten oder Zahnarztterminen bemerkbar macht, wurde wissenschaftlich noch nicht untersucht …

Mit der Schwerkraft leben

Durch propriozeptive Prozesse wird nicht nur permanent die Lage unseres Körpers im Raum analysiert, sondern ebenso seine Größe und sein Gewicht. Auch ohne Maßband und Waage sollten wir daher in der Lage sein, unsere Körperdimensionen einzuschätzen, etwa, ob unser Körper ungefähr das richtige Gewicht hat oder ob wir aufgrund unserer Körpermaße durch ein imaginäres Loch im Boden passen würden oder nicht. Wie gut wir unser Körpergewicht tatsächlich beurteilen können, wird in der wissenschaftlichen Gemeinde seit Langem und ausgiebig untersucht. Die Ergebnisse gestatten Einblicke in einen wichtigen Aspekt der körperlichen Selbstwahrnehmung, der auch für die Entstehung von Erkrankungen nicht unerheblich ist.

Um festzustellen, ob das tatsächliche Körpergewicht mit dessen interner Wahrnehmung übereinstimmt, werden überwiegend Fragebogenstudien durchgeführt. Im besten Fall antworten normalgewichtige Menschen auf die Frage, ob sie sich zu dick oder zu dünn fühlen, mit der Aussage, dass sie ein normales Gewicht haben. Adipöse Menschen sollten dagegen antworten, dass sie erhebliches Übergewicht haben. Doch die Studienresultate offenbaren, dass die realistische Einschätzung des eigenen Körpergewichts schwieriger ist als gedacht. Britische Forscher untersuchten fast 6000 Jungen und Mädchen im Alter zwischen 13 und 15 Jahren. 83 Prozent der normalgewichtigen Probanden schätzten ihr Gewicht realistisch ein. Doch elf Prozent der normalgewichtigen Mädchen meinten, ihr Gewicht sei zu hoch. Bei den Jungen waren es nur vier Prozent.[22] Eine französische Studie untersuchte mit demselben Frageansatz ebenfalls 6000 Mädchen und Jungen, aber im Alter zwischen zwölf und 18 Jahren. Hier zeigten 42 Prozent der Mädchen und 27 Prozent der Jungen, dass sie ihr Körpergewicht nicht adäquat einschätzen können. Einer Überschätzung unterlagen 33 Prozent der Mädchen und neun Prozent der Jungen.[23] Dass diese Tendenzen der Über- und Unterschätzung des Körpergewichts keine europäische Spezialität sind, beweist eine Studie an 1400 Jugendlichen aus Pakistan. Auch hier zeigte sich, dass normalgewichtige Mädchen und Frauen tendenziell ihr Körpergewicht überschätzen, und zwar um den Faktor 8.[24] Kulturell übereinstimmend ist ebenso die Tendenz sehr stark übergewichtiger Menschen, sich weniger füllig wahrzunehmen, als sie objektiv sind.[25]

Bei den Fehleinschätzungen besteht die Grundtendenz darin, dass Mädchen und Frauen zu einer Überschätzung, Jungen und Männer zu einer Unterschätzung ihres Körpergewichts neigen. Die Ursachen können sowohl in psychologischen Faktoren als auch in biologischen Fehlfunktionen der Körperwahrnehmung gesucht werden. Eine umfassende Antwort auf diese Frage kann derzeit aber noch nicht gegeben werden. Tatsache ist jedoch, dass eine inadäquate Körperwahrnehmung die Entstehung und Manifestierung seelischer Erkrankungen begünstigen, wenn nicht sogar verursachen kann (s. Kapitel 5).

Hände im Gesicht?

Diese Beobachtung hat sicher schon jeder gemacht: Mitten im Gespräch fasst sich unser Gegenüber kurz ins Gesicht – an die Wange, die Nase, das Kinn oder die Stirn – oder streicht sich mit einer gekonnten Handbewegung die Haare hinters Ohr. Die Art und Weise kennt scheinbar keine Grenzen: Mit einzelnen Fingern, einer Handfläche, beiden Händen oder geballter Faust wird gerieben, gezupft, gekratzt, getastet oder einfach nur kurz berührt. Wir wundern uns nicht darüber, denn wir machen es ebenfalls. Besonders ist dieses Verhalten dennoch, und zwar weil es aus dem Rahmen nützlicher Alltagshandlungen fällt.

Gesichtsberührungen sind die häufigste Form von Selbstberührungen. Sie werden zwischen 400- und 800-mal am Tag ausgeführt. Es sind spontane Handlungen, denen keine besonderen Hautsensationen, wie Jucken oder Kribbeln, vorausgehen. Werden Probanden in Laborsituationen nach der Anzahl der Gesichtsberührungen in den letzten 30 Minuten gefragt, können sie in der Regel keine exakten Angaben machen. Selbstberührungen erfolgen unter geringer Kontrolle des Bewusstseins und werden selten im Handlungsgedächtnis gespeichert. Die berührte Gesichtsseite entspricht häufig der ausführenden Hand (zum Beispiel rechte Hand berührt rechte Gesichtshälfte), aber auch über Kreuz ist möglich. Obwohl wir extrem häufig Selbstberührungen ausführen, ist das Warum bislang nicht eindeutig geklärt. Welche biologische oder soziale Funktion verbirgt sich dahinter? Welchen Nutzen haben wir als Organismus davon?

Das Alltagsdenken hat recht griffige Formulierungen für diese Art Selbstberührungen. Sie werden als »Übersprunghandlungen« oder »Verlegenheitsgesten« bezeichnet. Die Erklärungen, die diese Begriffe mit sich führen, sind nicht ganz falsch, aber auch nicht ganz richtig. Soziologen und Psychologen beschäftigen sich schon länger mit diesem Phänomen und gelangten zu bemerkenswerten Erkenntnissen. So wurde festgestellt, dass in relativ stressigen Situationen – wie einer mündlichen Prüfung – die Anzahl der Selbstberührungen deutlich ansteigt. Auch in konfliktgeladenen Gruppendiskussionen zeigen die Teilnehmer häufiger Selbstberührungen. Und werden Probanden Texte vorgelesen, in denen von Insekten die Rede ist, steigt die Selbstberührungsrate ebenfalls erheblich an. Vor diesem Hintergrund entstand die Annahme, dass Selbstberührungen im Gesicht vor allem mit Empfindungen der Angst in Zusammenhang stehen.

Nach Ansicht der Psychologen Klaus Scherer und Harald Wallbott steckt unser Aktivierungsniveau dahinter: Der menschliche Organismus ist bestrebt, einen mittleren Zustand von Wachheit, Emotionalität, Aufmerksamkeit sowie geistiger Flexibilität zu erreichen. Dann ist unser allgemeiner psychischer Zustand am stabilsten. Selbstberührungen dienen dazu, unser psychisches Aktivierungsniveau nach Irritationen wieder in Balance zu bringen. Die Irritationen können hierbei ganz verschiedener Natur sein. Berührungen, Bilder, Gerüche, Töne oder auch Gedanken können für den Bruchteil einer Sekunde unser seelisches Gleichgewicht ins Wanken bringen. Interessant ist diese Theorie, weil sie davon ausgeht, dass Selbstberührungen für den Organismus aus biologischer und psychologischer Perspektive sinnvolle Handlungen sind.

Als Scherer und Wallbott ihre Theorie Anfang der 1980er-Jahre formulierten, gab es jedoch keine neurobiologischen oder neurophysiologischen Befunde, die diese Annahme bestätigen konnten. Wir haben zwei Jahre benötigt, um eine Laborsituation herzustellen, die bei den meisten Probanden zu einer Häufung der spontanen und gesichtsbezogenen Selbstberührungen führte. Ziel dieser Bemühungen war es, die Hirnaktivität während einer Selbstberührung zu messen. Damit wollten wir prüfen, ob sich der neurophysiologische Zustand nach einer Selbstberührung wirklich verändert, wie es die Theorie von Scherer und Wallbott nahelegt. Falls ihre Regulationshypothese richtig war, sollte sich ein deutlicher Unterschied der Hirnaktivität vor und nach einer spontanen Selbstberührung zeigen. Wir baten die Probanden in unserem EEG-Labor, zwei relativ komplizierte Tiefenreliefs eingehend abzutasten und sich die Muster zehn Minuten lang zu merken. Während dieser zehn Minuten ertönten aus einem Lautsprecher jeweils sechs Sekunden lange Tonsequenzen in mittlerer

Lautstärke. Die ausgewählten Geräusche waren eher mit negativen Emotionen besetzt: Kindergeschrei, Unfallkrachen, quietschende Reifen, berstendes Glas etc., alles dazu angetan, das konzentrierte Speichern der Reliefinformationen zu stören. Danach sollten die Probanden die Reliefmuster zeichnen. Dieser Ablauf wurde insgesamt fünfmal wiederholt, wobei jeweils andere Reliefmuster genutzt wurden. Nach einer bestimmten Zeit ging die Geräuschkulisse während der zehnminütigen Merkphase den Probanden »auf die Nerven«, und es fiel ihnen schwer, sich auf die eigentliche Aufgabe zu konzentrieren. Genau in dieser Phase zeigten die meisten Probanden spontane Selbstberührungen des Gesichts.

Die Analyse der Hirnaktivität drei Sekunden vor den Selbstberührungen ergab, dass sich das Gehirn in dieser Phase in einem neurobiologisch deutlich veränderten Zustand befand. Die Hirnstromaktivität war in verschiedenen Frequenzbereichen verändert. So war die langsame Theta-Frequenz (vier bis acht Hertz) unmittelbar vor der Selbstberührung extrem reduziert, erreichte danach aber wieder einen normalen Wert. Die Hirnstromaktivität im Theta-Frequenzband steht in Zusammenhang mit der Aktivität des Arbeitsgedächtnisses: Hohe Werte deuten auf eine hohe Aktivität des Arbeitsspeichers hin. Sie wird benötigt, damit wir uns kurzzeitig etwas merken können. Sinkt die Aktivität des Arbeitsspeichers, wird auch die Theta-Aktivität geringer. In diesem Fall vergessen wir, was wir uns kurzzeitig eigentlich merken wollten. Die geringe Aktivität im Theta-Frequenzband kurz vor der Selbstberührung kann deshalb als kritischer Zustand des Arbeitsspeichers verstanden werden. Er stand praktisch kurz vor der Löschung seiner Inhalte. Nach der Selbstberührung hatte der Arbeitsspeicher wieder die nötige Aktivität, um die Gedächtnisinhalte (die Struktur der Reliefplatten) aktiv vorrätig zu halten. Die Theta-Aktivität stieg wieder an. Ein weiteres Ergebnis folgte aus unserer Analyse: Ein anderer Frequenzbereich der Hirnströme veränderte sich ebenfalls in dramatischer Weise. Die Gamma-Frequenz (24 bis 49 Hertz) zeigt an, ob wir uns in einem emotional stabilen Zustand befinden oder nicht. Starke Emotionen – egal ob negative oder positive – verändern die Aktivität in diesem Frequenzbereich. Kurz vor der Selbstberührung war dieser Frequenzanteil ebenfalls sehr gering und stieg danach wieder auf ein unkritisches Ausgangsniveau an.

Die Befunde zu diesen beiden Arbeitsfrequenzen des Gehirns ergeben in ihrer Summe ein interessantes Bild. Zum einen scheint der Nachweis erbracht, dass sich der neurophysiologische Status eines Menschen vor und nach einer Selbstberührung deutlich unterscheidet. Die Richtung der Veränderungen deutet zudem auf einen biologisch sinnvollen Regulationsvorgang hin, womit ein Beleg für die Richtigkeit der Theorie von Scherer und Walbott erbracht war.[26] Die Geräusche im Labor störten den Merkvorgang und veränderten das emotionale Erleben der Probanden, ein Zustand, den ihr neuronales System als Irritation und Ungleichgewicht der psychischen Ressourcen registrierte. Der kurze Berührungsreiz half dem neuronalen System, den drohenden Informationsverlust im Arbeitsgedächtnis zu verhindern, und bändigte gleichzeitig die emotionalen Schwankungen. Wie diese Prozesse im Einzelnen stattfinden und welche Hirnregionen an den internen Entscheidungsprozessen beteiligt sind, das wissen wir allerdings noch nicht.

Alltag heißt Berührung

Wenn schon die kurzen Selbstberührungen erhebliche biologische Veränderungen nach sich ziehen, was geschieht dann in und mit uns, wenn andere Menschen uns berühren? Wie reagiert unser Gehirn auf Berührungsreize durch andere Menschen? Was bedeutet diese nicht-schmerzhafte Hautverformung für unseren körperlichen und emotionalen Zustand? Diese Fragen ergeben sich, weil der Alltag eines Menschen – sofern er nicht ein Dasein als Eremit führt – immer auch ein Berührungsalltag ist. Unabhängig von sexuellen Aktivitäten begegnen wir Menschen nicht nur sprachlich, sondern durch Handschlag, Umarmung, Wangenkuss oder Schulterklopfen auch im direkten Körperkontakt.

Über keinen anderen Sinneskanal – und auch nicht über Worte – können Menschen untereinander so schnell und unmissverständlich positive emotionale Botschaften vermitteln wie durch Körperberührungen: Zuneigung, Verzeihen, Freude, Anerkennung, Lob, Wertschätzung und vieles mehr. Ebenso schnell und deutlich kommunizieren wir mit der Abwehr körperlicher Interaktionen, dass wir jemandem nicht wohlgesinnt sind oder uns vor ihm ängstigen.

Bedürfnisse, Möglichkeiten und Grenzen unseres körperlichen Kontaktverhaltens variieren je nach Umgebungsbedingungen. Unter Freunden und im häuslichen Kontext wird das Kommunikationsmittel der Körperberührung in der Regel stärker und häufiger eingesetzt als im beruflichen Umfeld oder gegenüber Fremden. Wie dieses Kommunikationsmittel im Alltag genutzt wird, ist aber auch vom kulturellen und sozialen Kontext abhängig. Sind in Italien und Frankreich Wangenküsse bei Begrüßung und Verabschiedung selbstverständlich, wird in Japan bei gleicher Gelegenheit dem Gegenüber durch Verbeugungen und Vermeidung jeglichen Körperkontakts Respekt bekundet.

In unserem Kulturkreis gehört der Handschlag zum Begrüßungs- und Verabschiedungsritual, sofern es sich um Erstkontakte oder seltene Begegnungen handelt. Wobei er im ostdeutschen Arbeitsalltag noch eine feste Größe war. Sowohl Arbeitsbeginn als auch Arbeitsende waren mit dieser ritualisierten Körperinteraktion verbunden. Täglich. In alten Spielfilmen kann dieses kulturspezifische Verhalten noch bestaunt werden. Eine deutliche Verweigerung des Handschlags wird als grobe Unhöflichkeit gewertet, und ein beiläufiger und von abwehrender Körpergestik begleiteter kann Abwertung oder Abneigung signalisieren. Die kommunikativen Aspekte des Handschlags sind sehr vielfältig, und wir nutzen diese Informationen, zumindest unbewusst. Stärke und Dauer des Händedrucks sowie Wärme und Feuchtigkeit der Hand werden als komplexes haptisches Wahrnehmungsereignis verarbeitet und die aktuellen Kontaktinformationen mit den bisherigen Erfahrungen verknüpft. Der Handschlag ist eine psychomotorisch sehr aussagekräftige Körperinteraktion, die einige Schlussfolgerungen über den psychischen Zustand des Gegenübers zulässt. Im einfachsten Fall lassen sich bei einem aufgeregten Menschen vor einer Prüfungsanforderung eine schweißnasse Hand und ein schwacher Händedruck feststellen. Der innerlich gelöste, siegessichere und energetische Geschäftspartner wird dagegen kräftig zupacken.

Der kulturelle Kontext eines Landes formt nicht nur den körperlichen Umgang bei Begrüßungsritualen, sondern auch alle übrigen sozialen Körperinteraktionen. So haben Beobachtungen ergeben, dass Einheimische in einem Lokal in Puerto Rico im Gespräch pro Stunde ca. 180 Berührungsgesten ausführen, während es in London unter ähnlichen Bedingungen zu gar keinen Berührungen kam.[27] Andere Länder, andere Sitten.

In allen Kulturen aber wird die Berührung des Körpers – insbesondere des Gesichts und der Genitalregion – durch fremde Personen als hochgradig unangenehm erlebt. Eine Studie hat in verschiedenen europäischen Staaten die Akzeptanz von Körperberührungen in Relation zur Körperpartie und zur sozialen Bekanntheit detailliert untersucht. Wenig überraschend zeigte sich, dass es nur für den Partner oder die Partnerin keine körperlichen Tabuzonen gibt. Körperberührungen durch verwandte Personen, einschließlich Eltern und Geschwister, werden nur im Bereich der Arme, der Hände, der

Schultern, des Kopfes und des Rückens als unkritisch beurteilt. Eine Berührung durch Fremde wird allenfalls an Armen, Händen und am Rücken akzeptiert beziehungsweise toleriert.[28] Diese und auch andere Studien zeigen darüber hinaus interessante Geschlechtsunterschiede. Tendenziell ist bei Männern der Bereich, wo sie Berührungen akzeptieren, deutlich eingeschränkter als bei Frauen. Zudem zeigen Mädchen wie Frauen weniger Scheu gegenüber Körperinteraktionen mit ihresgleichen.

Es wird auch in Zukunft so sein, dass die Körperinteraktionen zwischen Partnern die größte Häufigkeit und Intensität aufweisen. Der tägliche Körperkontakt ist ein natürlicher und lebendiger Bestandteil des Beziehungsalltags. Dabei reicht das Spektrum von kurzen und räumlich begrenzten Berührungen bis hin zu längeren und ganzkörperlichen Interaktionen beim Sex. Die häufigsten Formen der alltäglichen Körperberührungen erfolgen bei Begrüßungs- und Verabschiedungsritualen. Dass sich Kontaktdauer und Kontakthäufigkeit bei Alltagsberührungen mit zunehmender Dauer der Beziehung kontinuierlich verringern, konnte der Soziologe Matthias Riedel in einer umfangreichen Studie nachweisen.[29] Doch trotz einer generellen Abnahme der alltäglichen – und auch der sexuell intendierten – Kontakte kann sich eine stabile Häufigkeit der sexuell motivierten Körperkontakte entwickeln. Ein reduzierter Körperkontakt im Alltag bedeutet somit nicht zwangsläufig ein Versiegen sexueller Interaktionen in einer Partnerschaft. Fernab der statistischen Trends sind natürlich jede Partnerschaft und die darin etablierten Körperinteraktionen sehr spezifische Beziehungsaspekte, die in ihrem Detailreichtum nicht unbedingt durch das Raster der wissenschaftlichen Methodik erfasst werden können. Zudem gewährt keine der bisherigen Studien zu den Berührungsinteraktionen in Partnerschaften empirische Einblicke in den von Malandro und Barker postulierten Umfang des »skin hungers«.[30] Seit einiger

Zeit wird dieser Bedarf erwachsener und älterer Menschen an nicht sexuell intendierten Körperberührungen zunehmend öffentlich formuliert, und es gibt bereits Initiativen, die diese Bedürfnisse aufgreifen.

So werden heute in vielen Großstädten sogenannte Kuschelpartys angeboten und von Menschen verschiedener Altersgruppen genutzt. Ziel dieser Angebote sind Körperinteraktionen zwischen Fremden unterschiedlichen Geschlechts unter strenger Einhaltung und Kontrolle sexueller Tabuzonen. Ein anderes Angebot, die »Mitkuschelzentrale«, vermittelt auf ihrer Website berührungsbedürftige Mitmenschen.[31] Schließlich etablieren sich immer mehr individuelle Angebote sogenannter Berührerinnen, in deren Zentrum die professionelle und zahlungsverpflichtende Körperberührung unter Ausschluss sexueller Handlungen steht.[32] Und schon seit Längerem haben sich vielfältige Massageangebote mit unterschiedlichsten Techniken als Teil der in den letzten Jahren rasant wachsenden Entspannungsindustrie entwickelt. Kurzzeitige Entspannung und ein Lächeln beim Auseinandergehen bieten auch die Teilnehmer der *Free Hugs Campaign* an, die auf öffentlichen Plätzen anzutreffen sind. Die bereitwilligen Kontaktspender weisen in der Regel durch ein Pappschild mit der Aufschrift »Free Hugs« darauf hin, dass man sich von ihnen umarmen lassen kann. Mehr nicht, aber auch nicht weniger. Ohne Geld und ohne Worte, doch immer mit viel Spaß werden solche Angebote vom Laufpublikum dankbar und mit einem Schmunzeln angenommen.

In diesen Zusammenhang fällt auch das Leben mit Haustieren. Nach Analysen des Allensbach-Instituts waren 2015 in Deutschland 30 Millionen Haustiere gemeldet.[33] Nicht nur die hohe Zahl ist beachtlich, sondern auch der darin enthaltene Zuwachs von sieben Millionen seit 2010. Nach diesen Angaben – und einer sicher nicht unerheblichen Dunkelziffer – kann davon ausgegangen werden, dass in jedem zweiten Haushalt unseres Landes ein Haustier lebt. Am häufigsten sind Katzen und Hunde. Weil Haustiere in der Regel keinen Beitrag zur praktischen Bewältigung der häuslichen Pflichten leisten, müssen andere Faktoren für dieses Massenphänomen verantwortlich sein. In der Tat zeigen sehr viele Studien, dass der Nutzen eines Haustiers ganz und gar psychologischer Natur ist. Neben einem unmissverständlichen »Du bist nicht allein« vermitteln die schiere Anwesenheit eines Haustiers und die Körperinteraktionen mit ihm weitere wichtige emotionale Botschaften. Dabei sind die gesundheitsförderlichen Effekte beeindruckend: Haustierhalter sind weniger häufig krank, leben länger und überstehen schwere Krankheiten besser.[34] Diese Phänomene unterstützen die Hypothese einer im Grundsatz bei allen Menschen vorhandenen Kontaktbedürftigkeit. Würde dieses Bedürfnis nicht existieren oder würde es anderweitig in vollem Umfang gestillt werden, gäbe es wahrscheinlich weit weniger Haustiere.

Hinweise auf eine unspezifische Körperkontaktbedürftigkeit ergab auch eine kleine Studie, die das Haptik-Labor gemeinsam mit dem Zweiten Deutschen Fernsehen durchgeführt hat.[35] Sie beschränkte sich allerdings auf die Gäste von acht Wellnessresorts. Dort wurden Fragebogen verteilt, um einen Eindruck über die Motive und die Bedürfnisse von Männern und Frauen in Bezug auf Massageangebote zu gewinnen. Warum und zu welchem Zweck nutzen Menschen diese Wellnessangebote, und finden sich unter ihnen nur berührungsbedürftige Singles oder geschiedene Männer? Um die Akzeptanz für die Erhebung zu erhöhen, enthielt der Fragebogen nur zehn Fragen. Nach einer Laufzeit von zwei Monaten konnten wir 763 vollständig ausgefüllte Fragebogen auswerten. Die Altersspanne der Teilnehmer reichte von zwölf bis 85 Jahren, wobei die Mehrzahl (543) zwischen 31 und 60 Jahre alt war. Es beteiligten sich deutlich mehr Frauen an der Studie (72,8 Prozent), und nur 16,6 Prozent aller Teilnehmer bezeichneten sich als Single. Auf die Frage, ob körperliche Berührungen manchmal oder häufig vermisst werden, antworteten 64,6 Prozent der Teilnehmer mit Ja. Diese Antwort war in der Gruppe der 70- bis 85-Jährigen doppelt so häufig wie bei den Jüngeren. In unserer Studie vermissten die Singles deutlich häufiger Körperberührungen als Personen, die in einer Partnerschaft lebten. Bei der Frage nach den persönlichen Erwartungen an die Wellnessangebote wurde am häufigsten eine Verbesserung des Wohlbefindens und an zweiter Stelle Schmerzlinderung genannt. Wesentliche Unterschiede zwischen Männern und Frauen konnten wir nicht feststellen. Beide Geschlechter nutzten gleich häufig Wellnessangebote und zeigten ein ähnliches Bedürfnis nach Körperberührung und Entspannung.

Sind die Berührungsreize in ihrer Intensität und Dauer adäquat und hinreichend, dann sind die dadurch verursachten seelischen und körperlichen Veränderungen für uns bewusst erlebbar. Die Reaktionsintensität jedes Organismus ist dabei sehr individuell und situativ abhängig. Einige Menschen zeigen bereits nach zehnminütiger Massage tiefe Entspannung, andere erreichen diesen Zustand erst nach mehrmaligen Anwendungen und in Kombination mit den Wirkungen starker Wärmereize, etwa dem Besuch einer Sauna. Ein von Podiumsangst erschütterter Mensch kann jedoch bereits durch eine kurze und aufmunternde Schulterberührung oder Umarmung vor dem Auftritt einen Entspannungszustand erreichen, welcher der bevorstehenden Aufgabe angemessen ist. Und allein die Hand des fremden, aber völlig verkrampften Fluggastes vor dem Start zu halten kann zur Linderung von dessen Flugangst und zur Entspannung des Gepeinigten beitragen.

Die Veränderung des seelischen und des körperlichen Befindens nach Körperinteraktionen oder Körperberührungen ist nicht nur subjektiv wahrnehmbar, sondern auch durch Messverfahren nachweisbar. Berührungsreize, ob mit kurzer oder langer Dauer, mit sanfter oder mäßig starker Intensität, führen zu bioelektrischen und biochemischen Veränderungen im Körper, die in einem begrenzten Umfang gemessen werden können. Begrenzt deshalb, weil wir nicht im Takt von Millisekunden die verschiedenen zellulären Reaktionen von Milliarden Körper- und Nervenzellen, die auf Berührungsreize folgen, beobachten oder analysieren können. Das, was wir an biologischen Reaktionen untersuchen können, sind eindrucksvolle, jedoch auch sehr grobe Maße. Eines davon ist der Blutdruck. Er sinkt im entspannten Zustand deutlich ab, weil sich dann die glatte Ringmuskulatur in den Wänden der Blutgefäße entspannt. Das Signal für diese Muskelentspannung wird unter anderem von dem Neurotransmitter Serotonin ausgelöst. Generell steuern die neurobiologischen Funktionen von Serotonin die Entstehung psychischer Entspannungszustände wie Gelassenheit und Ruheempfinden. Weil Serotonin aber nicht nur im Gehirn, sondern auch im Magen-Darm-Trakt produziert und zudem mit der Nahrung aufgenommen wird, kann der im Gehirn wirksame Serotoninspiegel zwar nicht exakt durch Blutanalysen gemessen werden, aber wir können aus den physiologischen Epiphänomenen – wie eben geringer Blutdruck oder Verlangsamung der elektrischen Hirnaktivität – auf eine Zunahme der Serotoninausschüttung im Gehirn schließen. Ist die Produktion oder die Aufnahme von Serotonin im Gehirn vermindert, sind bei den Betroffenen Unruhezustände, Angst, Aggression, Schlafstörungen und sogar Depressionen zu beobachten.

Ebenso messbar ist der in Blut, Urin oder Speichel befindliche Anteil an Cortisol, das in der Nebenniere gebildet und gemeinhin als Stresshormon bezeichnet wird. Weil sich der Cortisolspiegel in Abhängigkeit vom Spannungs- beziehungsweise Entspannungszustand eines Menschen verändert, kann dieser biologische Marker für die Quantifizierung psychischer Entspannungszustände genutzt werden. Das bereits erwähnte

Hormon Oxytocin ist ebenfalls im Blut und im Speichel nachweisbar. Seine Ausschüttung im Gehirn senkt unter anderem ebenfalls den Blutdruck und verringert die Ausschüttung von Cortisol. Auf diese Weise wirkt es direkt auf die biologischen Mechanismen der Stressregulation ein. Hohe Oxytocinkonzentrationen gehen mit einer körperlichen und psychischen Entspannung einher. Beim erwachsenen Menschen werden in der Regel die höchsten Oxytocinkonzentrationen während und nach sexuellen Aktivitäten festgestellt.[36] Diesen Zustand bezeichne ich etwas lax als »Wonnelähmung«.

Es können noch weitere Parameter zur objektiven Zustandsbeschreibung eines Organismus genutzt werden. Im entspannten Zustand ist sowohl die Herz- als auch die Atemfrequenz verlangsamt und die Grundspannung der Skelettmuskulatur geringer. Messbare Veränderungen zeigen sich auch auf der Ebene immunologischer Marker, die im Blut nachgewiesen werden können. Zahlreiche Studien konnten so belegen, dass sich das Immunsystem nach intensiven Berührungsreizen stabilisiert und dass entzündungshemmende Prozesse beschleunigt werden.[37]

Verschiedene Studien nutzten die Analyse der beschriebenen Parameter, um die Wirkungen zwischenmenschlicher Berührungen messbar und damit objektivierbar zu machen. So konnte gezeigt werden, dass selbst eine kurze Umarmung von nur 20 Sekunden unter Partnern zu einer deutlichen Senkung des Blutdrucks und einer Verminderung der Herzfrequenz führt. Von dieser kurzen Berührungsinteraktion profitierten insbesondere diejenigen Probanden, die sich davor auf einem hohen Stressniveau befanden, das experimentell induziert wurde. In einer anderen Studie – durchgeführt mit verheirateten oder in Beziehung lebenden Paaren, wobei jeweils die Männer die Massagen ausführten – konnte festgestellt werden, dass bereits eine zehnminütige Nacken- und Schultermassage zu einer Verringerung der Cortisolkonzentration und der Herzfrequenz bei den weiblichen Probanden führte. Eine Veränderung der Oxytocinkonzentration konnte in diesem kurzen Zeitraum nicht festgestellt werden.[38]

Obwohl wir die einzelnen biochemischen Mechanismen nur ansatzweise verstehen, zeigen die vorliegenden Befunde sehr eindrücklich, dass durch adäquate Berührungen in jedem Menschen eine *körpereigene Apotheke* geöffnet werden kann, deren natürliche Substanzen sowohl psychische als auch körperliche Prozesse positiv beeinflussen. In einer Zeit der pharmakologisch hochgerüsteten Medizinindustrie sollte dieses basale Behandlungsinstrument, das keine schädigenden Nebenwirkungen kennt, in stärkerem Maß als bisher genutzt und sollten seine umfangreichen Wirkungen weiter analysiert werden.

Nicht nur minutenlange Massagen ändern die neurobiologische Aktivität unseres Gehirns. Selbst kleine Berührungsreize, die nur wenige Sekunden andauern, haben nachweislich einen Einfluss auf unsere psychischen Prozesse. Insbesondere unsere sozialen Urteile über andere Menschen werden durch kurze Körperinteraktionen beeinflusst. Diese Zusammenhänge sind in mehreren Studien eindrucksvoll dokumentiert worden. Eine der bekanntesten ist eine Studie aus dem Jahr 1976.[39] Angestellte einer Universitätsbibliothek wurden gebeten, die Rückgabe von Büchern bei der Hälfte der Studenten mit einem Handschlag zu quittieren. Die Forscher fragten einige Zeit später die Studenten, wie sie die allgemeine Qualität der Bibliothek beurteilten. Diejenigen, die bei ihrem letzten Besuch körperlichen Kontakt mit den Angestellten hatten, beurteilten die Bibliothek wesentlich besser als die »unberührten«. Dieser Effekt ist an sich schon beachtlich, doch wesentlich ist die Beobachtung, dass sich die Studenten bei der nachträglichen Befragung nicht an den von den Bibliotheksangestellten initiierten Handschlag erinnern konnten. Das bedeutet natürlich nicht, dass der Berührungsreiz nicht wahrgenommen wurde, sondern lediglich, dass er in der bewussten Erinnerung der Studenten offenbar keine Spuren hinterlassen hat.

In einer anderen Studie wurden Studenten, die an einem Kurs für Statistik teilnahmen, ohne ihr Wissen in zwei Gruppen eingeteilt. Die Teilnehmer der einen Gruppe wurden während der Statistikübungen vom Lehrpersonal einmal kurz und wohlmeinend am Oberarm berührt, die anderen nicht. Nach Beendigung der Übungsaufgaben forderte die Lehrkraft die Studenten auf, die Ergebnisse an der Tafel zu präsentieren. Es zeigte sich, dass diejenigen Studenten, die von der Lehrkraft berührt worden waren, freiwillig den Gang an die Tafel antraten. Offensichtlich können durch einen kurzen Berührungsreiz schnell und wirksam Wertschätzung und Respekt gegenüber den studentischen Versuchen, die verzwickten Probleme einer hinreichend abstrakten Materie aufzulösen, transportiert werden. Und dass kurze und adäquate Berührungsreize die Motivation und die Leistungsbereitschaft von Sportlern erheblich fördern, gehört zum Alltagswissen von Trainern.

Die geradezu unheimlichen Wirkungen kurzer Körperberührungen auf den menschlichen Organismus wurden auch im klinischen Kontext in mehreren Studien untersucht. Danach zeigen Patienten eine schnellere Genesungsrate, wenn Ärzte und Pflegekräfte sie im Vorfeld einer Operation kurz und wertschätzend berührten. Dieser Effekt ist besonders bei weiblichen Patienten beobachtet worden. Überdies bewerten Patienten Ärzte, die ihre sprachliche Kommunikation mit dem Patienten mit elementaren Körperberührungen wie Handschlag oder aufmunternden Gesten verknüpfen, als kompetenter und freundlicher.

Veränderungen von Motiven und Einstellungen durch kurze Körperberührungen zwischen sich grundsätzlich fremden Menschen werden auch in verschiedenen Marketingstudien beschrieben. So beurteilten Besucher von Autohäusern diejenigen Verkäufer als besonders kompetent und freundlich, die im Beratungsgespräch kurze und der Situation angemessene Körperkontakte zu ihnen hergestellt hatten. Ebenso reagieren Kunden in Supermärkten den Angeboten gegenüber offener und mit größerer Kaufbereitschaft, wenn beratende Angestellte sie kurz und angemessen berühren. Dass sich derartige Berührungseffekte auch in barer Münze niederschlagen, konnte in einer Restaurantstudie festgestellt werden. Die Servicekräfte wurden gebeten, in dem Moment, in dem sie die Rechnung überreichten, die eine Hälfte der Restaurantbesucher leicht an der Schulter oder der Hand zu berühren, die andere Hälfte ohne dergleichen abzukassieren. Die Analyse der Trinkgeldhöhe ergab, dass diejenigen – männlichen als auch weiblichen – Gäste, die kurz berührt worden waren, deutlich mehr Trinkgeld gaben.[40]

So erstaunlich diese Befunde auf den ersten Blick erscheinen, so waren sie nach all dem, was bisher über die Neurobiologie und die Psychologie der Tastsinneswirkungen bekannt ist, doch auch zu erwarten. Die hochsensible Grenzfläche unseres Körpers registriert im Zusammenspiel mit den neuronalen Netzwerken unseres Gehirns schon extrem schwache, sehr kurze und räumlich sehr kleine Berührungsreize. Kleinste Verformungen und minimale Wärmeveränderungen der Haut sind für das Tastsinnessystem zu jeder Zeit lebenswichtige und relevante Parameter. Sozial vermittelte Berührungsreize können durch das Tastsinnessystem nicht ignoriert werden, weil sie nicht ignoriert werden dürfen. In unserer Individualentwicklung haben Körperberührungen durch andere Menschen einen herausragenden und überlebenswichtigen Stellenwert. Dass unser Organismus auf situationsadäquate Berührungsreize deshalb in der Regel mit positiven Emotionen und reduzierter Stressbiologie reagiert, folgt somit auch einem langen individuellen Lernprozess. Während dieses Prozesses haben wir nicht nur eine sozial angemessene Körperinteraktion mit fremden Menschen erlernt, sondern hat unser Körper auch entsprechende biologische und psychische Reaktionsmuster entwickelt. Wahrscheinlich sind diese Reaktionsmuster die Grundbausteine unseres Verhaltens bei zwischenmenschlichen und alltäglichen Körperinteraktionen. Wie bei vielen anderen Tastsinnesphänomenen stehen wir auch bei den sozial vermittelten Berührungseffekten erst am Anfang eines umfassenden Verständnisses über die biologischen Wirkmechanismen. Doch zweifelsohne kann schon jetzt mit Sicherheit gesagt werden, dass der zwischenmenschliche Alltag ohne ein gewisses Maß an Körperinteraktionen und Fremdberührungen nicht menschlich zu nennen wäre.

Pflegebedürftige brauchen Berührung

Im Jahr 2013 lebten insgesamt 2,6 Millionen pflegebedürftige Menschen in Deutschland, wobei 71 Prozent in der häuslichen Umgebung betreut wurden und 29 Prozent in Pflegeeinrichtungen.[41] Mehr als die Hälfte dieser Menschen (1,6 Millionen) leidet an einer demenziellen Erkrankung.[42]

Die Pflege älterer und kranker Menschen ist zeitlich und manuell ebenso anspruchsvoll wie die von Kleinkindern. Leider erfasst die medizinische Perspektive oft nur einen Teil der komplexen Dimensionen, in denen ein Mensch leben möchte und sich als Bestandteil einer menschlichen Gemeinschaft fühlen kann. Das Bedürfnis nach adäquaten Körperinteraktionen außerhalb der sanitären und der medizinischen Versorgungsrituale erhält deshalb bei pflegebedürftigen Menschen eine besondere Stellung, auch weil oft ein Großteil der übrigen sensorischen Leistungen eingeschränkt ist.

Zwar lässt, wie erwähnt, die Genauigkeit der Tastsinnesleistungen im hohen Alter in der Regel nach, jedoch nicht das Vermögen, Berührungsreize wahrzunehmen. Diese grundsätzliche Fähigkeit bleibt, nach allem, was wir bisher über die Entwicklung des Tastsinnessystems beim Menschen wissen, lebenslang erhalten. Es ist daher notwendig und folgerichtig, dass sich in der internationalen Literatur zur Pflegeforschung in neuerer Zeit auch eine stärkere Reflexion über das Bedürfnis älterer und pflegebedürftiger Menschen nach adäquaten Körperkontakten entwickelt hat. Mehr und mehr wird erkannt, dass sowohl in der Pflege älterer Menschen als auch in der Palliativversorgung die professionelle Körperstimulation der Patienten wesentlich zur Förderung des allgemeinen Wohlbefindens sowie zur Verminderung von Angst- und Stresserleben beiträgt. Wertschätzende Berührungen an Kopf, Schulter oder Arm durch die Pflegekräfte helfen im einfachsten Fall den Patienten, sich zu entspannen. Die Entspannungseffekte haben wiederum positive Auswirkungen auf Schlafstörungen oder depressive Symptome.

Weil die eigentlichen Pflegeleistungen nicht direkter Gegenstand der ärztlichen Aufgaben sind, verbleiben die ungelösten Fragen nach zusätzlichen und nicht-medizinischen Möglichkeiten der Lebens- und Zustandsverbesserung schwerstkranker Menschen bei den Pflegekräften. Diese erfahren durch den zeitlich und auch körperlich intensiven Kontakt mit Patienten wie keine andere Berufsgruppe, welch positive Effekte wertschätzende Körperberührungen im täglichen Umgang auf die Patienten haben.

Vor diesem Hintergrund entwickelte die erfahrene Krankenschwester Annette Berggötz in Karlsruhe ein Lehr- und Behandlungskonzept für die respektvolle und achtsame Körperstimulation pflegebedürftiger und sterbender Menschen. Ihr Weiterbildungs- und Lehrprogramm *respectare* verbindet in treffender Weise die Begriffe »Respekt« und »care«. Dieses Konzept und ähnliche sollten nicht nur im Kontext der medizinischen Versorgung wissenschaftlich evaluiert werden, sondern zukünftig auch fester Bestandteil der pflegerischen und medizinischen Ausbildung sein. Da viele Jahrzehnte notwendig waren, um elementare Körperinteraktionen zwischen

Mutter und Kind in die evidenzbasierte Neonatalmedizin zu integrieren, lässt sich nur hoffen, dass in der Altenpflege und der Palliativversorgung die praktische Umsetzung der wissenschaftlichen Befunde schneller erfolgt.

Wie heißer Tee und weiche Stühle unsere Gedanken beeinflussen

Nicht nur der körperliche Kontakt zu Lebewesen hat Einfluss auf unseren psychischen Zustand, verändert unsere Gedanken und Emotionen, sondern auch der zu leblosen Objekten. Vier Eigenschaften sind in dieser Hinsicht besonders wirksam: die Temperatur des Gegenstands, sein Gewicht, seine Härte und die Oberflächenrauigkeit.

Heiß oder kalt

In der Grundtendenz verändern warme Objekte, die wir zum Beispiel in den Händen halten, unsere sozialen Urteilsprozesse zugunsten der zu beurteilenden Person. Anders formuliert: Wir werden gegenüber anderen Menschen in unserem sozialen Urteil milder. In kleinen, aber sehr pfiffigen Experimenten wurden diese Effekte gut untersucht. Dabei zeigte sich, dass selbst eine kurze Fahrstuhlfahrt in die vierte Etage mit einer Tasse warmem Tee in der Hand dazu führt, dass wir bei der Beurteilung und Einschätzung fremder Menschen in die positive Richtung neigen. Halten wir dagegen ein eiskaltes Getränk in den Händen, selbst für nur kurze Zeit, beurteilen wir wenige Minuten später andere Menschen strenger und eher negativ. Der körperliche Kontakt mit warmen Gegenständen führt offenbar dazu, dass wir die Persönlichkeit anderer Menschen tendenziell »wärmer« einschätzen, während der zu kalten Objekten unser soziales Urteil über andere Menschen

»kühlt«. Unsicheren Bewerbern mit tendenziell feuchtkalten Händen sei daher geraten, beim ersten Händedruck für angenehm warme Hände zu sorgen.[43]

Die Temperatur scheint darüber hinaus auch einen Einfluss auf unser Verhältnis zum sozialen Umfeld auszuüben. Um diesen globalen Effekt zu untersuchen, wurden Studienteilnehmer gebeten, verschiedene Kühl- oder Wärmepackungen, wie sie in der Physiotherapie verwendet werden, hinsichtlich ihrer Anwendungstauglichkeit zu beurteilen. Eine Hälfte der Probanden testete ausschließlich Wärmepackungen, die andere nur Kältepackungen. Im Anschluss konnten sie sich eine Aufwandsentschädigung für ihre Teilnahme am Experiment aussuchen: entweder eine Flasche Saft oder einen Einkaufsgutschein für sich selbst oder dasselbe als Mitbringsel für einen Freund. Interessanterweise wählten 75 Prozent der Probanden, die mit den Kühlpackungen beschäftigt waren, eine Aufwandsentschädigung für sich selbst, hingegen 54 Prozent der Warmpackungstester die Geschenkoption.[44]

Leicht oder schwer

Ähnlich subtil wirkt das Gewicht eines Gegenstands, den wir in den Händen halten, auf unser Erleben und Verhalten. Wir können das Gewicht eines Objekts sehr gut einschätzen. Dabei ist die Relation »leicht« oder »schwer« durch unsere Alltagserfahrung auch mit einem spezifischen Verhältnis von Wert und Bedeutung verbunden. Die psychische Gewichtsarithmetik ist relativ simpel: Je schwerer das Objekt, desto wertvoller.

Dass diese allzu menschliche Gewichtslogik bei der Beurteilung anderer Menschen auch dann von Bedeutung und wirksam ist, wenn es sich um Papier handelt, wurde in neuerer Zeit wissenschaftlich belegt: Versuchspersonen wurden die Bewerbungsunterlagen eines Bewerbers zur Verfügung gestellt, welche die wichtigsten Leistungsaspekte und Berufsstationen enthielten. Die Probanden sollten die Unterlagen studieren, dann ein Gespräch mit dem Bewerber führen und ihn anschließend hinsichtlich seiner Eignung für eine ausgeschriebene Stelle beurteilen. Der scheinbare Bewerber war allerdings ein Schauspieler, der für dieses Experiment engagiert worden war. Die Bewerbungsmappen waren inhaltlich immer gleich und gleich dick, ihr Gewicht jedoch unterschiedlich: die leichten wogen 340 Gramm, die schweren 2041 Gramm.[45] Das Ergebnis war erstaunlich: Die Versuchspersonen, denen man die schweren Bewerbungsmappen überlassen hatte, schätzten den »Bewerber« durchgehend positiver ein. Dieses Experiment zeigt eindrucksvoll, dass wir das Gewicht von Objekten nicht losgelöst von emotionalen und anderen psychischen Prozessen registrieren, sondern dass es immer auch unsere sozialen und kognitiven Urteilsprozesse beeinflusst.

Rau oder glatt

Unser haptischer Alltag wird in der Regel gekennzeichnet von glatten und hochpolierten Oberflächen, mit einem hohen Anteil an synthetischen Materialien. Das kommt nicht von ungefähr, sondern folgt einer historisch gewachsenen Bearbeitungslogik, denn von jeher steht gleichmäßig verarbeitetes und glattes Material als Synonym für technologische Entwicklung und hohe Wertigkeit. In unserer Zeit hat mit der massenhaften Verbreitung hochglatter Glasoberflächen als Bedienelemente von Smartphones & Co. diese Gestaltungsmaxime ihren Höhepunkt erreicht.

Um trotz ihrer geringen Vielfalt in unserem Alltag den Einfluss verschiedener Oberflächen auf das menschliche Verhalten untersuchen zu können, bedient man sich in einer Vielzahl von Experimenten rabiater Maßnahmen. So werden die Studienobjekte mit Sandpapier oder mit Weichlacken überzogen, um möglichst starke Oberflächenunterschiede herzustellen.

Unter einem Vorwand werden die Studienteilnehmer aufgefordert, die Objekte zu berühren. Zum Beispiel sollen sie unterschiedlich raue Puzzleteile zusammenfügen oder verschiedene Seifenlotionen mit und ohne Peelingpartikel testen. Jeweils eine Studiengruppe macht innerhalb solcher Experimente nur Erfahrungen mit rauen Objekten, die andere nur mit glatten. Nach diesen haptischen Erfahrungen werden die Probanden gebeten, soziale Ereignisse, die in Text- oder Videoform präsentiert werden, hinsichtlich bestimmter Eigenschaften zu beurteilen. In der Tendenz werden die sozialen Ereignisse nach rauen Materialerfahrungen eher negativ und unstrukturiert wahrgenommen und bewertet, nach Kontakt mit weichem Material dagegen eher positiv. Wird in der Testsituation allerdings ein soziales Urteil über hilfsbedürftige Menschen gefordert, zeigen diejenigen, die vorab mit rauen Materialien Kontakt hatten, eine stärkere empathische Reaktion. Bildlich formuliert, wird unsere »emotionale Haut« im Kontakt mit rauen Materialien dünner, sodass wir sensibler auf das Unglück anderer regieren.[46]

Hart oder weich

Eine harte Sitzgelegenheit formt unsere Wahrnehmung der sozialen Situation und auch unsere kognitiven Prozesse. Auf harten – unnachgiebigen – Stühlen sind wir weniger empathisch dem anderen gegenüber, weniger nachgiebig und beharren stärker auf unserem Standpunkt. Auch die emotionale Beurteilung des Gegenübers fällt harscher aus. Sitzen wir bei einem Gespräch zum selben Sachverhalt und mit demselben Gesprächspartner aber in einem komfortablen Klubsessel, neigen wir zu milderen Urteilen, weniger starren Positionen und erleben unser Gegenüber als eher positiv.

Vor diesem Hintergrund ist es bei wichtigen Verhandlungen demnach gar nicht unbedingt nötig, den anderen mit Argumenten und Drohungen »weichzuklopfen«. Manchmal genügt eine komfortable Sitzgelegenheit – und ein warmes Getränk –, damit eine angenehme Gesprächssituation entstehen kann. Diese elementare Wirkung von Wärme und Weichheit nutzt – ob bewusst oder unbewusst – so manches Ehepaar, um in der Behaglichkeit des gemeinsamen Betts schwierige Entscheidungen zu treffen. Auch in anderen Zusammenhängen würde sich durch die Verwendung weicher Materialien das menschliche Miteinander weniger hart und rücksichtslos gestalten. Läge es zum Beispiel im Interesse der Fahrzeughersteller, die scheinbar markenspezifische Aggressivität einiger Autofahrer zu mildern, würde allein schon die Veränderung der sportlich-festen Fahrersitze eine erhebliche Wirkung erzielen.

5 Erkrankungen und Störungen des Tastsinnessystems

Wie jedes andere Sinnessystem kann auch das Tastsinnessystem in seiner Gesamtfunktion oder in Teilbereichen gestört sein.

Wenn wir keine Schmerzen verspüren, weder die Raumlage unseres Körpers noch die Spannung unserer Muskulatur, weder Berührungs- noch Temperaturreize registrieren können, hat sich die Funktion unseres Körpers als »Rezeptor« und »Akteur« faktisch aufgelöst. Eine sinnvolle und zielgerichtete Bewegung des Körpers im Raum ist dann unmöglich. Ein lebensbedrohlicher Zustand, der nur durch lebenserhaltende medizinische Maßnahmen überlebt werden kann. Solche extremen und krankhaften Ausnahmezustände (Locked-in-Syndrom) treten zum Beispiel bei Verletzungen des Hirnstamms auf.[1] Die Patienten sind fast vollständig gelähmt – nur die Augenlider können sie willentlich bewegen[2] –, sodass sie künstlich ernährt und beatmet werden müssen. In der Regel sind die Betroffenen bei klarem Bewusstsein. Sie können hören, und mit Einschränkungen ist auch ihre Sehfähigkeit erhalten. Und trotz ihres völlig bewegungslosen Zustands können sie Berührungsreize auf ihrer Körperoberfläche wahrnehmen.

Ähnlich verhält es sich bei Patienten, die sich aufgrund einer schwerwiegenden Schädigung des Gehirns im Koma befinden. Bei den meisten führen lediglich Druck- und Schmerzreize zu Körperreaktionen oder entsprechenden hirnelektrischen Signalveränderungen, die mithilfe von EEG-Aufzeichnungen beobachtet werden können.[3] Je nach Schweregrad der Hirnschädigung und des komatösen Zustands verarbeitet demnach der Organismus auch dann noch Berührungsreize auf elementarem Niveau, wenn die neuronalen Ressourcen für alle übrigen Sinneskanäle nicht mehr zur Verfügung stehen.

Diese Fälle belegen, dass trotz des Verlusts einer oder mehrerer Dimensionen des Tastsinnessystems die exterozeptiven Funktionen (mit Einschränkungen bezüglich der Temperatur- und der Vibrationswahrnehmung) wahrscheinlich bis zur letzten Lebenssekunde erhalten bleiben.

Neben diesen beiden biologischen Extremfällen ist eine Vielzahl von Erkrankungen und Teilstörungen des Tastsinnessystems möglich. Sie haben einen erheblichen Einfluss auf den Lebensvollzug und das Wohlbefinden und können daher für die Betroffenen zum Teil schwere Einschränkungen nach sich ziehen. Allerdings wird – im Gegensatz zu Teilstörungen in anderen Sinnesbereichen – nicht jede Erkrankung oder Funktionsstörung des Tastsinnessystems von den Betroffenen auch bewusst wahrgenommen, denn einige sind durch gestörte neuronale Prozesse bedingt, die nicht notwendigerweise dem Bewusstsein oder der bewussten Wahrnehmung zugänglich sind.

Generell ist die Bandbreite der heute bekannten Tastsinnesstörungen und -erkrankungen sehr groß. Im Wesentlichen lassen sich zwei zentrale Gruppen klassifizieren: Erkrankungen oder Verletzungen von Geweben oder Organen können zu Veränderungen der Hautstruktur, der Muskulatur und auch der Nervenfasern im Körper führen, wodurch die Eigenschaften der tastsensiblen Rezeptoren beeinträchtigt werden oder deren Signale nicht mehr an das Nervensystem weitergeleitet werden. Hierzu zählen auch der erkrankungsbedingte oder erblich erworbene Verlust oder die Schädigung tastsensibler Rezeptoren. Die zweite Gruppe ergibt sich aus Störungen neuronaler Prozesse und Erkrankungen des Gehirns oder des Rückenmarks. In beiden Fällen können ebenso äußere Umweltfaktoren (zum Beispiel Verletzungen, Gifte) wie körpereigene Prozesse (beispielsweise Wachstums- und Alterungsprozesse) oder auch erworbene Veränderungen (etwa bakterielle Entzündungen) oder genetische Mutationen verantwortlich sein. Nicht immer ist es möglich, die Ursachen exakt zu bestimmen.

Erkrankungen, die unter die Haut gehen

Die Haut ist mit ihren tastsensiblen Rezeptoren die entscheidende Struktur für die exterozeptiven Funktionen des Tastsinnessystems. Krankhafte Hautveränderungen ziehen somit in der Regel Einschränkungen der Tastsinnesleistungen in den betroffenen und den angrenzenden Hautbereichen nach sich. Entsprechend ihrer großen Fläche ist die Haut besonders empfänglich für vielfältige Erkrankungen. Nach einem Standardlehrbuch der Dermatologie sind zwischen 2000 und 3000 Hauterkrankungen bekannt.[4] Doch nicht jede hat einen Einfluss auf das Vermögen, passive oder aktive Tastsinnesreize zu registrieren. So haben Pigmentierungsstörungen keine Auswirkung auf die Grundfunktionen der Tastsensibilität. Dagegen schränken Entzündungen, Knoten, Blasen, Schuppen, Krusten, Atrophien (Gewebeschwund), Verhärtungen des Bindegewebes und vor allem Narben die Tastsensibilität ein oder verändern sie gar völlig. Wie schon leichte Schnittverletzungen oder kleinere Verbrennungen eindrucksvoll belegen, sind die betroffenen Hautgebiete in ihrer Tauglichkeit, Tastsinnesreize adäquat zu registrieren, stark beeinträchtigt.

Die exterozeptiven Leistungen verletzter oder erkrankter Haut beschränken sich auf die Wahrnehmung von Schmerz- oder Juckreizen. Diese können allerdings eine Stärke erreichen, die von den Patienten als äußerst quälend beschrieben wird. Sind größere Bereiche betroffen, können darüber hinaus auch Bewegungseinschränkungen und daraus resultierende

Veränderungen der aktiv-explorativen Tastsinnesfunktionen entstehen. Dies wiederum kann die Handlungsfähigkeit der Betroffenen so weit einschränken, dass eine Berufstätigkeit nicht mehr möglich ist. Akute Hautverletzungen zeichnen sich durch eine Erhöhung der Schmerzsensibilität (geringere Schmerzschwelle) und geringere Schwellenwerte für Temperaturreize und chemische Stoffe aus. So folgt auf einen Sonnenbrand eine erhöhte Berührungs- und Temperatursensibilität, die sich im akuten Stadium bei allen Alltagshandlungen – je nach Körperregion – bemerkbar machen.

Sofern eine Erkrankung oder Verletzung der Haut heilt und keine spürbaren und sichtbaren Hautveränderungen hinterlässt, wird sie von den Betroffenen ohne weitere Probleme verarbeitet. Ganz anders gestaltet sich dies bei lang anhaltenden bis hin zu chronischen Hauterkrankungen. Sie sind grundsätzlich eine sowohl schwere psychische als auch körperliche Belastung, die bis in das soziale Umfeld hinein wirkt.

Eine der häufigsten chronischen Hauterkrankungen ist die umgangssprachlich als »Neurodermitis« bezeichnete Atopische Dermatitis. Neurodermitis verursacht einen quälenden Juckreiz, den die Leidtragenden durch Reiben und Kratzen zu lindern versuchen, was zu weiteren Hautreizungen bis hin zu Entzündungen führt. Sie tritt vor allem bei Kindern auf – zwischen zehn und 20 Prozent leiden daran – und beginnt meist bereits im ersten Monat nach der Geburt.[5] Zum bisher noch unverstandenen Phänomen der Ursachen von Neurodermitis gesellt sich die Beobachtung, dass sie bei der Mehrzahl der Erkrankten im Verlauf der Pubertät verschwindet.

Durch den sehr frühen Ausbruch und ihre über viele Jahre andauernde Präsenz erhält die Neurodermitis eine für das Kind selbst wie auch für die Eltern-Kind-Körperinteraktion prägende und wirkungsmächtige Position. Weil die betroffenen Hautgebiete besonders gepflegt werden müssen, ist die Körperinteraktion zwischen Eltern und Kind ambivalent.[6]

Das Nähe- und Kontaktbedürfnis des Kindes vermischt sich bei Kontakt mit den Eltern stets mit Schmerz- oder Juckempfindungen. Als wäre das allein nicht schon schlimm genug, wird dadurch auch noch die natürliche Funktion des Hautkontakts für Kinder – die Stress- und Wachstumsregulation – erheblich beeinträchtigt. Ebenso ist es für die Eltern kaum möglich, einen unbeschwerten Körperkontakt zum Kind aufzunehmen, da er aus Sorge um die Hauterkrankung stets mit Vorsicht erfolgen muss. Die Hilflosigkeit der Eltern und die lange Krankheitsdauer belasten somit nicht nur die körperlichen Interaktionen, sondern auch die psychische Beziehung zwischen Eltern und Kind. Das »unvollkommene« Kind erfährt zudem nicht selten subtile Formen der Ablehnung und des Ekels, die ihrerseits zu einer gestörten psychischen Entwicklung führen können. Dazu kommt ein ständiges Schlafdefizit, da durch den Juckreiz der Schlafrhythmus und die Schlafbiologie gestört werden, was sowohl die kognitiven Leistungen als auch das Sozialverhalten erheblich beeinträchtigen kann.[7]

Die Stärke der Symptome wird erheblich vom Stresserleben der Betroffenen bestimmt. Kontaktallergene können die Symptome ebenfalls verstärken, weshalb die Betroffenen nicht selten eine starke Tendenz zeigen, jeglichen Körperkontakt zu vermeiden. Dieses Verhalten hat sowohl Einfluss auf die zwischenmenschliche Körperkommunikation als auch auf den taktil-haptischen Umgang mit der äußeren Umwelt.

Die Erforschung der psychodynamischen, der kognitiven und der tastsensiblen Folgen von Neurodermitis und anderen Hauterkrankungen steht noch am Anfang. Bemerkenswert ist eine aktuelle Studie, die den Einfluss des Stresshormons Cortisol auf taktile Lernleistungen untersucht: Die Probanden zeigten bereits nach einmaliger Einnahme eines Cortisolpräparats signifikant geringere Lernleistungen als die altersgleiche Kontrollgruppe.[8] Vor dem Hintergrund, dass eine sehr große Anzahl von Hauterkrankungen mit cortisolhaltigen Medikamenten behandelt wird – auch im Säuglingsalter –, stellt dieser Befund ein besonderes Alarmsignal dar.

Sensibilitäts- und Empfindungsstörungen

In einem gesunden Organismus erreichen die elektrischen Impulse der tastsensiblen Rezeptoren die Nervenzellen des Rückenmarks und des Gehirns – und in umgekehrter Richtung die elektrischen Steuersignale des Gehirns die Organe und die Muskeln – durch ein sehr dichtes Netzwerk an Nervenfasern, das den gesamten Körper durchzieht. Diese Nervenfasern sind alles andere als einfache »Stromkabel«, wie wir sie aus unserem Alltag kennen. Es sind sechs verschiedene Typen bekannt, die sich vor allem hinsichtlich ihres Durchmessers unterscheiden. Je dicker eine Nervenfaser ist (zwischen 0,1 und 20 Mikrometer), umso schneller werden elektrische Impulse weitergeleitet. Die unterschiedliche Dicke verdanken die Nervenfasern einer Zellschicht (Markscheide), die in regelmäßigen Abständen um ihren zentralen Kern (Axon) gewickelt ist. Der Prozess der Ummantelung des Axons, die sogenannte Myelinisierung, beginnt an einigen Nervenfasern bereits vor der Geburt und dauert in seiner Gesamtheit viele Jahre. Durch die Myelinisierung wird ein bioelektrischer Trick erzeugt, der die elektrischen Impulsfolgen nicht durch die Nervenfaser fließen, sondern entlang der ummantelten Abschnitte springen lässt. Auf diese Weise werden Leitungsgeschwindigkeiten von bis zu 120 Meter pro Sekunde (432 Stundenkilometer) erreicht. Damit die elektrischen Signale nicht auf eine benachbarte Nervenfaser überspringen, sind die einzelnen Fasern eines Nervs – ein Nerv ist die Zusammenfassung Tausender einzelner Nervenfasern zu einem Faserverbund – durch eine isolierende Gewebeschicht voneinander getrennt. Jedes Organ, jeder Muskel, jeder Rezeptor ist direkt oder indirekt mit einer oder mehreren Nervenfasern verbunden.

Erkrankungen der Nervenfasern bedeuten in der Regel, dass deren elektrische Leitungsfunktionen gestört oder vollständig unterbrochen sind. Eine der häufigsten Folgen solcher Störungen sind sogenannte Polyneuropathien. Bei diesen sehr vielfältigen Erkrankungsformen sind vorwiegend Muskelerschlaffungen (Lähmungen) und eine Verringerung der Empfindungsfähigkeit für Druck, Vibration, Temperatur und Schmerz zu beobachten. Weitere Symptome sind, dass die Stellung der betroffenen Gliedmaßen nicht mehr exakt wahrgenommen werden kann oder die Schweißproduktion der Haut gestört ist. Ebenfalls typisch sind sogenannte Parästhesien. Diese reichen von Missempfindungen wie Kribbeln, Brennen bis hin zu Taubheitsgefühlen und können auch mit der Wahrnehmung von Schmerzen verbunden sein. Am häufigsten von polyneuropathischen Störungen betroffen sind die Füße und die Beine, seltener die Arme. Verursacher für derartige Nervenschädigungen können Viren oder Bakterien sein, genetische Störungen, Mangelernährung, Alkoholmissbrauch, Schwermetallvergiftungen oder Diabetes mellitus.

Gestörte Stoffwechselprozesse im Rahmen einer Diabeteserkrankung sind für ca. 30 Prozent der Polyneuropathien verantwortlich. Diabetische Polyneuropathien führen in der Regel zu einem stetigen Verlust der extero- und der propriozeptiven Tastsinnesleistungen im Bereich der Füße und Beine. Die Fußsohlen und Gelenke registrieren dann aufgrund der eingeschränkten Tastsensibilität zum Beispiel ihre räumliche Position und die Pedalstellungen in einem Fahrzeug falsch oder gar nicht, sodass es zu Fehlbedienungen kommt, die nicht selten die Ursache schwerer Verkehrsunfälle sind. Darüber hinaus führt die verminderte Schweißproduktion an den Fußsohlen zur Austrocknung der Fußsohlenhaut, was ihre Elastizität vermindert und sie so anfällig für Risse und andere Verletzungen macht. Wegen der Sensibilitätseinschränkung bemerken Patienten solche Verletzungen in der Regel nicht. Bei einem vollständigen Verlust extero- und propriozeptiver Rückmeldungen fühlen sie weder Schmerzen noch sonstige Gewebe- oder Strukturänderungen, sodass sich aus den Verletzungen unbemerkt Entzündungen oder gar tiefe Geschwüre entwickeln können. Dieses Phänomen, das auch als »diabetisches Fußsyndrom« bezeichnet wird, führt in Deutschland nach Angaben der Deutschen Diabetes Gesellschaft zu ca. 50 000 Fußamputationen pro Jahr. Da sich bei schwerem Diabetes nach und nach auch die neuronale Repräsentation der Gliedmaße verliert, empfindet der Kranke seinen Fuß nicht als zum eigenen Körper gehörig. Dadurch besteht die Gefahr, dass er ihn vollständig vernachlässigt. Deshalb ist es unerlässlich, dass sowohl der Patient selbst als auch dessen Angehörige – oder gegebenenfalls Pflegekräfte – der Unversehrtheit der Fußsohle besondere und tägliche Aufmerksamkeit widmen.

Wie wichtig die Registrierung und die Verarbeitung von Schmerzreizen für unser Überleben sind, zeigen die seltenen Erkrankungsfälle, bei denen die Schmerz- und die Temperaturwahrnehmung von Geburt an vollständig fehlen (CIPA).[9] In der Regel ist diese Erkrankung (Kongenitale Analgesie) auch mit der Unfähigkeit des Organismus zur Schweißsekretion und damit zur Thermoregulation verbunden. Zu diesen Hauptphänomenen kommen ein Mangel an Hungerwahrnehmung, eingeschränkte kognitive Fähigkeiten und hirnorganische Veränderungen. Die Ursache für CIPA ist eine Genmutation, die zur Degeneration sensorischer Nervenzellen (Spinalganglion) auf der Ebene des Rückenmarks führt mit der Folge, dass die Rezeptorimpulse von Schmerz- und Temperaturreizen nicht neuronal verarbeitet werden und somit für die Patienten nicht wahrnehmbar sind. Die Tragik der vollkommenen

Schmerzlosigkeit zeigt sich darin, dass die betroffenen Kleinkinder hochgefährliche Umwelteigenschaften und auch selbst verletzende Handlungen nicht als solche erkennen können. Schwerste Brandverletzungen und körperliche Verstümmelungen sind somit regelhafte Folgen. Erste Anzeichen dieser Erkrankung zeigen sich unter anderem dadurch, dass die gerade zahnenden Säuglinge ihre eigenen Finger und die Zunge buchstäblich zerkauen, ohne irgendwelche Schmerzregungen zu zeigen. Auch die körpereigene Exploration kann zu gefährlichen Verletzungen führen, zum Beispiel des Auges. Besonders fatal ist die fehlende Schmerzwahrnehmung bei inneren und organischen Erkrankungen. Bei einem ansonsten gesunden Säugling führen zum Beispiel Mittelohr- oder Hirnhautentzündungen zu deutlichen Schmerzempfindungen, die er lautstark kundtut. CIPA-Patienten hingegen nehmen auch bei krankhaften Gewebeveränderungen keine Schmerzreize wahr. So können schwerste innere Erkrankungen, Virus- und Bakterieninfektionen unerkannt und damit auch unbehandelt bleiben. Generell ist die Prognose bei dieser unheilbaren Erkrankung – je nach Betreuungs- und Versorgungsmöglichkeit – eher schlecht. Etwa 20 Prozent der Betroffenen versterben an Überhitzung, weil mangels Schweißproduktion die Körpertemperatur nicht reguliert werden kann. Da es über diese Erkrankung in der wissenschaftlichen Literatur jeweils nur einzelne Fallberichte gibt, können keine verlässlichen Angaben über die durchschnittliche Lebenserwartung der Betroffenen gemacht werden.

Es gibt aber auch Sensibilitätsstörungen im entgegengesetzten Spektrum. So kann im Rahmen polyneuropathischer Erkrankungen ebenso eine *Überempfindlichkeit* gegenüber Berührungs- und Temperaturreizen auftreten. Schon geringste Hautverformungen während der Körperpflege oder leichte Druckreize, wie sie die Kleidung auf der Haut ausübt, führen bei den Betroffenen zu Schmerzwahrnehmungen (Hyperästhesie oder Allodynie). Auch leichte Wärme- oder Kältereize werden nicht als normales Temperaturereignis wahrgenommen, sondern als Schmerz.

Durch partielle Verletzungen von Nervenfasern oder durch Tumorzellen im Thalamus können ebenfalls schwere Sensibilitätsstörungen (Hyperpathien) entstehen. Hierbei sind die Reizschwellen für Druck und Temperatur allerdings erhöht, sodass grundsätzlich eine größere Reizenergie notwendig ist, um Wahrnehmungen auszulösen. Erreicht ein entsprechender Reiz die kritische Schwelle, wird er von den Betroffenen jedoch nicht in seiner adäquaten Qualität wahrgenommen, sondern als sich verstärkender, anhaltender und ausbreitender Schmerzreiz.

Anders als bei der sensorischen Überempfindlichkeit infolge etwa eines Sonnenbrands, die in einem absehbaren Zeitraum überwunden wird, sind bei neuronal bedingten Sensibilitätsstörungen sowohl die diagnostischen Maßnahmen als auch die Behandlungsstrategien weitaus vielschichtiger – auch weil Berührungs-, Temperatur- und Schmerzwahrnehmungen niemals unabhängig von psychischen Prozessen stattfinden.

Wenn die Muskeln nicht mitspielen

Für jede Bewegung benötigen wir die koordinierte Aktivität von Muskeln. Wie mehrfach erwähnt, erhält unser Gehirn über aufsteigende Nervenfasern Signale aus Muskel-, Sehnen-, Gelenk- und Hautrezeptoren, die es über den Status quo informieren, und sendet gleichzeitig über absteigende Nervenfasern und motorische Nervenzellen des Rückenmarks Signale an Millionen Sensoren. Dieser Informationsfluss zwischen Gehirn und »Peripherie« und die neuronalen Auswertungsprozesse sind dafür verantwortlich, dass unser Organismus in jeder Millisekunde über die Spannung seiner Muskeln und Sehnen sowie über die Gelenkstellungen und somit über die räumliche Anordnung der Körperglieder und die Stellung des Kopfes informiert ist.

Sowohl die absteigenden wie auch die aufsteigenden Nervenfasern können im Rahmen neurologischer Erkrankungen in ihrer Funktion beeinträchtigt sein. Liegen die ursächlichen Störungen im Gehirn selbst (zum Beispiel Kleinhirn, Hirnstamm, Basalganglien) oder in den absteigenden Nervenfasern, erhalten Muskelfasern keine elektrischen Impulse. Dann bleibt der Muskel schlaff und kann keinen Beitrag zur Bewegung leisten. In diesen Fällen folgt in der Regel eine Lähmung des Muskels. Sind dagegen die aufsteigenden, sensorischen Nervenfasern oder deren vorgeschaltete Rückenmarkneurone erkrankt, gelangen keine Zustandsinformationen an die Nervenzellen des Gehirns. Prinzipiell ist der Muskel in der Lage, sich zu bewegen, da jedoch keine »Messwerte« über seinen Spannungszustand oder die Gelenkpositionen zur neuronalen Auswertung an das Gehirn gelangen, fehlen die notwendigen propriozeptiven Informationen für die Ausführung koordinierter Bewegungen.[10] Unkoordinierte Bewegungen sind die Folge. Sind die unteren Extremitäten betroffen, stellen sich schwerwiegende Gangstörungen ein – als »Gangataxie« bezeichnet –, sodass die Patienten nur mit der Hilfe anderer gehen können. Sind die Rumpfmuskeln betroffen, können die Patienten nicht ohne Hilfe gerade und aufrecht sitzen (Rumpfataxie). Bei einer Standataxie gehen die Beeinträchtigungen so weit, dass die Patienten unfähig sind, ohne Hilfe aufrecht zu stehen.[11]

Diese schwerwiegenden Erkrankungen zeigen, dass selbst die einfachsten Alltagsbewegungen, die wir in der Regel ohne bewusste Aufmerksamkeit vollziehen, wie das Aufrichten aus einer sitzenden Position oder der aufrechte Gang, ohne den ständigen Austausch zwischen der tastsensiblen Körpersensorik und dem neuronalen Analysator schlichtweg nicht möglich sind.[12] Die Prozesse der Propriozeption sind auch viel zu komplex und zu schnell, als dass wir sie bewusst wahrnehmen könnten. Dass wir zielgerichtet ein Bein vor das andere setzen, dass wir schneller oder langsamer laufen oder hüpfen, ist zwar durchaus eine bewusste Entscheidung, doch das dafür nötige Konzert aus An- und Entspannung aller beteiligten Muskeln wird im Hintergrund, ohne unsere bewusste Aufmerksamkeit dirigiert.

Erreichen die sensorischen Stellungs- und Lageinformationen aus den Gliedmaßen nicht das Gehirn, kann versucht werden, die fehlenden Informationen durch andere Sinneskanäle zu kompensieren. Durch starke Fokussierung der visuellen Aufmerksamkeit auf die geplante Bewegung und ihre Abfolge gelingt es einigen Patienten unter großen Mühen, einen begrenzten Grad an Bewegungsaktivität wiederherzustellen. Die wenigen, die es schaffen, dem Gefängnis ihres Körpers zumindest teilweise zu entkommen, berichten, dass dazu jeder Schritt und jede Handbewegung sorgfältig geplant und mittels visueller Informationen permanent kontrolliert werden muss und dass jegliche Form der Ablenkung oder Irritation unweigerlich zum motorischen Kontrollverlust führt. Gedankenversunken oder in ein Gespräch vertieft spazieren zu gehen ist für diese Patienten unmöglich.

Eindrucksvoll sind auch die Berichte von Patienten, die das Liegen in einem dunklen Raum als irritierenden und beängstigenden Schwebezustand beschreiben. Nur visuelle Informationen können die fehlenden Sinnesinformationen in dieser Situation ausgleichen und den kritischen Wahrnehmungszustand der Patienten verändern. Es ist verständlich, dass Patienten mit diesem Störungsbild vollständig auf die Hilfe anderer Menschen angewiesen sind.

Das Rätsel der verschwundenen Körperhälfte

Eine große Anzahl von Störungen des Tastsinnessystems hat ihren Ursprung nicht primär im Informationsfluss zwischen der Körpersensorik und dem Gehirn, sondern in den verschiedenen neuronalen Verarbeitungsprozessen im Gehirn selbst. Die Ursachen hierfür können so vielfältig sein wie das Milliardennetzwerk von Nervenzellen selbst. So können bakterielle oder Virusinfektionen, giftige Substanzen, Sauerstoffmangel, Tumorzellen oder mechanische Kräfte Nervenzellen kurzfristig oder dauerhaft schädigen. Welche Auswirkungen derartige Schäden auf die Leistungen des Tastsinnessystems haben, ist davon abhängig, in welcher Hirnregion sie auftreten, wie lange das schädigende Ereignis andauert und wie viele Nervenzellen betroffen sind.

Eine der häufigsten Ursachen ist die Schädigung des Gehirns infolge eines Schlaganfalls (Hirninfarkt). Dazu kommt es, wenn ein Gefäßverschluss schlagartig die Blutversorgung des Gehirns unterbricht oder eine plötzlich auftretende Hirnblutung in das Nervenzellgewebe die natürliche Versorgung der Nervenzellen verhindert. In beiden Fällen treten je nach Größe, Dauer und Ort des Ereignisses schwere Schädigungen der Nervenzellen und damit der neuronalen Funktionen des Gehirns ein.[13] Grundsätzlich kann ein Schlaganfall entweder die linke oder die rechte Hirnhemisphäre oder auch beide Hirnhälften betreffen.[14]

Ist bei einem Infarkt »nur« die rechte Hirnhälfte betroffen, zeigt sich ein sehr spezifisches Phänomen, das als »Neglect« (vom lateinischen *neglegere* = »nicht wissen« oder »vernachlässigen«) bezeichnet wird.[15] Ein wesentliches Kennzeichen dieser Störung ist der Verlust einer adäquaten Körperwahrnehmung. Für diese Patienten existiert ihre linke Körperseite nicht mehr, sodass sie sie weder aktiv selbst bewegen noch in anderer Weise in Alltagshandlungen einbeziehen. Dabei ist die linke Körperseite in der Regel nicht gelähmt, sondern prinzipiell bewegungsfähig. Nach sehr eindringlicher Aufforderung sind Neglect-Patienten daher durchaus in der Lage, den linken Arm oder das linke Bein zu bewegen. Auch spüren sie einzelne Berührungsreize auf der linken Körperseite, stellen jedoch keinen Bezug zum eigenen Körper her. Und werden sie gleichzeitig an beiden Armen berührt, berichten sie nur von Berührungsempfindungen am rechten Arm.

Wie stark das Körperschema bei den Betroffenen gestört sein kann, zeigt der vielfach geäußerte Wunsch, dass die Gliedmaßen ihrer linken Körperseite entfernt werden, weil diese nach ihrer Ansicht jemand anderem gehören. Werden sie gebeten aufzustehen, überspielen sie mit ausweichenden Begründungen die aktuelle Unfähigkeit, und werden sie im Gespräch mit ihrer objektiven Situation konfrontiert, wird deutlich, dass sie den Krankheitswert ihrer Einschränkungen nicht erkennen können. In der Regel verstehen diese Patienten nicht, weshalb sie sich im Krankenhaus befinden, können sogar felsenfest davon überzeugt sein, dass ihnen nichts fehlt. Dieses Phänomen wird als »Anosognosie« bezeichnet.

Anosognosie tritt fast nur bei Schädigungen der rechtsseitigen parietalen Hirnregion auf.[16] Die Parietalregion des Gehirns befindet sich zwischen der hinteren (okzipital) und der mittleren Region (central). Durch die Störung dieses Hirngebiets werden die aus der linken Körperhälfte eintreffenden Informationen nicht in das übrige neuronale Netzwerk des Körperschemas eingespeist. Der rechte parietale Kortex gilt nach gegenwärtiger Kenntnis als dasjenige Hirngebiet, das die sensorischen Informationen aus verschiedenen Sinnessystemen – auch die Rezeptorinformationen des Tastsinnessystems – miteinander verbindet. Störungen dieses Hirngebiets haben deshalb einen gravierenden Einfluss auf das Erleben des eigenen Körpers.[17] Betroffene erleben ihren auf neuronaler Ebene unvollständig »zusammengesetzten Körper« allerdings nicht als unvollständig oder verzerrt, sondern als unversehrte körperliche Einheit. Für sie besteht kein Widerspruch zwischen der objektiven Realität der Bewegungseinschränkung und dem objektiven Vermögen zur willentlichen Bewegungsausführung.

Die Funktionsstörungen des rechten Parietalkortex bei der Verarbeitung von Tastsinnesreizen sind an einer weiteren, sehr eindrucksvollen Ausfallerscheinung zu beobachten. Um diese zu erkennen, wird der Patient gebeten, einen Alltagsgegenstand (Kamm, Zahnbürste, Brille, Streichholzschachtel) mit verbundenen Augen allein durch tastende Erkundungen zu erkennen. Er kann sich dafür so lange wie nötig Zeit lassen, und wenn er das Objekt identifiziert hat, soll er es benennen. Gesunden Menschen gelingt diese Übung innerhalb von ein bis zwei Sekunden. Patienten mit einer schweren Schädigung des rechten Parietalkortex ist es dagegen unmöglich, die ertasteten Details zu einem einheitlichen Ganzen zusammenzufügen. Diese besondere Form der Störung wird als »Astereognosie« oder »taktile Agnosie« bezeichnet.[18]

Weil im Alltag eher selten die Anforderung besteht, mit geschlossenen Augen ein Objekt haptisch zu erkennen, nehmen Betroffene dieses integrative Defizit nicht wahr. Für das neuropsychologische Verständnis der speziellen Funktionen des rechten parietalen Kortex sind derartige Störungen jedoch sehr bedeutungsvoll. Da rechtsparietale Integrationsstörungen relativ selten isoliert vorkommen, wissen wir noch wenig über die neuronalen Grundlagen. Die vorliegenden Befunde deuten jedoch darauf hin, dass die neuronale Verarbeitung tastsensibler und körperbezogener Informationen dieses integrativen Prozessors bedarf. Bei näherer Betrachtung sind offenbar auch Erkrankungen, bei denen bisher nicht gestörte Integrationsprozesse als Auslöser vermutet wurden, von dieser spezifischen Störung verursacht.

Tastsinnesstörungen als frühe Anzeichen einer Demenz?

Eine fehlerhafte Verarbeitung von Tastsinnesreizen bei der tastenden Erkundung von Alltagsgegenständen zeigt sich auch bei schweren neurodegenerativen Erkrankungen, etwa bei Demenz.[19] Die neurobiologische Ursache hierfür ist eine Störung der verschiedenen Gedächtnisfunktionen. Insbesondere die gestörten Kurzzeitspeicherprozesse, die durch Schädigung der Nervenzellen des Hippocampus verursacht werden, verhindern effektive Speicherprozesse, die für das vollständige Erkennen eines Objekts notwendig wären. Die gestörten Gedächtnisprozesse überlagern den gesamten Wahrnehmungsprozess, sodass mit fortschreitender Erkrankung auch das Sehen und das Hören betroffen sind.

Eine der bekanntesten Formen von Demenz ist die Alzheimersche Krankheit. Diese unheilbare Erkrankung der Nervenzellen ist langsam fortschreitend. Sie beginnt in der Regel mit leichten kognitiven Beeinträchtigungen in Form von Gedächtnisstörungen, deren Ursache nicht auf Schlafmangel, Vitamin-B-Mangel, Depressionen oder andere Faktoren zurückgeführt werden kann. Weil die Alzheimer-Demenz selbst noch nicht medikamentös behandelt werden kann, wird versucht, frühe Anzeichen für eine sichere Diagnose zu finden. Hinter dieser Suche verbirgt sich die Hoffnung, dass es eines Tages möglich sein wird, schon bei Beginn der Erkrankung medikamentös den weiteren Verlauf positiv zu beeinflussen. Weil andere Verfahren hinreichend aufwendig und durchaus mit Gefahren für die Patienten verbunden sind, konzentrierte man sich dabei meist auf bildgebende Verfahren (zum Beispiel CT, MRT, fMRT, PET, SPECT). Dabei können – in gewissen Grenzen – Gewebeveränderungen des Gehirns sichtbar gemacht werden. Doch aufgrund des eingeschränkten räumlichen Auflösungsvermögens sind diese diagnostischen Methoden, besonders bei kleinsten Gewebeveränderungen, nicht hinreichend zuverlässig.[20]

Aus diesem Grund wird seit Langem auch versucht, anhand veränderter Wahrnehmungs- und Kognitionsprozesse den Beginn einer demenziellen Erkrankung festzustellen. Durch geeignete und standardisierte neuropsychologische Testverfahren sollen hirnfunktionelle Defizite aufgedeckt werden, die weder im Alltag offensichtlich werden noch mit anderen Untersuchungsverfahren entdeckt werden können. Erfolgreiche Beispiele für diesen Ansatz zeigen wahrnehmungspsychologische Untersuchungen der Geruchsfähigkeit von Parkinson-Patienten. Noch bevor sich die für die Parkinsonerkrankung typischen Veränderungen der Motorik einstellen, können durch Geruchstests Einschränkungen in diesem Sinnessystem diagnostiziert werden.[21]

Einen ähnlichen Beleg haben wir im Bereich der Tastsinneswahrnehmung für die Früherkennung der Alzheimer-Demenz gesucht. Dabei gingen wir von der Hypothese aus, dass sich die veränderten Gedächtnisprozesse in sehr frühen Stadien der Erkrankung auch bei der Erkennung einfacher haptischer Strukturen nachweisen lassen sollten. Als frühe Erkrankungsform – die sich potenziell zu einer demenziellen Erkrankung entwickeln kann – gelten *leichte kognitive Störungen.* Betroffene klagen über geringfügige Gedächtnisstörungen und depressive Verstimmungen, die jedoch noch nicht so stark sind, dass sie das Alltagshandeln objektiv beeinträchtigen. Diese Patienten haben noch keine Schwierigkeiten, Alltagsgegenstände allein durch haptische Exploration zu erkennen, sodass es wenig effektiv wäre, die Leistungen ihres Tastsinnessystems mit einem Testverfahren zur Ermittlung einer Astereognosie (dem weiter oben erwähnten haptischen Erkunden eines Kammes, einer Zahnbürste o. Ä.) zu untersuchen. Deshalb nutzten wir Tiefenreliefmuster (s. Abbildung 14).

Die Reliefs waren in stabile Kunststoffplatten mit den Maßen 13 × 13 Zentimeter gefräst. Für die Probanden bestand die Aufgabe darin, ein Tiefenrelief so lange blind abzutasten, bis sie dessen vollständige Struktur erkannt hatten, und es anschließend – sehenden Auges – zeichnerisch wiederzugeben. Um Vergleiche herstellen zu können, testeten wir gesunde Probanden im Alter zwischen 75 und 85 Jahren sowie Patienten mit leichten kognitiven Störungen und solche mit milden Formen einer Demenz. Der statistische Vergleich der Reliefzeichnungen ergab, dass gesunde Menschen im hohen Lebensalter die gestellte Aufgabe sehr gut bewältigen konnten. Die Zeichnungen entsprachen auch in den Details den Strukturen der Tiefenreliefs. Dagegen hatten die Probanden mit leichten kognitiven Störungen offenbar Mühe, die Einzelheiten zu erkennen – besonders bei komplexeren Reliefs – und in das Gesamtbild zu integrieren. Bei den Patienten mit milder Demenz zeigte sich wie erwartet, dass auf neuronaler Ebene der Zusammenhang zwischen den Abtastbewegungen und den Reliefelementen nicht mehr hergestellt werden konnte. Die Zeichnungen dieser Gruppe entsprachen eher der Fantasie der Probanden als den objektiven Verhältnissen. Welche Teilprozesse bei den Patienten mit leichten kognitiven Störungen zu den verzerrten und fehlerhaften Reliefzeichnungen beitrugen, kann derzeit nicht mit Sicherheit bestimmt werden. Es können sowohl die sensorischen Integrationsleistungen als auch die neuronalen Speicher- und Abrufprozesse beeinträchtigt gewesen sein.

Diese Ergebnisse vermitteln den Eindruck, dass dieser einfache Test dazu beitragen könnte, neurodegenerative Erkrankungen bereits in einem Stadium zu erkennen, das – gemessen an den Alltagseinschränkungen – noch keinen Anlass zur Besorgnis gibt, doch leider konnte dieses Forschungsprojekt aufgrund fehlender Forschungsmittel nicht weiter verfolgt werden.[22]

Der Super-GAU: Körperschemastörungen

Psychische Erkrankungen sind komplexe Phänomene mit weitreichenden Folgen für das Erleben und Verhalten der Betroffenen und teilweise auch für deren soziales Umfeld. Das Spektrum dieser Erkrankungen ist ausgesprochen vielfältig, und in der Regel sind Wahrnehmungs- und Denkprozesse ebenso betroffen wie emotionale Prozesse.

Körperwahrnehmungsstörungen treten bei verschiedenen psychischen Erkrankungen in unterschiedlicher Ausprägung und Intensität auf. Unterschieden werden kann zwischen Störungen des *Körperbilds* und des *Körperschemas*.[23] Milde Formen eines gestörten Körperbilds können sich bei jedem von uns in einer Vergleichssituation zu anderen Menschen – zum Beispiel bei einem Strandbesuch im Sommer – einstellen. Nicht selten empfinden wir in derartigen Kontexten den eigenen, vielleicht eher untrainierten Körper als wenig attraktiv. Verschwindet der Vergleichsreiz wieder und erhalten wir zudem ein paar aufmunternde Worte von der oder dem Liebsten, erlöschen in der Regel sowohl die negative Bewertung wie auch die damit verbundenen Gefühle. Störungen des Körperbilds können in unterschiedlich starker Ausprägung vorliegen und mit anderen psychischen Störungen wie Persönlichkeitsstörungen verbunden sein. Sie können unabhängig von Körperschemastörungen auftreten, während diese in der Regel mit einer Störung des Körperbilds einhergehen.

Weil es sich beim Körperschema – dem neuronalen Konzept der eigenen Körperlichkeit (s. Kapitel 1) – um einen dem Bewusstsein nicht zugänglichen Prozess handelt, wird eine Störung desselben von den Betroffenen nicht wahrgenommen. Für Außenstehende ist es daher nicht leicht zu erkennen, ob es sich bei der Störung lediglich um eine des Körperbilds handelt oder um eine »tiefer liegende« des Körperschemas, in deren Folge sich die Körperbildstörung manifestiert. Diagnose und Behandlung sind mit dem grundsätzlichen Problem behaftet, dass eine Körperschemastörung dem System der Sprache nicht zugänglich ist.

Derartige Störungen können stark in den Lebensvollzug der Betroffenen eingreifen und sogar lebensbedrohliche Auswirkungen haben, wie die nachfolgend beschriebenen Krankheitsbilder zeigen.

Arme und Beine, die nicht zum Gehirn passen

Zu den außerordentlichsten und seltenen Formen einer schweren Körperschemastörung gehört ein Krankheitsbild, das bereits im Namen auf die Besonderheit verweist. Im deutschen Sprachraum wird sie als »Körperintegritätsidentitätsstörung« bezeichnet, gebräuchlicher ist der englische Begriff *Body Integrity Identity Disorder* (BIID).[24]

Menschen mit BIID glauben, dass einzelne Körperglieder nicht zu ihrem Körper gehören – obgleich sie sie im Alltag vollwertig benutzen –, oder wünschen sich Blindheit, Taubheit oder sonstige sensorische Einschränkungen herbei. Mit dieser Grundempfindung ist die feste Überzeugung verbunden, dass die entsprechende Gliedmaße durch Amputation entfernt oder das betreffende Sinnessystem durch eine Operation funktionslos gemacht werden muss. Dem Bedürfnis nach Verlust eines Körperglieds oder dem Wunsch nach einer vollständigen Lähmung beider Beine, was ebenfalls zum Erscheinungsbild dieser Erkrankung gehören kann, helfen die Betroffenen in der Regel dadurch nach, dass sie die Gliedmaße durch Abbinden oder sonstige Fixierung mechanisch blockieren. Um trotzdem bewegungsfähig zu bleiben, nutzen sie Gehstöcke, Krücken oder Rollstühle. Um den Zustand völliger Blindheit oder Taubheit zumindest ansatzweise herzustellen, unterdrücken sie die Sinnesreize zum Beispiel mithilfe einer Augenbinde oder indem sie sich die Ohren verstopfen. Häufig verbergen sie diese Manipulationen schamhaft, denn sie wissen, dass es dem sozialen – und auch dem medizinischen – Umfeld schwerfällt, sich in ihren besonderen Erlebenszustand hineinzuversetzen. Daher können sie in das gesellschaftliche Gefüge der Arbeitswelt und in ein soziales Netzwerk integriert sein, sogar eine feste Partnerschaft unterhalten, und sofern es ihnen gelingt, ihr »Doppelleben« aufrechtzuerhalten, kann die Störung vom sozialen Umfeld vollständig unbemerkt bleiben.

Von BIID betroffene Menschen berichten überwiegend, dass die Störung des Körperempfindens bereits im Alter von ca. sechs Jahren erstmalig auftrat. Mit zunehmendem Lebensalter verstärkt sich das Erleben eines »unvollständigen, falschen« Körpers. Die Mehrzahl von ihnen verfügt über eine Hochschulausbildung und ist beruflich sehr ehrgeizig. Tendenziell sind mehr Männer als Frauen betroffen.

Die Patienten weisen in der Regel keine körperlichen oder sonstigen kognitiven Störungen auf. Sie sind nach gegenwärtigem Kenntnisstand hirnorganisch gesund, das heißt, es finden sich keine strukturellen Veränderungen des Gehirns, die mit den heute zur Verfügung stehenden Untersuchungsmethoden erfassbar wären. Die psychiatrische Diagnostik ergibt keine Anhaltspunkte für das Vorliegen einer Psychose oder einer schizophrenen Erkrankung. Bedingt durch den hohen Leidensdruck, entstehen bei den Betroffenen allerdings häufig depressive Symptome. Zum einen erfahren sie relativ schnell, dass das medizinische System mit ihrer besonderen Form des Leidens überfordert ist, denn vielfach kennen Mediziner wie auch Psychologen dieses bizarre Krankheitsbild gar nicht.[25] Zum anderen fühlen sie sich mit ihrem Leiden allein gelassen, da ihrem Wunsch nach Amputation oder sonstiger Körperveränderung nach hier geltendem Recht aus ärztlicher und juristischer Sicht nicht nachgegeben werden kann. Und weil sich ihr Körperempfinden trotz der mechanischen Manipulationen nicht verändert, verstärkt sich der Leidensdruck stetig. Gegenüber psychotherapeutischen oder psychiatrischen Interventionen sind die Betroffenen nur teilweise aufgeschlossen. Ohnehin gibt es wenige Einrichtungen, die mit dieser besonderen Form der Körperschemastörung therapeutische Erfahrungen sammeln und somit spezifische Behandlungskompetenz entwickeln konnten.

Vor diesem schwierigen Hintergrund nehmen einige der Patienten die erwünschte Amputation selbst vor oder verletzten sich vorsätzlich so stark, dass in der nachfolgenden notärztlichen Behandlung nur wenig Spielraum für Erhaltungsmaßnahmen bleibt. In beiden Fällen entstehen dadurch in der Regel lebensbedrohliche Situationen. Nicht selten lassen Betroffene den von ihnen für notwendig erachteten Körpereingriff im Ausland durchführen, und ein Großteil, wenn auch nicht alle, ist danach ohne Beschwerden und ohne Leidensdruck. Bei einem anderen Teil verschiebt sich das körperliche Missempfinden auf ein anderes Gliedmaß.

Die Versuche, diesem Störungsbild beizukommen, erscheinen wenig vielversprechend, denn die bisher vorliegenden Daten zu den möglichen Ursachen dieser Erkrankung legen die Vermutung nahe, dass es sich um eine neurobiologische Funktionsstörung des *rechten parietalen Kortex* handelt, die sich im frühen Kindesalter entwickelt. Welcher Prozess diese Funktionsstörung auslöst, ist bisher nicht bekannt.

Die qualvolle Illusion vom entstellten Körper

Ebenso wenig nachvollziehbar ist eine weitere krankhafte Veränderung des Körperschemas: die körperdysmorphe Störung. Bei dieser Erkrankung sind die Patienten überwertig – also fast wahnhaft – davon überzeugt, dass ihr Gesicht oder ein anderer Körperteil entstellt ist, wobei diese Empfindung nicht auf einem tatsächlichen und objektiv feststellbaren Makel basiert. So erleben Betroffene geringste Unebenheiten oder farbliche Veränderungen zum Beispiel der Gesichtshaut – die bei 65 Prozent der Patienten von Fehlwahrnehmungen betroffen ist – als schwere Entstellung. Aber auch die Form der Haare, der Ohren, der Nase und andere Körperbereiche können als entstellt empfunden werden. In seltenen Fällen erleben die Patienten ihre gesamte körperliche Gestalt als »monsterhaft«. Werden sie damit konfrontiert, dass kein Makel und keine Entstellung erkennbar ist, reagieren die meisten völlig verständnislos, da sie davon überzeugt sind, dass ihre Wahrnehmung richtig ist und dass sie gegenteiligen Äußerungen keinen Glauben schenken können. Nur wenige erleben ihr Verhalten als Krankheit.

Betroffene verbringen zum Teil mehr als sechs Stunden am Tag vor dem Spiegel – und unterbrechen sogar ihren Nachtschlaf –, um durch Schminken oder andere Maßnahmen dem vermeintlichen gravierenden Makel beizukommen. Sie sind felsenfest davon überzeugt, dass alle Menschen die »Entstellung« wahrnehmen, jedoch aus Höflichkeit nicht offen ansprechen. Sie sind zudem von der panischen Angst beherrscht, dass sie aufgrund ihres »Makels« sozial abgewertet werden. Weil sie aber mit ihrem Verhalten das soziale Umfeld in der Regel vollständig überfordern, erfahren sie tatsächlich ein hohes Maß an sozialer Ablehnung, was sehr häufig zu einem vollständigen sozialen Rückzug führt. Nur wenige sind in der Lage, Freundschafts- oder Liebesbeziehungen einzugehen. Gleichzeitig leiden die Betroffenen unter ihrer sozialen Isolation, der sie scheinbar ohne Alternativen ausgesetzt sind.

Dieser Leidensdruck ist schließlich dafür verantwortlich, dass sie – je nach vermeintlichem Makel – zunächst Hilfe bei einem Dermatologen suchen, der aber keine signifikanten Hautstörungen feststellen wird, oder sich gleich an einen kosmetischen Chirurgen wenden. Zum Teil unterziehen sich die Patienten zahlreichen kosmetischen Operationen, ihre Wahrnehmung des betreffenden Körperteils ändert sich dadurch jedoch nicht – oder es findet eine Verlagerung auf ein anderes Körpergebiet statt. Die jahrelange Odyssee voller erfolgloser Versuche, eine Veränderung herbeizuführen, führt bei fast allen Patienten zur Entwicklung schwerer depressiver Symptome. 80 Prozent berichten von Selbstmordgedanken, ein Viertel der Betroffenen muss wegen Suizidversuchen behandelt werden. Etwa die Hälfte der Patienten reagiert auf den Leidensdruck mit einer Flucht in den Medikamenten- oder Alkoholmissbrauch.

Die seltsame und quälende körperdysmorphe Störung beginnt mit ca. 16 Jahren und tritt bei beiden Geschlechtern annähernd gleich häufig auf. Epidemiologische Studien haben gezeigt, dass ca. 2,4 Prozent der Gesamtbevölkerung davon betroffen sind – weit mehr, als an Schizophrenie oder Magersucht leiden. Je nach Schwere der Erkrankung können die Patienten die Schul- oder Berufsausbildung nicht abschließen, und oftmals ist ihre Erwerbsfähigkeit beeinträchtigt. Wird die Erkrankung nicht behandelt, verläuft sie chronisch, ohne Aussicht auf Besserung. Aus Scham und Angst vor Unverständnis wenden sich die Betroffenen, wenn überhaupt, erst nach einigen Jahren des Leidens erstmalig an einen Psychologen oder Psychiater. Darüber hinaus werden aus Unkenntnis über diese spezielle Form der Körperschemastörung die Symptome der Patienten oft jahrelang falsch diagnostiziert und somit auch falsch behandelt. Auch viele Ärzte der kosmetischen Chirurgie kennen die körperdysmorphe Störung nicht, und die mangelnde Kooperation mit psychologischen Fachkollegen verlängert die Leidensdauer der Patienten unnötig. Doch selbst wenn die Erkrankung richtig diagnostiziert wird, steht oft die fehlende Einsicht der Betroffenen einer Psychotherapie entgegen. Nicht zuletzt deswegen hat sich die pharmakologische Behandlung der Patienten durchgesetzt.

Die Ursachen der körperdysmorphen Störung sind bis heute nicht geklärt. In mehreren Studien konnten starke Veränderungen des Hirnvolumens in verschiedenen Gebieten festgestellt werden. Teilweise wurden Volumenminderungen als auch Volumenzunahmen – je nach Hirnregion – beobachtet. Zudem konnte eine Studie mit Positronen-Emissions-Tomografie (PET) den Nachweis abnormaler parietaler und okzipitaler Hirnstrukturen erbringen. Diese wenigen Daten lassen den vorsichtigen Schluss zu, dass die für Körperschemaprozesse verantwortlichen neuronalen Strukturen auch bei dieser Erkrankung von der Norm abweichen.

Weil nach meinem Verständnis jeder Wahrnehmungsprozess durch die neuronale Repräsentation des eigenen Körpers beeinflusst wird, unterliegen auch alle visuellen Informationen über den Körper dem neuronalen Prozessor des Körperschemas. Die Patienten können demnach nur in dem Maß visuelle Informationen über ihren Körper verarbeiten, wie es ihr Körperschema zulässt. Deshalb sehen die Patienten im Spiegel nicht eine objektiv unversehrte, sondern eine durch das verzerrte Körperschema »verformte« Haut. Obwohl wir aus der Wahrnehmungsforschung schon sehr lange wissen, dass ein Wahrnehmungsprozess immer ein konstruktiver und individuell einmaliger Prozess ist, lehrt uns diese Erkrankung noch einmal besonders eindringlich: Jeder Wahrnehmungsprozess wird von der eigenen Körperlichkeit und durch die dafür verantwortlichen neuronalen Prozesse des Körperschemas beeinflusst. Deshalb ist weder die Wahrnehmung des eigenen Körpers noch die der äußeren physikalischen Welt eine Eins-zueins-Kopie objektiver Tatbestände, sondern ein konstruktiver Prozess, der krankheitswertig verändert sein kann.

Hungern für den neuronalen Zerrspiegel

Im Alten Testament kommt in Psalm 109 ein Mensch zu Wort, der offenbar das religiös motivierte Fasten über das erträgliche Maß hinaus betrieben hat: »Meine Knie sind schwach vom Fasten, und mein Leib ist mager und hat kein Fett. Ich bin ihnen zum Spott geworden; wenn sie mich sehen, schütteln sie den Kopf.« Auch heute, viele Tausend Jahre nachdem dieser Text verfasst wurde, begegnen uns im Alltag Menschen – vor allem Jugendliche –, deren Körper zum Erbarmen abgemagert ist, obgleich keine körperliche Erkrankung für diesen Zustand verantwortlich ist.

Woher kommt es, dass ein Mensch plötzlich die Nahrungsaufnahme so weit reduziert, dass er Woche um Woche auf drastische Weise Gewicht verliert? Warum sind es zu 95 Prozent Mädchen und nur wenige Jungen? Und weshalb erkennen diese jungen Menschen ihren lebensbedrohlichen Zustand selbst dann nicht, wenn sie intensivmedizinisch versorgt werden müssen? Das Phänomen, von dem hier die Rede ist, wird als psychische Erkrankung klassifiziert und als Anorexia nervosa (Magersucht) bezeichnet.[26] Durchschnittlich beginnt die Erkrankung mit ca. 14 bis 15 Jahren. Es häufen sich jedoch Fälle mit einem Beginn von ca. zehn Jahren.

So rätselhaft diese Erkrankung für Angehörige und selbst für Fachleute ist, so bedenklich ist die große Anzahl Betroffener. Noch bedenklicher ist der Umstand, dass offenbar pro Jahr immer mehr junge Menschen an Magersucht erkranken.[27] Schließlich müssen wir auch zur Kenntnis nehmen, dass trotz erstaunlicher Leistungen in der Medizin immer noch zwischen zehn und 15 Prozent der Betroffenen an den Folgen dieser Erkrankung oder durch Suizid versterben. Damit zählt Magersucht zu den häufigsten Todesursachen bei jungen Mädchen und Frauen. Deutschland ist in dieser Hinsicht kein Sonderfall, in fast allen Ländern ist dieser Trend zu verzeichnen.

Zu den wesentlichen Kennzeichen der Erkrankung gehört ein stetiger und rapider Gewichtsverlust, der durch Einschränkung der Nahrungsaufnahme und häufig zusätzlich durch absichtliches Erbrechen herbeigeführt wird. Fast alle Patienten sind zudem übermäßig körperlich aktiv. Sehr häufig sind sie – trotz reduzierter Ernährung – auf den innerstädtischen Laufstrecken oder in Fitnessstudios anzutreffen. Alle Betroffenen können ihr Verhalten rational »begründen« und es als notwendige Folge einer übermäßigen Angst vor Gewichtszunahme darstellen. Selbst wenn kein objektiver Anlass für diese Besorgnis besteht, sind sie fest davon überzeugt, dass sie gerechtfertigt ist.

Die Angst vor einer unkontrollierten Gewichtszunahme wird von einer Körperbildstörung auf der Grundlage einer schweren Körperschemastörung gespeist. Die Patienten erleben entgegen aller objektiven Befunde ihren krankhaft abgemagerten Körper als fett und aufgedunsen. Werden sie gebeten, die von ihnen besonders kritisch wahrgenommenen Körperbereiche zu zeigen, verweisen sie mit hinreichendem Entsetzen auf ihre als verfettet erlebten Oberschenkel, Arme oder Bereiche des Bauchs. Und wenn besorgte und verzweifelte Eltern in der Konfrontation mit einem Spiegel die Tochter – oder den Sohn – händeringend darum bitten, den abgemagerten Körper als objektiven Tatbestand anzuerkennen, kann sie diese Wahrnehmung nicht teilen.

Patienten mit Magersucht können die Perspektive der anderen einfach nicht verstehen, und die Erkenntnis, dass sich ihr Verhalten fernab einer gesunden Norm verortet, ist ihnen schlichtweg nicht zugänglich. Appelle an die von uns allseits so geschätzte Vernunft prallen daher an ihnen ab. Sie leben in einem sich selbst stabilisierenden kognitiven sowie emotionalen Gefängnis, ohne Krankheitseinsicht und ohne sich dessen bewusst werden zu können. In dem aus Patientensicht schlüssigen Gefüge aus Angst vor Gewichtszunahme, Selbstwertminderung und Ekel vor dem eigenen Körper wirken die therapeutischen Angebote notwendigerweise wie ein Angriff, der gegen sie gerichtet ist. Diese lebensgefährliche Distanz ist ein Wesensmerkmal der Erkrankung und unterliegt nicht dem bewussten Wollen der Patienten.

Die körperlichen Folgen von Magersucht sind sehr vielfältig und durchaus lebensbedrohlich. Durch den Nahrungsmangel verändern sich die Spiegel der körpereigenen Hormone drastisch, sodass fast alle körperlichen und auch die neuronalen Reifungsprozesse praktisch zum Erliegen kommen. Sekundäre und tertiäre Geschlechtsmerkmale entwickeln sich nicht altersgerecht. Auch das Längenwachstum kommt zum Stillstand. Die Betroffenen verharren in einem Reifungsstadium, das vom Zeitpunkt des Beginns und vom Ausmaß der Nahrungseinschränkung bestimmt wird. Mit Fortschreiten der Erkrankung und der Verringerung der weiblichen Geschlechtshormone bildet sich bei weiblichen Patienten wie bereits beschrieben die Lanugobehaarung aus, erkennbar an einem sehr feinen Haarfilm, der auch das Gesicht bedecken kann und die Haut gräulich erscheinen lässt. Der Mangelzustand des Körpers wird insbesondere durch eine auffällig trockene Haut offensichtlich. Durch die Mangelernährung bei gleichzeitig erhöhter körperlicher Aktivität wird das Herz-Kreislauf-System stark belastet. Es treten daher Herzrhythmusstörungen bis hin zum Herzstillstand auf. Der physiologische Kollaps des Herz-Kreislauf-Systems führt in den meisten Fällen zur ersten stationären Aufnahme der Patienten und zu einer intensivmedizinischen Versorgung. Zudem führt die Unterversorgung des Magen-Darm-Trakts zu zahlreichen Symptomen mit krankheitswertigen Veränderungen, die bis zu Darmverschluss und Niereninsuffizienz führen können.

Weil die für die Körperwärmeproduktion notwendigen Energieressourcen nicht zur Verfügung stehen, befinden sich die Patienten ständig in einem Zustand der Hypothermie (33 bis 35 °C), zu erkennen an einer bläulichen Färbung der Finger und Hände, die sich auch bei körperlicher Aktivität und sehr warmen Außentemperaturen nicht verändert. Die Patienten sind buchstäblich eiskalt. Weil sich jedoch die Wahrnehmungsschwellen sowohl für Schmerz- als auch für Temperaturreize im Rahmen der Erkrankung verändern, ist das Empfinden der Patienten gegenüber diesen Reizqualitäten nicht adäquat. Nicht nur die exterozeptiven Leistungen sind bei anorektischen Patienten verändert, sondern auch die interozeptiven. So spüren die Patienten die Untertemperatur ihres Körpers nicht und sind weder zu einer adäquaten Hungerwahrnehmung noch zu dem gemeinhin als angenehm erlebten Sättigungsgefühl in der Lage.[28]

Mit Fortschreiten der Erkrankung ist die Muskulatur so stark geschwächt, dass es den Patienten nicht mehr möglich ist, ohne fremde Hilfe zu gehen. Auf diese Weise können solch bizarre Situationen entstehen, dass Abiturienten im hoffnungsfrohen Alter von 17, 18 Jahren versuchen, den Anforderungen der Schule im Rollstuhl zu genügen. Aus Angst vor gesellschaftlicher Ächtung übergehen die Erziehungsberechtigten nicht selten die dringende Behandlungsbedürftigkeit des eigenen Kindes und begründen mit rationalen Argumenten den weiteren Schulbesuch.

Die psychische Situation der Patienten begünstigt und stabilisiert sowohl den Beginn der Erkrankung als auch dessen Verlauf. Betroffene sind in der Regel ängstlich-depressiv bezüglich ihres Körpers und zeigen häufig stark zwanghaftes Verhalten mit perfektionistischen Ansprüchen an das eigene Handeln. Getragen von einer meist überdurchschnittlichen Intelligenz, verbinden sich die psychopathologischen Persönlichkeitsaspekte zu einer generell hohen Leistungsbereitschaft – diese leistungsorientierte Grundhaltung entspricht in der Regel den Normen und Ansprüchen des familiären Umfelds –, weshalb magersüchtige Patienten zu den besten Schülern zählen. Trotz dieser Umstände besteht bei allen Patienten eine stark ausgeprägte Minderung des Selbstwerts.

Nachträglich können die meisten Patienten sogenannte Auslösefaktoren benennen, die aus ihrer Sicht den Beginn der Erkrankung markieren. Je nach Fallgeschichte werden körperlich abwertende soziale Ereignisse aus dem häuslichen oder schulischen Umfeld genannt, schwerste seelische und körperliche Misshandlungen, aber auch mediale Vorbilder.[29] Bislang ist wissenschaftlich nicht eindeutig geklärt, ob es sich bei den nachträglich als Auslöser festgestellten Ereignissen und kausalen Verknüpfungen mit dem Erkrankungsbeginn tatsächlich um krankheitsauslösende Faktoren handelt. Relativ übereinstimmend ist jedoch die Anfangsphase der Erkrankung, bei der die Patienten die Nahrungsaufnahme extrem kontrollieren und nach und nach reduzieren. Oft wird dies gegenüber den Familienangehörigen mit einer zeitweiligen Diät begründet, was akzeptiert oder sogar unterstützt wird. Besonders tragisch sind jene Fälle, bei denen die Patienten ein diätisches Vorbild in einem Elternteil finden und hierdurch Unterstützung und Motivation für ihr Handeln erfahren. Auf diese Weise gelangen selbst sechsjährige Kinder schon in einen verzweifelten Kreislauf aus mangelnder Körperakzeptanz und Diätfantasien.

Sofern es das Körpergewicht der Patienten erlaubt, erfolgt die Behandlung ambulant. Je geringer das Körpergewicht, umso dringlicher ist ein stationärer Aufenthalt in einer psychiatrischen oder psychosomatischen Klinik angeraten. Zur Orientierung: Ein 14-jähriges Mädchen, das seit mehreren Monaten bei einer Größe von 160 Zentimeter ein Körpergewicht von nur 37 Kilogramm auf die Waage bringt (das ergibt einen Body-Mass-Index – BMI – von 14,5)[30], sollte sofort stationär behandelt werden, denn es besteht die Gefahr, dass der Gewichtsverlust weiter fortschreitet. Altersgerecht und gesund wäre für dieses Mädchen ein Körpergewicht zwischen 48 und 61 Kilogramm.

Ob eine Behandlung erfolgreich sein kann, ist unter anderem von der Erkrankungsdauer abhängig. Je früher eine Magersucht diagnostiziert und behandelt wird, umso größer sind die Chancen, dass die Betroffenen später symptomfrei leben können. Patienten, die bereits seit fünf bis sechs Jahren daran erkrankt sind, haben dagegen deutlich schlechtere Aussichten auf eine vollständige Genesung. In diesem Fall zielen viele klinische Einrichtungen weniger auf eine Heilung als vielmehr auf eine Stabilisierung des Gesamtzustands. Grundsätzlich ist die Behandlung der Anorexia nervosa schon allein aufgrund der fehlenden Einsicht der Patienten ausgesprochen schwierig.

Weil es für diese Erkrankung keine spezifischen medikamentösen Therapien gibt, verbleiben allein psychotherapeutische Interventionen.[31] Hierzu zählen sehr verschiedene Verfahren, die jedoch allesamt versuchen, die vermeintlich zugrunde liegenden psychischen Probleme und Störungen durch therapeutische Gespräche zu lösen. In vielen Kliniken bestehen die Therapieangebote aus einer Kombination von Verfahren, wobei teilweise auch die Familienangehörigen mit einbezogen werden. Im Zentrum der Bemühungen stehen, wie nicht anders zu erwarten, dringend notwendige Veränderungen des Essverhaltens. Durch Einsicht und auch durch Übung sollen die Patienten lernen, dass eine geregelte Nahrungsaufnahme eine notwendige Voraussetzung für die Erhaltung und die Entfaltung ihres Lebens ist. Strenge Essenspläne und sogar vertraglich besiegelte Gewichtsvereinbarungen sollen ihnen einen neuen und substanziellen Zugang zu ihrer Ernährung ermöglichen. Zudem werden ihre Ängste angesprochen und wird versucht, ihnen gestörte Bewertungs- und Verarbeitungsmuster bewusst zu machen.

Die Mühen dieser therapeutischen Arbeit erinnern an griechische Sagenhelden. In der Regel sind mehrjährige Therapieprozesse notwendig, damit die Erkrankung vollständig bewältigt oder zumindest ein Zustand erreicht wird, der den

Patienten ein selbstständiges Leben ermöglicht. Je nach Studie schwanken die Angaben über die Heilungserfolge durch Psychotherapie. Einige sprechen von einem Viertel aller behandelten Patienten, die als dauerhaft geheilt bezeichnet werden können.[32] Der Rest verteilt sich auf jene Fälle, die nach einer anorektischen Phase an Bulimia nervosa (Ess-Brech-Sucht) oder an einer anderen Sucht erkranken. Chronische Verläufe mit und ohne Todesfolge bilden den traurigen Anteil der Patienten, denen mit psychotherapeutischen Interventionen nicht geholfen werden konnte. Trotz der hochkritischen Krankheitsverläufe mit Todesfolge ist sich ein Großteil der wissenschaftlich-klinischen Gemeinde einig darin, dass die sogenannte kognitive Verhaltenstherapie die derzeit beste Methode zur Behandlung der Magersucht darstellt. In unzähligen Studien wurden die Erfolgsquoten dieser Methode bestätigt, obgleich die Untersuchungszeiträume oft kaum weiter reichten als bis zu einem Jahr nach der Behandlung.[33] Auch Vergleichsstudien zur Wirkung anderer sprachbezogener Psychotherapieverfahren finden sich vereinzelt.[34] Werden jedoch im Rahmen metaanalytischer Vergleiche die therapeutischen Erfolge verschiedener Therapieformen untersucht, dann zeigen sich für keine spezifische Vorteile bei der Behandlung von Anorexia-nervosa-Patienten.[35] Derzeit kann somit kein Therapieverfahren für sich beanspruchen, dass mit seiner Anwendung die Behandlungserfolge garantiert wären.[36]

Die biologischen und die sozialen Ursachen für die Entstehung dieser Erkrankung sind nicht vollständig aufgeklärt. Genetische Analysen ergaben Hinweise auf spezifische Merkmale bei den Patienten. Ebenso konnten gestörte familiäre Interaktionsprozesse als verursachende und die Krankheit stabilisierende Faktoren festgestellt werden.[37] Traumatische Ereignisse wie auch kulturell bedingte und inadäquate körperliche Zielvorstellungen können die Entstehung einer Anorexia nervosa ebenfalls begünstigen. In jedem einzelnen Fall führt offenbar ein Komplex aus individueller Veranlagung und äußeren Faktoren zur schleichenden Etablierung der Erkrankung.

Bis heute sind auch die Ursachen für das irreparabel verzerrte Körperschema dieser Patienten unklar. Welche Hirnprozesse können für die falsche Verarbeitung von Körperreizen verantwortlich sein, und entsteht ein gestörtes Körperschema aus dem Nichts oder entwickelt sich die Verzerrung im Verlauf von Jahren? Warum gelingt es Patienten auch nach jahrelanger psychotherapeutischer Behandlung nicht, ihren Körper so zu erleben, wie er objektiv ist? Auf diese Fragen gibt es immer noch keine vollständig befriedigenden Antworten, aber wir haben mit unseren Studien im Haptik-Labor vielleicht ein wenig dazu beigetragen, das Phänomen der Körperschemastörung bei anorektischen Patienten aus einer anderen Perspektive zu betrachten.

Dabei war es einem Zufall geschuldet, dass wir uns mit klinischen Fragestellungen beschäftigten. Sie erinnern sich an Probandin Nr. 25? Ein ungewöhnlicher und unerwarteter »Datenausreißer«, der bei sonstigen Studien sicherlich kaum Beachtung gefunden hätte. Wie erwähnt, ergab die Suche nach neurobiologischen Erklärungsmodellen in der Forschungsliteratur der 1990er-Jahre keine brauchbaren Hinweise. Lediglich eine Studie berichtete von taktilen Sensibilitätsstörungen bei Patienten mit Magersucht, ohne aber auf mögliche neuronale Ursachen einzugehen. Zugleich erlaubten Studien zu Neglect-Patienten und solchen mit rechts-hemisphärischen Hirnstörungen die Annahme, dass sowohl Körperschemaprozesse als auch die integrative Verarbeitung von Tastsinnesreizen in ebenden rechts-hemisphärischen Hirnregionen verarbeitet werden. Vor diesem Hintergrund entstand die Hypothese, dass bei magersüchtigen Patienten eine funktionelle Störung rechts-parietaler Hirngebiete vorliegt, die zu deutlichen Einschränkungen der haptischen Wahrnehmung führen könnte und dazu, dass körpereigene Informationen während aktiver Tastsinnesaufgaben nicht adäquat, sondern verzerrt verarbeitet werden. Wenn dem so wäre, wenn es also dem Gehirn dieser Patienten nicht gelingt, die ertasteten Einzelinformationen eines Tiefenreliefs zu einem Gesamtbild zusammenzufügen, dann müssten die Zeichnungen dieser Probanden wesentlich schlechter sein als die gesunder Testpersonen. Außerdem müsste sich die neuronale Abweichung in den EEGs widerspiegeln.

Zur Überprüfung unserer Hypothese wurden junge anorektische Patienten der Kinder- und Jugendpsychiatrie der Universität Leipzig untersucht. Als Vergleichsgruppe dienten altersgleiche gesunde Probanden. Die Analyse der zeichnerischen Reproduktionen von verschiedenen Tiefenreliefs mit unterschiedlich komplexen Strukturen ergab, dass die anorektischen Patienten zum Teil erhebliche Schwierigkeiten hatten, die Tiefenreliefs adäquat zu erkennen (s. Abbildung 15). Viele Zeichnungen waren unvollständig oder gar nicht mit dem Tiefenrelief vergleichbar. Zudem benötigten die Patienten alle deutlich mehr Zeit für ihre explorativen Erkundungen als die gesunden Probanden. Um festzustellen, ob es während der haptischen Explorationsphase Unterschiede in der Hirnaktivität zwischen den anorektischen und den gesunden Teilnehmern gab, haben wir von allen ein EEG aufgezeichnet. Der Vergleich der Daten ergab eine starke Differenz zwischen der Patienten- und der Kontrollgruppe. Im langsamen Theta-Frequenzband zeigte sich bei der Patientengruppe eine geringere Aktivierung über dem rechten parietalen Hirngebiet.

Da wir wissen wollten, ob die schlechten haptischen Leistungen vielleicht nur eine Folge des niedrigen Körpergewichts waren, haben wir alle (ehemaligen) Patienten ein Jahr nach ihrer Entlassung aus der Klinik noch einmal mit denselben Aufgaben konfrontiert. Doch auch nach Stabilisierung des Körpergewichts waren die Zeichnungen verzerrt und fehlerhaft. Auch konnten wir bei dieser Wiederholungsuntersuchung wieder eine geringere Aktivierung über dem rechten parietalen Hirngebiet als bei gesunden Probanden beobachten.

Das, was das Gehirn bei der von uns gestellten Tastsinnesanforderung leisten muss, ist die sensorische Integration von Millionen einzelner Tastinformationen aus den Fingern, der Hände und der Arme. Die Testaufgabe entspricht im kleinen Maßstab der Aufgabe, die millionenfachen Einzelinformationen über den eigenen Körper zu einem Ganzen – zu einem adäquaten Körperschema – zu integrieren, und das ist nach unserem heutigen Wissensstand eine Funktion des rechts-parietalen Hirngebiets. Die großen Unterschiede der Aktivität in diesem Hirngebiet zwischen den beiden Untersuchungsgruppen legen den Schluss nahe, dass bei anorektischen Patienten ein neuronales Defizit bei der Integration körpereigener Sinnesreize besteht, dass ihrem gestörten Körperschema also eine neuronale Störung zugrunde liegt, die dem Bewusstsein nicht zugänglich ist. Das heißt, die Betroffenen können die Fehlverarbeitungsprozesse ihres Gehirns nicht bewusst korrigieren. Die Störungen der rechts-parietalen Hirnfunktionen sind wahrscheinlich auch für die verzerrten interozeptiven Aspekte verantwortlich, die dazu führen, dass den Patienten jegliche Krankheitseinsicht fehlt.[38] Vor diesem Hintergrund sollten die übliche Behandlung mit Therapien und das Verhängen von Sanktionen bei geringer Patientenmotivation dringend überdacht werden.

So aufschlussreich die Reproduktionszeichnungen und die EEG-Daten dieser Studien auch waren, gab es dennoch Verbesserungsbedarf bei den genutzten Untersuchungsverfahren. So verwendeten wir zur Beurteilung der Zeichnungen sogenannte Ratingskalen von 1 bis 4, wobei mit einer 1 die völlige Übereinstimmung und mit einer 4 die völlige Abweichung vom realen Muster bewertet wurde. Diese Form der Datengenerierung ist verständlicherweise nicht sehr genau. Viel besser wäre ein haptisches Testverfahren, bei dem die Abweichungen durch exakte Messwerte ermittelt werden können. Anders formuliert: Für wissenschaftliche Zwecke ist es besser, die Zimmertemperatur mit einem Messgerät zu ermitteln, als sie einfach nur zu schätzen. Deshalb suchten wir nach einer haptisch-explorativen Aufgabe, bei der das Ergebnis durch einen Messwert exakt erfasst werden konnte. Nach einigem Probieren ist dann am heimischen Küchentisch unter den neugierigen Augen von Tochter Johanna – und mit ihr als erster Testperson – das »Haptimeter« entstanden (s. Abbildung 16). Vor dem Test wird eine der beiden Griffstangen in eine definierte und feste Position gebracht (Ist-Winkel). Der Proband soll nun mit geschlossenen Augen die andere Griffstange in genau dieselbe Position bringen (Soll-Winkel), also parallel zur ersten ausrichten. Beide Griffstangen sind mit einem digitalen Winkelmesser versehen, sodass der Unterschied zwischen dem Soll- und dem Ist-Winkel exakt gemessen werden kann.

Dieser Test prüft im strengen Sinn sowohl propriozeptive wie auch exterozeptive und interozeptive Leistungen, denn es müssen aktive Lage- und Positionsanalysen der Gliedmaßen im Raum (= propriozeptiv) sowie haptisch-explorative Informationen (= exterozeptiv) verarbeitet werden und interne Vergleichsprozesse zwischen den Stellungs- und Bewegungsinformationen der beiden Arme (= interozeptiv) stattfinden. Nach unserem theoretischen Modell sollten bei Störungen der sensorischen Integrationsfunktionen auch die neuronalen Prozesse der Propriozeption betroffen sein, weshalb wir bei anorektischen Patienten deutliche Abweichungen zwischen dem Soll- und dem Ist-Winkel erwarteten.[39]

Der methodische Vorteil des Haptimeters besteht nicht nur in der exakten Ermittlung von Messwerten, sondern auch darin, dass dieser Test im Alltag nicht vorab geübt werden kann. Jede Versuchsperson steht somit erstmalig vor dieser Art von Aufgabe. In Vorstudien wurde ein komplexer Versuchsablauf entwickelt, und hierbei zeigte sich, dass gesunde Probanden die Aufgabe mit einer Abweichung von null bis zwei Grad meisterten. Für uns als auch für die Probanden war es immer wieder erstaunlich, mit welcher Präzision sie den Griffstab einstellten, und mit Spannung erwarteten wir die ersten Ergebnisse der anorektischen Patienten. Die Auswertung der Daten ergab im statistischen Mittel eine signifikant größere Winkelabweichung: sieben Grad. Damit erbrachte dieses Testverfahren einen experimentellen Beleg für die gestörten haptischen Verarbeitungsprozesse bei Patienten mit Magersucht.

Zum Zeitpunkt der Veröffentlichung unserer Befunde war die neurobiologische Forschung zur Anorexia nervosa kein weitverbreitetes Betätigungsfeld für klinisch-experimentelle Forscher. Nach und nach etablierten sich jedoch die bildgebenden Untersuchungsverfahren zu einer vielfach genutzten Methodik in der klinischen Hirnforschung, und es wurden, wohl auch genährt durch beständigen Zweifel an den durchweg psychologischen Erklärungsansätzen zur Magersucht, mehr und mehr neurobiologisch orientierte Studien zu den anatomischen und funktionalen Unterschieden der Hirnaktivität anorektischer Patienten durchgeführt. Diese Studien bestätigen unsere Befunde und zeigen, dass insbesondere der rechte parietale Kortex bei Patienten mit Anorexia nervosa sowohl in seiner Struktur als auch in seiner Funktion gegenüber gesunden Menschen verändert ist.[40] Wie bei Neglect-Patienten können wir heute auch bei anorektischen Patienten veränderte Hirnprozesse relativ sicher vermessen und wissenschaftlich begründete Bezüge zum krankhaften Erleben und Verhalten der Patienten herstellen.

Entscheidend wird nun sein, zu verstehen, inwieweit diese neurobiologischen Abweichungen der Hirnaktivität die Erkrankung verursachen, begleiten oder stabilisieren und was wir gegen diese Verhältnisse therapeutisch unternehmen können. Viele Studien haben gezeigt, dass anorektischen Patienten selbst nach jahrelanger Psychotherapie kein adäquates Empfinden ihres Körpers möglich ist, da die essenzielle Wahrnehmungsstörung in der Regel bestehen bleibt. Vor diesem Hintergrund erschien es uns dringend geraten, einen Weg zu finden, die neuronalen Verzerrungsprozesse des Körperschemas zu verändern. Nach dem Grundsatz, dass sich Biologisches mit und durch reale Erfahrungen verändert, suchten wir nach einem Mittel zur Körperstimulation, das die Patienten akzeptieren könnten und das keine Schmerzen verursacht. Was wir anstrebten, war eine Körperstimulation, wie sie zum Beispiel für ein Kleinkind entsteht, wenn es auf dem Arm gehalten wird. Der Kontakt zwischen dem Körper des Kindes und dem der haltenden Person ist wegen beider Bewegungen nicht statisch, sondern veränderlich. Auf diese Weise gelangen ständig neue Körperimpulse zum Gehirn des Kindes, die auch Informationen über die Körpergrenzen beinhalten.

Weil anorektische Patienten direkte Körperinteraktionen aber eher ablehnen und generell taktile Reize scheuen, musste ein »unpersönliches« Verfahren zur Körperstimulation gefunden werden. Durch einschlägige Erfahrungen des Autors entstand die Idee, es mit Neoprenanzügen zu versuchen.[41] Im Grundsatz sollte der maßgeschneiderte Neoprenanzug durch die enge Passung einen dauerhaften »Grenzreiz« an das Gehirn senden – wie eine zweite Haut. Bei Bewegungen des Körpers sollten zusätzliche Körpersignale generiert und vom Gehirn verarbeitet werden. Als Nebeneffekt würde der Anzug Körperwärme speichern und somit auch zur verbesserten Energiebilanz beitragen. Die Idee war fertig, doch keiner der klinisch Verantwortlichen wollte den Versuch am Menschen wagen. Zu merkwürdig erschien die Idee, schwer kranke minderjährige Patienten in einen hautengen Neoprenanzug zu zwängen.

In dieser Situation konsultierte uns eine 19-jährige Patientin, die bereits mehrere stationäre Therapien ohne Erfolg absolviert hatte. Sie wog 46,5 Kilogramm bei einer Größe von 1,79 Meter, was einen BMI von 14,5 entspricht. Nach ihren bisherigen Erfahrungen war sie zu keiner weiteren Psychotherapie bereit und suchte explizit nach neuen Möglichkeiten, ihr verzerrtes Körpererleben positiv zu verändern. Rational hatte sie verstanden, dass ihr Gehirn ihr einen dicken Körper vorgaukelt, obgleich sie in Wahrheit völlig abgemagert war. Wir schilderten ihr unsere Idee, und sie willigte in einen Behandlungsversuch ein. Wir ließen einen halblangen Anzug nach Maß anfertigen, und die Patientin sollte ihn drei Mal am Tag für eine Stunde über der Unterwäsche tragen. In einem Tagebuch notierte die Probandin alle Wahrnehmungen, die ihr bedeutsam erschienen. Wir untersuchten sie im gesamten Versuchszeitraum einmal pro Woche mit unseren Testverfahren und maßen mittels EEG in regelmäßigen Abständen die hirnelektrische Aktivität. Die Patientin nutzte den Neoprenanzug durchgängig 15 Wochen. Danach erklärte sie den Behandlungsversuch für geglückt und beendete ihn auf eigenen Wunsch.

In der Tat hatte die Patientin innerhalb der 15-wöchigen Tragephase 2,5 Kilogramm zugenommen. Und ihre erstaunliche Wandlung war nicht nur auf der Waage messbar, auch die Winkeldifferenzen im Haptimeter-Test wurden innerhalb der Tragephase deutlich geringer. Noch eindrucksvoller war jedoch die Beobachtung, dass sich die hirnelektrische Aktivität über dem rechten parietalen Kortex rapide verbesserte. Aus ihren Berichten und Tagebuchaufzeichnungen ging hervor, dass die Patientin während der 15 Wochen nach langer Zeit wieder eine körperliche Warmempfindung hatte, wenn sie Nahrung aufgenommen hatte. Auch spürte sie die Kälte ihres Körpers, insbesondere dann, wenn sie den Anzug abstreifte. Mehrfach schilderte sie, dass es ihr schwerfalle, »ihre zweite Haut« abzulegen, und sie von der »Drei Mal am Tag für eine Stunde«-Regel abweichen wolle. Nach Beendigung des Therapieversuchs haben wir die Patientin noch sieben Monate lang regelmäßig untersucht. Zwei Monate blieben die positiven Werte stabil. Danach wurden die Winkeldifferenzen wieder größer, das Körpergewicht sank bedrohlich auf 45 Kilogramm, und im EEG zeigte sich wieder eine geringere Aktivierung über dem rechten parietalen Kortex. Diese traurige Entwicklung war ernüchternd, aber vor allem lehrreich.[42]

Ohne Zweifel hatten die Körperreize einen Prozess in Gang gesetzt, der für die Patientin günstig war, und das ohne Nebenwirkungen. Aber dieser gesamte Versuch fand ohne irgendeine therapeutische Begleitung statt, und die Patientin war bereits seit sechs Jahren an Magersucht erkrankt. Die Bedingungen für eine Reorganisation des Körperschemas waren somit nicht gerade günstig. Aus heutiger Perspektive wäre es sicher besser gewesen, die Behandlung nicht abrupt abzubrechen – obwohl das der Wunsch der Patientin war –, sondern sie langsam auslaufen zu lassen. Zudem hätte eine längere Dauer den positiven Effekt vielleicht länger stabilisiert als für nur zwei Monate. Doch wir hatten von Anfang an gewusst, dass dieser erste Versuch vor allem in neue Erfahrungen münden und natürlich auch neue Fragen aufwerfen würde. Über die Jahre blieb ein unregelmäßiger Kontakt zu der Patientin bestehen. Sie hat ein Studium absolviert, ist als Lehrerin berufstätig und hat vor zwei Jahren geheiratet. Die Störung ihres Körpergefühls ist weniger drängend, aber noch vorhanden.

Nach Veröffentlichung unserer Ergebnisse schaffte die Kinder- und Jugendpsychiatrie der Berliner Charité mit Spendenmitteln eine große Anzahl von Neoprenanzügen an und setzte sie im klinischen Alltag ein. Seither werden die Neoprenanzüge nicht nur bei anorektischen, sondern auch bei Kindern mit anderen psychischen Störungen angewendet. Gemeinsam mit der Körpertherapeutin machen die Kinder in einem geschützten Umfeld neue und wichtige Körpererfahrungen.[43] Auch in anderen Kliniken findet unsere Methode mittlerweile Anwendung, und übereinstimmend wird berichtet, dass die körperlichen Erfahrungen durch den Neoprenanzug bei den Betroffenen zu einer Verbesserung der Körpereigenwahrnehmung führen. Drei von vier Patienten nehmen diese Behandlungsmethode an.

Die verschiedensten Befunde lehren, dass wir unabhängig von der weiteren Anwendung der Neoprenapplikation nach Möglichkeiten suchen müssen, die krankhaft veränderte Körperwahrnehmung anorektischer Patienten auf nichtsprachlichem Weg positiv zu verändern. Das Ziel therapeutischer Interventionen sollte es sein, dass die Patienten nicht nur einen kognitiven Zugang zum tatsächlichen Körper erarbeiten, sondern auch die Diskrepanz zwischen erlebtem und tatsächlichem Körper wirklich wahrnehmen. Nach dem, was wir bisher wissen, ist die körperliche Erfahrung im Rahmen körperorientierter Therapieverfahren der beste Weg, um sich diesem Ziel zu nähern.

6 Der Mensch – das Maß der Dinge

In unserer Alltags-, Freizeit- und Arbeitsumwelt sind wir von Gegenständen umgeben: Geräten aller Art, Maschinen, Werkzeugen, Möbeln, Kleidung, Verpackungen. Sie alle sollen unser Leben erleichtern. Wollen wir unseren Wocheneinkauf planen, hilft ein Kugelschreiber, die einzelnen Posten zu notieren, sodass man sie sich nicht mühsam einprägen muss, und ein Bügeleisen ermöglicht, zerknitterte Kleidung mit wenigen Handgriffen in einen akzeptablen Zustand zu bringen. Jedes Ding – sieht man von künstlerischen Gegenständen ab – hat einen Nutzungszweck, den wir mehr oder weniger oft in Anspruch nehmen, und stellt somit ein Problemlösungsangebot dar. Gegenständlich, also anfassbar und physisch real, müssen die Dinge sein, denn allein mit Gedankenkraft wird ein zerknittertes Hemd nicht glatt, und ein Notizzettel bedarf eines koordinierten Farbaufdrucks, damit er seine gedächtnisunterstützende Wirkung entfalten kann. Wer eine gegenständliche Problemlösung anbieten möchte, muss sich mit der Frage beschäftigen, ob der Mensch das Problem mit diesem Nutzgegenstand lösen möchte und wenn ja, ob das Problemlösungsangebot aus seiner Perspektive auch wirklich angemessen ist.

Eine Ebene dabei sind Marketing und Werbung. Hier gilt es, die allgemeinen Vorzüge und das Besondere eines Produkts so lange vor Augen und Ohren zu führen, bis die potenziellen Käufer der Ansicht sind, dass man mit dem beworbenen Gegenstand das beschriebene Problem besser, schneller oder eleganter lösen kann.

Eine weitere Ebene berührt die Frage, ob die angebotene Problemlösung zu den biologischen Eigenschaften des Menschen passt. Zu den sehr variablen, aber in gewissen Grenzen dennoch stabilen biologischen Gegebenheiten gehören die allgemeine anatomische Struktur und die Bewegungsfähigkeit des menschlichen Körpers. An diesen biologischen Kenngrößen sollte sich jeder Gestaltungs- und Designprozess von Nutzgegenständen orientieren. Die physische Form unserer Spezies ist somit explizit das *Maß aller Dinge*, dessen Beachtung zu den einfachsten Regeln dieses Prozesses gehört. So wäre es wenig praktikabel, wenn der Bürstenkopf einer Zahnbürste 15 und die Borsten selbst drei Zentimeter lang wären. Derartige Ausmaße würden der Anatomie des Mundraums widersprechen und die Zahnreinigung nicht erleichtern, sondern erschweren. Wenig nützlich und der menschlichen Anatomie nicht entsprechend wären auch Grifföffnungen bei einer Schere mit einem Durchmesser von 15 Millimetern. Und würde das Lenkrad in einem Fahrzeug mit einem Durchmesser von einem Meter gestaltet werden, wäre das ohnehin mühsame Geschäft des Einparkens auch noch mit akrobatischen Übungen verbunden.

Hersteller nutzen daher im Entwurfs- und Gestaltungsprozess ein Teilgebiet der Ergonomie: die *Anthropometrie*. Diese liefert mittlere Maßdaten über Körperbau, Körperkräfte und Körperbewegungen bei einer bestimmten Alters- und Geschlechtsgruppe. Mithilfe anthropometrischer Verfahren ist es zum Beispiel möglich, die durchschnittliche Länge eines Arms oder die mittlere Greifkraft einer Frau im Alter zwischen 20 und 35 Jahren zu ermitteln und als Normdaten zu fixieren. Ebenso werden auf diese Weise regionale Aspekte des Körperbaus, insbesondere des durchschnittlichen Körperlängenwachstums ermittelt. Die zum Teil international vorliegenden Kenngrößen anthropometrischer Maße sind entweder in unternehmenseigenen Normen oder in anthropometrischen Kompendien veröffentlicht.[1] Ohne die Beachtung solcher Normdaten würden die Größen- und Höhenverhältnisse zum

Beispiel von Tischen und Stühlen einer kuriosen und möglicherweise völlig unbrauchbaren Variabilität unterliegen.

Ein Gegenstand, bei dessen Gestaltung nicht auf die anthropometrischen Kenngrößen der Zielpopulation geachtet wurde, kann hinsichtlich seiner Funktionalität erheblich eingeschränkt sein. Design- und Gestaltungsfehler dieser Art können dazu führen, dass ein Gegenstand, statt ein Problem zu lösen, zum Problem für den Nutzer wird. Dass trotz der offensichtlichen Sinnhaftigkeit und elementaren Notwendigkeit die anthropometrische Gestaltungsperspektive im Design oft vernachlässigt oder überhaupt nicht beachtet wird, sollen die beiden nachfolgend aufgeführten Beispiele zeigen. So ist bei einem Bügeleisen eines namhaften Unternehmens der Griff viel zu kurz für europäische Durchschnittsmaße (s. Abbildung 17). Das macht es praktisch unmöglich, das Bügeleisen zu benutzen, ohne die an der Ober- und der Unterseite des Griffs eingearbeiteten und sehr leichtgängigen Druckschalter für die Dampffunktion zu betätigen. Wie konnte es dazu kommen? Der Hersteller hat die Grundkomponenten des Bügeleisens bei einem asiatischen Zulieferer gekauft und sich im Vorfeld nicht klargemacht, dass die Länge des Griffs nach asiatischen Handnormen gestaltet werden würde.

Abbildung 18 zeigt den Handbremshebel an einem Kinderlaufrad. Der Abstand zum Lenker ist für die Zielgruppe – Kinder ab zwei, drei Jahren – zu groß. Die für eine schnelle und sichere Bedienung dieser Handbremse nötige Hand- und Fingergröße wird im anthropometrischen Durchschnitt erst ab einem Alter von fünf bis sechs Jahren erreicht. Aufgrund dieser Fehlkonstruktion bleibt dem Nutzer dieses Gefährts nichts anderes übrig, als mit den Schuhen zu bremsen oder sich auf die Sportlichkeit seiner Begleitperson zu verlassen.

In der Regel achten Designer- und Gestalter aber auf die ergonomischen Grundregeln und gestalten bereits ihre Entwürfe nach den anatomischen Möglichkeiten und Grenzen der Zielgruppe, denn schließlich möchte der Hersteller nicht nur ein funktionales Optimum, sondern auch ein positives Urteil der Kunden erreichen.

Die Beachtung des Menschen als Maß der Dinge sollte sich jedoch nicht in den räumlichen Dimensionen erschöpfen, sondern über die anthropometrischen Erfordernisse hinausgehen, denn das Urteil der Nutzer beruht noch auf anderen Kriterien. Diese werden besonders dann relevant, wenn der Verbraucher Vergleiche zwischen Produkten mit gleichem Funktionsumfang von verschiedenen Unternehmen anstellen kann – und das ist in der heutigen Zeit bei fast allen Gegenständen die Regel, von Bekleidung über Fahrräder, Möbel, Autos bis hin zu Kosmetika. Es gilt die Faustformel: Je vielfältiger die Auswahl, desto komplexer sind die Urteilsprozesse, die einer Kaufentscheidung vorausgehen. Für die überwiegende Mehrzahl der Kunden sind nicht nur die funktionalen Aspekte bedeutsam, vielmehr fließen Informationen aus allen Wahrnehmungssystemen in den Beurteilungs- und Vergleichsprozess ein. Diese Informationen speisen sich aus verschiedenen Kanälen wie Werbung, persönlichen Kontakten oder Vorerfahrungen, werden aber auch im direkten Kontakt mit den Waren je nach Art des Produkts durch haptische, optische, olfaktorische, auditive und gustatorische Sinneseindrücke generiert. Jedes Wahrnehmungssystem liefert dabei (bewusst oder unbewusst) eigenständige Beiträge zur individuellen Beurteilung. Einer Kaufentscheidung geht somit stets ein komplexer multisensorischer als auch kognitiv-emotionaler Prozess voraus. Sowohl die Unternehmen – wenngleich nicht alle – als auch die Forschung wissen heute, dass diese Prozesse verstanden und positiv beeinflusst werden müssen, wenn neue Produkte oder Produktvarianten erfolgreich auf dem Markt platziert werden sollen.

Um die vorwiegend nicht bewussten Urteilsprozesse bereits im Design- und Gestaltungsprozess zu berücksichtigen, bemühen sich Gestalter und Entwickler, die verschiedenen *senso-*

rischen Eigenschaften neuer Produkte im Sinne einer effektiven Verkaufs- und Marketingstrategie zu gestalten. Als sensorische Eigenschaften eines Objekts werden die durch die verschiedenen Wahrnehmungssysteme des Menschen erfassbaren Merkmale bezeichnet, die keinen unmittelbaren Beitrag zur Verbesserung der Funktion leisten. So ist es funktional unerheblich, ob ein Papiertaschentuch mit einem Duftstoff versehen ist oder welche Farbe ein Kugelschreiber hat. Doch ohne Zweifel ist es für das Nutzerurteil relevant.

Die Vielzahl der sensorischen Einflussmöglichkeiten stellt Designer und Entwickler zwangsläufig vor die Frage, welchem Sinnessystem bei der Gestaltung sensorischer Eigenschaften der Vorrang gegeben werden sollte. Bis vor wenigen Jahren waren Design und Produktgestaltung einer langen Denktradition entsprechend, die sich seit Platon kaum verändert hat, im Wesentlichen vom *Primat des Visuellen* geprägt. Die Dinge sollten den visuell-ästhetischen Ansprüchen der Käufer gerecht werden, dann würden sie auch als adäquat und wertvoll beurteilt werden, so die Hoffnung. Die Beiträge der übrigen Sinnessysteme wurden weder im Design- und Entwicklungsprozess noch beim Marketing sonderlich beachtet. Doch in den letzten 20 Jahren begann ein Sinneswandel besonders bei jenen Unternehmen, die sich in einem stark konkurrierenden Markt gegen verschiedene internationale Mitbewerber behaupten müssen. Sie erkannten, dass sich optisch-ästhetische Eigenschaften nicht dauerhaft als wesentliches Unterscheidungsmerkmal eignen. War etwa die Farbgestaltung früher ein herausragendes und durchaus relevantes Merkmal, begann mit dem Kunststoffzeitalter eine Art *Farbenerosion.* Je einfacher es wurde, Kunststoffe in nahezu beliebiger Farbgebung herzustellen, umso mehr verlor die Farbe des Produkts ihre Position als Alleinstellungsmerkmal. Von der Zahnbürste bis zum Wäschekorb, vom Automobil bis zum Bügeleisen: Wenn die Farbe keine Besonderheit darstellt, sondern vom Nutzer als eine Art natürliche Eigenschaft der Dinge gesehen wird, kann das gestalterische Festhalten am Primat des Visuellen in die wirtschaftliche Katastrophe führen.

Die sukzessive und schleichende Entwertung der Farbe als dominantes Gestaltungsmittel machte es notwendig, über den Einfluss anderer Merkmale auf das Kundenurteil nachzudenken. Weil der sensorische Gestaltungsspielraum bei Nutzgegenständen hinsichtlich Geschmack, Geruch und Klang relativ begrenzt ist, entstand der Gedanke, die optische Wertigkeit durch einen Trick zu verbessern – anders formuliert: dank optischer Täuschung *Wertigkeitsillusionen* zu erzeugen. Da metallische Materialien als hochwertiger und auch wertbeständiger wahrgenommen werden als Kunststoff, wurde so manche Kunststoffoberfläche kurzerhand mit Metalllackfolien versehen. Aber relativ schnell musste man einsehen, dass solche optischen Täuschungsmanöver genau das Gegenteil von dem bewirkten, was man erreichen wollte: einen guten Eindruck zu hinterlassen. Denn über das visuelle System war ein Materialversprechen formuliert worden, früher oder später erkannte der Kunde aber aufgrund seiner haptisch-explorativen Fähigkeiten, dass er trotz hinreichender oder großer finanzieller Aufwendungen am Ende doch nur einen Plastikgegenstand erworben hatte – und das sah er als Vertrauensbruch. Die Folge war nicht selten, dass er sich von dem Hersteller und dessen Produkten abwandte. Das Hantieren mit Wertigkeitsillusionen führte bei einigen Herstellern und Branchen dann auch zu erheblichen wirtschaftlichen und innerbetrieblichen Zäsuren. Die Betriebswirte konnten das Absinken der Verkaufszahlen nicht erklären, und die Designer verstanden nicht, warum der schöne Schein nicht den erhofften Erfolg brachte. Das war der Moment, wo man begann, den Kunden in seiner sensorischen Gesamtheit zu betrachten. Die Unternehmen orientierten sich um und konfigurierten die Sinnespyramide neu – oder stecken noch mitten in diesem Prozess.

Aus unserer Sicht war die Automobilindustrie die erste Branche, die sich aktiv – und sehr kontrovers – mit dem Primat des Visuellen im Design auseinandergesetzt hat. Wie im Eingangsbeispiel deutlich wird, hatte man erkannt, dass das Nutzerurteil stärker durch haptische Erfahrungen beeinflusst und geformt wird als durch den optischen Eindruck. Ein Lenkrad wird im Schauraum eines Autohauses nicht nur angesehen, sondern vor allem angefasst, und ob der Sitz den körperlichen Ansprüchen genügt, entscheidet der Kunde nicht mit dem Auge. Zwar setzte man weiterhin Farbe und Form als Markenaspekte und auf hohem Niveau im Produktdesign ein, doch ging man nun auch der Frage nach, wie man die körperlich fühlbaren und bewertbaren Eigenschaften eines Produkts im Sinne eines Alleinstellungsmerkmals besser gestalten könnte. Damit entstand eine völlig neue Qualität der Fragestellung, die letztlich auf einem veränderten Menschenbild beruhte. Nicht mehr der *homo sapiens opticus* war die gestalterische und betriebswirtschaftliche Zielgröße, sondern der *homo sapiens hapticus*.

Die Geburt des Haptik-Designs

Die Tage des optisch dominierten Designs waren von da an nicht nur in der Automobilbranche gezählt. Auch in anderen Industriebereichen machte die Nachricht vom unheimlichen und mächtigen Tastsinn die Runde. Immer öfter kontaktierten irritierte und neugierige Marketingexperten und Designer, aber auch Abteilungsleiter und sogar Firmenchefs höchstpersönlich unser Haptik-Labor, um zu erfahren, wie das Tastsinnessystem funktioniert und wie der betriebswirtschaftlich beste Tastsinneseindruck beim Kunden erreicht werden kann.[2] Die Palette der interessierten Unternehmen ist so bunt wie die Dinge, die unseren Alltag begleiten: Hersteller von Küchengeräten, Werkzeugen und Maschinen, Sportgeräten, Papier, Möbeln, Verpackungen, Computern und Handys, Schuhen und Kleidung, Kameras, Matratzen, Jachten, Kosmetika und medizinischen Geräten.[3]

Unter dem Eindruck der mannigfaltigen Problem- und Fragestellungen aus den verschiedensten Bereichen wurde schnell klar, dass es zwingend notwendig war, eine inhaltliche Struktur zu entwickeln. Das, was die Hersteller wollten – die zielgerichtete Verlagerung der Aufmerksamkeit auf das Tastsinnessystem im Gestaltungs- und Entwicklungsprozess –, gab es weder als Prozedur noch als Arbeitsschema. Es gab ja nicht einmal einen Begriff für das, was da gerade im Entstehen war. In dieser Gemengelage aus Anforderungen und allgemeiner Erwartungshaltung erschien es vernünftig, die wissenschaftliche Fachgebietsbezeichnung Haptik mit dem Begriff des Designs zu verbinden. In einem Buchbeitrag von 2001 haben wir die Wortschöpfung »Haptik-Design« erstmalig veröffentlicht und die damit verbundenen Ziele beschrieben: die Gestaltung von Nutzgegenständen aus der Perspektive der Bedürfnisse und der Möglichkeiten des menschlichen Tastsinnessystems.[4]

Als Tastsinnesbedürfnisse werden Nutzerpräferenzen bezeichnet, die von Alter, Bildungsstand, Kultur, Geschlecht und anderen Faktoren abhängig sind. So stellt der gut situierte Pensionär mit akademischer Ausbildung andere Ansprüche an die haptischen Merkmale seines Fahrzeugs oder seiner Wohnungseinrichtung als ein Berufsanfänger. Und eine junge Abiturientin wird mit der Wahl eines bestimmten Kleidungsstücks andere Tastsinnesbedürfnisse befriedigen als eine Managerin im Vorstand.

Die Tastsinnesbedürfnisse werden auch wesentlich durch die (Material-)Kultur des Landes geprägt, in dem ein Mensch aufwächst, lebt und arbeitet. Aus kulturvergleichenden Wahrnehmungsstudien ist bekannt, dass Menschen in jeder Kultur und in jedem Land sehr spezifische Seh-, Hör- und eben auch

Tastsinnesgewohnheiten ausbilden – so wie auch die kulinarischen Gewohnheiten und Geschmäcker von Land zu Land verschieden sind –, die sich als landesspezifische Erfahrungs- und Bedürfnisstruktur niederschlagen. Der alltägliche und lebenslange Umgang mit landestypischen Materialien und Gegenständen formt Gedächtnisstrukturen, die sich in Präferenzen bei Produktentscheidungen äußern.

Unterschiedliche Vorlieben lassen sich schon bei unmittelbaren Landesnachbarn beobachten. Untersucht man zum Beispiel die Präferenzen deutscher und französischer Käufer bei aus Kunststoffen gefertigten typischen Handwerksgeräten, stellt sich heraus, dass deutsche Kunden eine eher matte Haptik bevorzugen, die vor allem Materialstabilität signalisiert, während französische Kunden eher zu glatten bis glänzenden Oberflächen neigen, weil sie damit Modernität und Neuheit assoziieren. Und während Deutsche einen Kleidungsstoff noch als fein beurteilen, tendieren Franzosen bei demselben Stoff eher zu einem kritischen Urteil. Nicht weniger gering sind die Unterschiede zwischen Käufern aus völlig verschiedenen Kulturkreisen. Bewerten europäische Kunden leicht klebrige Oberflächen durchweg als haptisch unangenehm, empfinden zum Beispiel japanische Kunden sie als durchaus angenehm und akzeptabel. Die Liste der länderspezifischen Unterschiede bei der Beurteilung haptischer Materialeigenschaften insbesondere zwischen europäischen und asiatischen, aber auch zwischen europäischen und US-amerikanischen Kunden ließe sich um so manche Überraschung verlängern. International tätige Konzerne wissen um solche Besonderheiten oder sind im Begriff, sie zu erkunden.

Bedürfnisse des Tastsinnessystems bei der Handhabung von Gegenständen sind zudem stark kontextabhängig. Ein und derselbe Gegenstand kann im Kontext eines Arbeitsplatzes den Bedürfnissen des Tastsinns gerecht werden, nicht aber in dem eines Privathaushalts. Die entsprechenden Bedürfnisstrukturen müssen in relativ aufwendigen Vorstudien anhand von Prototypen empirisch ermittelt werden. So können für die Handhabung bestimmte Bedien-, Druck- oder Greifkräfte etc. erforderlich sein. Zu prüfen wäre in diesem Zusammenhang die Frage, welche dieser Kräfte die potenzielle Zielgruppe aufbringen kann und möchte. Wird zum Beispiel die Größe eines Schraubverschlusses für die Zielgruppe zu klein gewählt oder werden die für das Öffnen erforderlichen Drehkräfte zu stark ausgelegt, entsprechen diese haptischen Gestaltungsaspekte weder den Möglichkeiten noch den Bedürfnissen der Zielgruppe.

Dies ist nur eines der typischen Beispiele für eklatante Versäumnisse in der Verpackungsindustrie. Denn in der Regel wird nicht geprüft, ob auch in ihren Greifbewegungen eingeschränkte Menschen (zum Beispiel Ältere) Verschlüsse von Flaschen oder sonstigen Behältnissen erfolgreich bedienen können. Da regelhaft mehrere Hersteller denselben Typus von Verpackungsmaschinen und Verpackungslogiken nutzen, pflanzen sich derartige Unzulänglichkeiten und haptische Widerstände durch eine ganze Reihe verschiedener Produktverpackungen fort. Wird ein Kunde mit derartigen Schwierigkeiten konfrontiert, kann nicht ausgeschlossen werden, dass sich das nachhaltig in seinem Gedächtnis festsetzt und auf sein zukünftiges Kaufverhalten auswirkt. Obgleich diese Zusammenhänge auch dem psychologischen Laien leicht verständlich sind, ist vor allem bei Verpackungsmittelingenieuren eine offenbar berufsbedingte Steifheit zu beobachten. Sie verfahren immer noch gern nach dem Motto: Fest ist zu, und zu ist gut! Die Zeit wird zeigen, wie lange an diesem Paradigma noch festgehalten werden kann.

Was soll und was kann Haptik-Design?

Grundsätzlich soll Haptik-Design den Bedürfnissen und Handlungsmöglichkeiten des Menschen entsprechen und sie unterstützen. Folgt Haptik-Design diesen übergeordneten Zielvorgaben, werden sich die hierfür eingesetzten finanziellen Aufwendungen des Unternehmens in einer höheren Kaufbereitschaft und einer verbesserten Kundenzufriedenheit niederschlagen. Damit ein Produkt beim Kunden seinen besten haptischen Eindruck hinterlassen kann, sollten nach unserer Auffassung im Gestaltungs- und Designprozess einige tastsinnesspezifische Aspekte der Handhabung – Handhabungssicherheit, Handhabungsprozess, Handhabungsschutz, Handhabungskomfort, Handhabungswertigkeit, Servicehandhabung – und die haptischen Markenaspekte optimiert werden.

Die Optimierung der *Handhabungssicherheit* ist darauf gerichtet, möglichst alle potenziellen Gefahrenquellen bei der Bedienung beziehungsweise der Nutzung des Gegenstands auszuschließen. Einfachste Beispiele von Gefahrenquellen sind scharfe Kanten, die Schnittverletzungen, oder Mechaniken, die Quetschungen verursachen können. Wenn ein Gegenstand nur unter visueller Kontrolle bedient werden kann (zum Beispiel Touchpads), kann das in einem bestimmten Umfeld (etwa im Straßenverkehr) die Sicherheit des Nutzers gefährden. Kleine Geräteteile, die sich leicht lösen oder abbrechen, können zur Gefahrenquelle für Säuglinge und Kinder werden, weil sie beim Verschlucken Erstickungsgefahr auslösen. Das Spektrum der Gefahrenquellen erhöht sich, je komplexer der Gegenstand gestaltet ist und je komplexer seine situative Nutzung ist. So sind die möglichen Gefahrenquellen bei der Benutzung einer Zahnbürste geringer als bei der Handhabung eines multifunktionalen Mixgeräts.

Handhabungsprozesse werden im Haptik-Design mit dem Ziel

optimiert, alle für die Bedienung eines Gegenstands relevanten Teileigenschaften wie Größenverhältnisse, Bedienkräfte, Gewicht, Temperatur, Schweißaufnahme, Vibration und funktionale Oberflächeneigenschaften an die Fähigkeiten und die Bedürfnisse der Zielgruppe und den Kontext der Nutzung (Umgebung) anzupassen. So soll die Oberfläche einer Tube, einer Flasche oder eines Tiegels mit Lotion auch dann noch einen angenehmen und stabilen Griff gewährleisten, wenn die Hände mit der Lotion in Kontakt gekommen sind. Zur Optimierung von Handhabungsprozessen gehören auch zeitliche Aspekte. Kann ein Gegenstand nicht in der vom Nutzer erwarteten und bereitgestellten Zeit bedient werden, liegt ein eingeschränkter Handhabungsprozess vor. Beispiele hierfür sind Zeitverzögerungen bei der Bedienung von Touchpad-Funktionen oder das zeitaufwendige Entfernen sperriger und unnötiger Sekundärverpackung unter Zuhilfenahme von Werkzeugen.

Die haptische Optimierung des *Handhabungsschutzes* zielt auf alle Aspekte, die – langfristig oder kurzfristig – das Wohlbefinden und die Gesundheit beinträchtigen können. So können Vibrationen bei der Benutzung von Geräten die körperliche Empfindungsfähigkeit an den Handflächen kurz- oder auch langfristig beeinträchtigen. Ist das Gewicht oder die Lagerachse eines Nutzgegenstands im Verhältnis zum Körper des Nutzers nicht optimal gewählt, können bei Dauergebrauch Belastungsschäden an Muskeln, Sehnen und Gelenken auftreten. Optimaler Handhabungsschutz gegen nutzungsbedingte Vibrationen kann durch vibrationsdämpfende Materialien (zum Beispiel Weichkunststoffe, Schaumstoffe) an den Kontaktflächen erreicht werden, wie sie an den Griffen von Handbohrmaschinen bereits üblich sind. Wenn sich Geräteteile während der Nutzung über ein bestimmtes Maß hinaus erwärmen, kann das bei Kontakt mit diesen Stellen zur Schweißbildung führen, was die sichere Bedienung des Geräts gefährdet, und sogar zu Verbrennungen. Die thermische Isolation des

Geräts, insbesondere an den Kontaktstellen, ist deshalb eine notwendige Maßnahme zur Optimierung des Handhabungsschutzes.

Die Optimierung des *Handhabungskomforts* hat zum Ziel, die subjektiven Handhabungsperspektiven zu verbessern. So dienen variable und individuell einstellbare Eigenschaften (Höhe, Breite, Stärke, Temperatur etc.) der Verbesserung des Handhabungskomforts. Beispiele sind die Möglichkeit, die Lenkradposition und den Sitz in einem Fahrzeug oder die Höhe des Saugrohrgestänges bei einem Staubsauger zu verstellen oder die Geschwindigkeit bei einem Mauszeiger zu regulieren. Dosierspender für Flüssigkeiten oder feste Stoffe, die je nach aufgewendeter Druckkraft oder -dauer unterschiedliche Mengen freigeben, sind ebenfalls hinsichtlich des Handhabungskomforts optimiert.

Die haptische Optimierung der *Handhabungswertigkeit* wird in der Regel über die Auswahl des Materials (und implizit auch über das Gewicht) bestimmt. Hochwertige Materialien zeichnen sich durch Langlebigkeit und eine geringe Neigung zu Gebrauchsspuren aus. Auch wie verbreitet oder selten ein Material ist, kann ein Element der Handhabungswertigkeit darstellen. Naturbelassene Materialien können – je nach Kontext – als hochwertiger wahrgenommen werden als bearbeitete. So wird ungebleichtes, handgeschöpftes Schreibpapier in bestimmten Kunden- und Kulturkreisen höher geschätzt als glattes weißes. Auch Stoffe, deren erkennbare Webstruktur einen impliziten Hinweis auf Handarbeit liefert, können als hochwertiger eingestuft werden als industriell gefertigte Gewebe.

Die haptische Optimierung der *Servicehandhabung* betrifft alles, was mit Reinigung, Pflege, Reparatur sowie dem Ein- und Ausbau von Ersatzteilen zu tun hat. Ziel der haptischen Optimierung ist hier, diese Arbeiten durch ein entsprechendes Design zu unterstützen, sodass sie der Nutzer oder das werkseitige Servicepersonal einfach, schnell und sicher erledigen kann. Beispiele für Servicehandhabungen, die ausgeführt werden müssen, damit der normale Funktionszustand wiederhergestellt wird, sind Filterwechsel bei Kaffeemaschinen, Tonerwechsel bei Druckern oder Glühbirnenwechsel im Fahrzeug. Ebenso sollten Reinigung und Pflege beispielsweise einer Espressomaschine oder eines Handstaubsaugers einfach, schnell und sicher zu bewerkstelligen sein. Weil Servicehandhabungen mit relativ geringer Häufigkeit auftreten, schenkt ihnen das haptische Design in der Regel wenig oder gar keine Aufmerksamkeit.

Ein betriebswirtschaftlich relevantes Ziel von Haptik-Design sollte auch die Optimierung *haptischer Markenaspekte* oder die Etablierung *haptischer Marken* sein. Haptische Marken bezeichnen haptische Eigenschaften, die unmittelbar einem Produkt oder einer Produktumgebung zugeordnet und damit assoziiert werden. Produktumgebungen sind alle kontextualen, funktionalen und gestalterischen Eigenschaften, die indirekt das Produkt und dessen Nutzung beeinflussen (etwa Verpackung, Kompatibilität zu Produkten anderer Produktklassen, Haushalts- versus Freizeitnutzung). Haptische Marken sind in der Regel modalitätsgebundene Eigenschaften, die unabhängig von anderen sensorischen Produktinformationen wirken. Eine haptische Marke gilt als etabliert, wenn der Nutzer auch bei Unterbindung visueller, akustischer und gustatorischer Informationen das Produkt oder die Produktumgebung eindeutig zuordnen kann. Die typische Form des Glases einer bekannten Nussnougatcreme sowie deren Schraubverschluss aus Kunststoff erfüllen diese Eigenschaften. Haptische Marken sind somit Alleinstellungsmerkmale des Produkts und der Produktumgebung, die einen unmittelbaren Marktvorteil gegenüber anderen Produkten der gleichen Klasse generieren. Innerhalb der Hierarchie der Sinne haben diejenigen Marken einen besonderen Vorteil, die haptisch Informationen transportieren können.

Verständlicherweise erfordert die Optimierung all dieser Aspekte einen hohen Arbeitsaufwand, viel Zeit und zusätzliche Personalressourcen. Falls die Produkte auf dem internationalen Markt angeboten werden sollen, sind außerdem kulturspezifische Eigenheiten zu berücksichtigen. In größeren Unternehmen gibt es teilweise für jeden einzelnen der Aspekte eigene Arbeitsgruppen, die bei der Neuentwicklung eines Produkts akribische Tests durchführen und verschiedene Modellvarianten überprüfen. Heerscharen von Psychologen beschäftigen sich viele Wochen mit Videoanalysen und Gesprächsprotokollen, um herauszufinden, wie die verschiedenen Aspekte eines Geräts noch besser an die Bedürfnisse der potenziellen Kunden angepasst werden können. Einige Unternehmen verfügen über eine Marketingabteilung mit der nötigen Kompetenz, um die Studien selbst durchzuführen, andere beauftragen externe Forschungseinrichtungen.

Anspruchsvoll sind insbesondere Fragestellungen, bei denen keine konventionelle Untersuchungsmethodik, zum Beispiel Videoaufnahmen oder Befragungen, verwendet werden kann. Sind zum Beispiel die Oberflächenunterschiede oder die Schaltkräfte bei einem Regler sehr gering, können Testpersonen oft keine verlässlichen Angaben über ihre haptischen Erfahrungen und Vorlieben machen. In diesen Fällen können neurobiologische Forschungsmethoden helfen. Psychobiologische Parameter können Wahrnehmungs- und Urteilsprozesse in einem weitaus differenzierteren Ausmaß charakterisieren, als es zum Beispiel über die menschliche Sprache möglich ist. Die Daten solcher Analysen besitzen daher erheblich mehr Aussagekraft, außerdem muss nur eine geringe Anzahl von Probanden untersucht werden.

Anschaulich lässt sich dieser Sachverhalt am Beispiel der Entwicklung neuer Papiertaschentücher verdeutlichen. Nehmen wir an, ein Unternehmen hat es sich zum Ziel gesetzt, ein Papiertaschentuch zu entwickeln, das auf dem europäischen

Markt möglichst genau in der Mitte zwischen den eher als minderwertig wahrgenommenen, aber preisgünstigen und den hochpreisigen Produkten positioniert werden kann. Gesucht wird die »haptische Mitte« eines gedachten Kontinuums der psychologischen Variablen, die als »Tissue-Weichheit« bezeichnet werden kann. Würde man die klassischen Befragungsmethoden anwenden und mit deren Hilfe nach den psychologischen Parametern von Tissue-Weichheit forschen, stieße man relativ schnell an Grenzen. Denn wie will man mithilfe der Sprache physikalische Unterschiede im Bereich von Mikrometern zwischen 20 ansonsten sehr ähnlichen Tissues systematisch klassifizieren? Demgegenüber ist es wesentlich effektiver, den zeitlichen und räumlichen Verlauf der haptischen Exploration der Tissues messtechnisch zu erfassen und anhand geeigneter Parameter auszuwerten.

Dieser psychophysiologische Ansatz nutzt die Tatsache, dass sich haptische Urteilsprozesse in feinmotorischen Aktivitäten abbilden. Damit ist gemeint, dass wir Dinge abhängig davon, ob sie uns angenehm oder unangenehm, wertvoll oder billig erscheinen, geringfügig anders haptisch explorieren. Die Unterschiede zeigen sich nur für den Bruchteil einer Sekunde und sind auch nur mit speziellen technischen Hilfsmitteln zu beobachten.[5] Wird diese Methodik mit neurophysiologischen Parametern kombiniert, wie sie durch die Aufzeichnung eines EEGs möglich sind, werden verlässliche Aussagen über die Urteilstendenz der Probanden möglich, ohne dass diese sich sprachlich äußern müssten.

Eine solche Studie generiert selbst mit relativ wenigen Probanden wissenschaftlich fundierte und methodisch reproduzierbare Parameter, die es in unserem Fallbeispiel gestatten, die physikalischen Eigenschaften eines Tissues so zu gestalten, dass dessen subjektive Wahrnehmung eine Güteklassifikation »im Mittelfeld« erreicht. Der finanziell-technische Aufwand ist relativ groß, aber durch die Aussagegüte gerechtfertigt.

Bei empirischen Prüfungen im Haptik-Design ist generell zu beachten, dass die Testpersonen die angestrebte Zielgruppe repräsentieren und nicht Teil des Unternehmens sind. Insbesondere Letzteres könnte zu Verzerrungen führen, da Mitarbeiter möglicherweise unternehmensspezifische Erwartungen erfüllen möchten oder über Vorwissen verfügen, sodass ihre Handlungen und Urteile beeinflusst werden. Trotz dieser Binsenweisheit ist es in Unternehmen durchaus üblich, aus Zeit- und Kostengründen das »Flurpersonal« als Testpersonen zu nutzen. Doch damit nicht genug: Die Kunst der richtigen Auswahl von Probanden beinhaltet auch die Frage, ob eine Versuchsperson in ihrem Alltag gern und häufig Gegenstände berührt oder in dieser Hinsicht eher zurückhaltend ist. Denn schon lange ist bekannt, dass Menschen nicht in gleicher Weise die Neugierde und das Bedürfnis verspüren, die Gegebenheiten der äußeren Welt haptisch zu erkunden. In jedem Warenhaus kann man diesen Sachverhalt überprüfen: Einige Kunden betasten alles, was potenziell interessant erscheint, selbst wenn kein ausdrücklicher Kaufwunsch besteht, während andere nur dann ein Produkt haptisch explorieren, wenn ein Kaufinteresse besteht. Für Erstere – den aktiven Explorationstypus – sind die haptischen Eigenschaften eines Produkts im Rahmen einer Kaufentscheidung wichtige Orientierungsmerkmale. Letztere – der zurückhaltende Explorationstypus – orientiert seine Kaufentscheidung eher an anderen Kriterien. Daher ist es wichtig, zu wissen, welcher Gruppe die Probanden angehören. Beachtet man diese interindividuellen Unterschiede nicht, sind falsch positive Studienbefunde nicht auszuschließen. Idealerweise nehmen gleich viele Vertreter beider Typen an Studien zum Haptik-Design teil.

Manipulation oder Kundenvorteil?

Gegenstände, die einem oder mehreren der vorgenannten Ziele von Haptik-Design genügen, weisen funktionale und materielle Eigenschaften auf, die in der Regel von den Nutzern positiver beurteilt werden als jene von Vorgängerversionen oder vergleichbaren Produkten. In anderen Worten: Der Kunde kann in Form körperlicher Erfahrungen die gestalterische Fokussierung auf das Tastsinnessystem erleben. Insofern handelt es sich bei der Umsetzung von Haptik-Design nicht – zumindest nicht immer – um kunstfertige Täuschungsmanöver.

Allgemein bekannte Alltagsbeispiele demonstrieren die positiven Effekte von Haptik-Design: So wird jeder, der in letzter Zeit einen Bierkasten schleppte, festgestellt haben, dass die Zeiten, in denen sich die Griffe schmerzvoll in die Finger gruben, offenbar vorbei sind. Fast alle Hersteller von Bierkästen haben die wohltuenden Eigenschaften breiter oder mit weichem Kunststoff versehener Griffflächen erkannt. Eine kleine Änderung mit erheblicher Wirkung auf den Tragekomfort. Und erstaunlich, wie lange es gedauert hat, bis man die Bedürfnisse des Tastsinns in diesem Bereich erkannt und bedient hat. Gleichwohl: Am Gewicht handelsüblicher Bierkästen hat sich freilich nichts geändert. In ähnlicher Weise ist ein Trend bei Sixpacks zu beobachten. Der Herausforderung des Kunden, sechs durch Folie zu einem äußerst unhandlichen Paket geschweißte 1,5-Liter-Flaschen Mineralwasser in Würde aus dem Supermarkt zu transportieren, begegnen nun mehrere Hersteller mit Tragegriffen, teilweise sogar aus festem Kunststoff. Thermisch isolierte Griffe bei Töpfen, Pfannen und deren Deckeln gehören heute zum Standard einer modernen Küchenausstattung, und das Öffnen und Schließen der Tür von Backöfen der neueren Generation erfordert endlich kein regelmäßiges Armkrafttraining der Nutzer mehr.

Auch die schon mehrfach erwähnte Zahnbürste, die wir nach den Regeln moderner Gesundheitsvorsorge zweimal am Tag sehr direkt mit unserem Körper in Verbindung bringen, hat durch Haptik-Design eine Wandlung erfahren. Nicht nur wurde die Formgebung an die menschliche Anatomie angepasst, die Kombination verschiedener Materialien an den Griffen verbessert auch das Hantieren in empfindlicher Umgebung. Die Verbindung aus Hart- und Weichkunststoffen durchzieht generell viele Bereiche der heutigen Produktwelt. Im Bad und in der Küche finden sich die verschiedensten Geräte und Werkzeuge, deren Handhabung durch diese Zweikomponententechnik deutlich verbessert wurde. Selbst ultraleichte Einwegrasierer erhalten auf diese Weise einen Grip, der Bewegungen zielführender und sicherer macht.

Wenn auch nicht sicherer, so wenigstens in der Handhabung leichter ist die neuere Standardvariante von Rollkoffern mit vier Rädern, die so mancher schon entdecken konnte. Dass die in der Länge beschränkte Teleskopfunktion der Haltegriffe gerade für größere Menschen noch immer ein Graus ist, steht auf einem anderen Blatt. Aber die nächste Generation dieser robusten Lastenträger steht bereits auf dem haptischen Prüfstand.

Diesen positiven Beispielen für gelungenes und kundenorientiertes Haptik-Design stehen natürlich eine Reihe gestalterischer Absurditäten und haptischer Mangelwaren gegenüber. Zwei Beispiele hierzu: Vor einiger Zeit wurde es regelrecht Mode, in die Füller und Stifte für Schulanfänger Griffmulden einzuarbeiten. Für Schreibanfänger kann diese Fingerstütze durchaus hilfreich sein. Weil diese Stifte auf dem Markt ganz erfolgreich waren, versah der Hersteller auch Stifte, die von Erwachsenen genutzt werden, mit Griffmulden. Aber diese Stifte waren ein Flop. Der Hersteller ahnte nicht, dass die Haltemotorik bei Erwachsenen während des Schreibens sehr dynamisch und flexibel ist. In unseren Studien zeigte sich, dass

Griffmulden bei Erwachsenen nach wenigen Minuten zur Verkrampfung der Handmuskulatur führen.

Haut- und körperbewusste Menschen pflegen sich häufig mit Bodylotions, und so kämpfen namhafte Unternehmen um diesen Markt. Als vor einigen Jahren plötzlich ein neuer Player auftauchte und den Lotionmarkt mächtig aufrüttelte, fragten sich die etablierten Hersteller besorgt, was den Erfolg der neuen Lotion ausmachte. Einen Aspekt haben wir genauer untersucht. Der neue Wettbewerber füllte seine Lotion in eine Flasche mit einer Oberflächenstruktur, die bei eingecremten Händen nicht zu einem unangenehm schmierigen Gefühl führt, während die etablierten Unternehmen immer noch auf hochglatte Kunststoffoberflächen setzten, die bei eingecremten Fingern allein das Halten der Flasche zur akrobatischen Übung machten. Sicherlich hat schon jeder in seinem Alltag Gegenstände bemerkt, die als haptische Zumutung oder dringend änderungsbedürftige Prototypen wahrgenommen wurden. Nach unseren Erfahrungen sind es im Übrigen durchaus auch deutlich geäußerte Kundenmeinungen, die den einen oder anderen Industrieverantwortlichen auf notwendige und haptisch zündende Ideen gebracht haben.

Natürlich gibt es auch Beispiele, die zeigen, dass die Perspektive des Tastsinns auch zur Manipulation von Kundenentscheidungen eingesetzt werden kann. Diese Täuschungen basieren vorwiegend auf Illusionen, die sich aus einem Zusammenwirken von Gewichtswahrnehmung und impliziter Wertkalkulation ergeben. Da wir vielfach die Erfahrung gemacht haben, dass in der Regel etwas Schweres eine größere Menge von etwas beinhaltet – eine Tüte mit einem Apfel ist leichter als eine mit zwei, drei oder zehn Äpfeln –, reagieren wir in besonderer Weise auf das Gewicht von Produkten beziehungsweise ihrer Verpackung. Schwere Produkte assoziieren wir automatisch mit etwas Wertvollem. Deshalb achten nicht nur Smartphone-, Uhren- und Schmuckhersteller darauf, dass ihre Produkte nicht zu leicht ausfallen. So werden hochpreisige Parfüms gern in schweren Flakons präsentiert, was mithilfe von Glas und zum Beispiel Metallapplikationen sehr gut und kostengünstig machbar ist. So verpackt, erzeugen wenige Milliliter Wirksubstanz fast schon zwangsläufig einen multisensorisch gewichtigen Eindruck, der den hohen Preis als gerechtfertigt erscheinen lässt. Dass eine sehr bekannte deutsche Mundwassermarke seit 1895 nicht nur die markante Form, sondern auch die Schwere seiner Glasverpackung fast unverändert bis heute beibehalten hat, zeugt davon, dass findige Unternehmer diese Zusammenhänge schon vor einiger Zeit erkannt haben.

Gern wird dieser Effekt auch bei Gesichtscremes genutzt. Ein schwerer Glastiegel erzeugt automatisch den Eindruck, dass es sich bei den paar Gramm Inhalt um eine wertvolle Creme handelt. Für dieselbe Mixtur in einem Kunststoffbehälter oder gar einer Tube könnte man keinen so hohen Preis verlangen. Spätestens wenn wir solcherlei Dinge anderen oder uns selbst zum Geschenk machen möchten, wird sich die Wirkung dieser Illusion in unserem Kaufverhalten äußern. Um in der Verschönerungs- und Verjüngungsbranche zu bleiben: Kaum jemand kann sich der in der Medizin und Pharmakologie geprägten Gestaltungs- und Handhabungslogik von Pipetten und Ampullen entziehen. Das ein oder andere Unternehmen setzt auf diese haptische Marke und präsentiert seine Anti-Aging- und sonstigen Mittelchen in solcher Verpackung. Und da wir diese Darreichungs- und Aufbewahrungsform vorwiegend in medizinisch therapeutischen Kontexten kennengelernt haben, kann es schwer sein, sich dem Sog der Heilsversprechen zu entziehen. Kosmetische Substanzen oder auch sogenannte Nahrungsergänzungsmittel in der haptischen Verkleidung eines Arzneimittels könnten zukünftig den Tatbestand einer bewussten Täuschung erfüllen, sofern die Gesetzesmacher die Macht der Tastsinnestäuschungen auf diesem Feld erkennen.

Mundhaptik – Freude am Kauen

Die Natur hat unseren Mund, die Zunge und die Zähne mit großer biologischer Raffinesse ausgestattet. Der Mundraum ist dabei aus biologischer Perspektive nicht nur diejenige Körperregion, mit der Nahrungsmittel in den Körper aufgenommen werden, sondern aufgrund seiner extrem hohen Tastsensibilität und vielen Bewegungsmöglichkeiten auch eine der explorativ aktivsten. Durch Kau- oder Schluckbewegungen sowie Berührungsreize an unseren Lippen, an Zähnen, Gaumen und Zunge sind wir in der Lage, die physischen Eigenschaften einer Nahrungsmittelsubstanz (oder eines Fremdkörpers) zu analysieren. So genügt ein kleiner Biss in einen Apfel, um festzustellen, ob dieser noch saftig ist oder schon das »mehlige« Stadium erreicht hat. Die durch aktive Exploration erfassten materiellen Eigenschaften dieses Apfelstücks bezeichnet man als Textur.[6]

Jedes Nahrungsmittel, sei es nun fest oder flüssig, verfügt neben Geschmack und Geruch über eine solche Textur, und auch diese wird einer eingehenden Bewertung unterzogen. So kann besagter Apfel durchaus hervorragend riechen und schmecken, doch seine mehlige Textur wird uns die Freude am weiteren Verzehr trüben. Denn »mehlig« verbinden wir in der Regel mit »minderwertiger Qualität«, obgleich es keine objektiven Anhaltspunkte dafür gibt, dass in einem solchen Apfel weniger nahrhafte Substanzen enthalten wären als in einem knackigen. Der haptische Gesamteindruck, den wir von diesem Apfel erhalten, lenkt demnach unser Urteil und infolgedessen auch unser Verhalten.

Haptisch erfahrbare Textureigenschaften sind also – ganz unabhängig von all seinen anderen sensorischen Eigenschaften – für die Beurteilung eines Nahrungsmittels sehr bedeutsam. Eine Einsicht, die sich in der Nahrungsmittelindustrie nur sehr langsam durchgesetzt hat, dachte sie doch lange, der

Verbraucher beurteile die Güte eines Nahrungsmittels nur nach Geschmack und Geruch. Aber nun soll der Verbraucher nicht nur hinsichtlich dieser beiden Komponenten eines Produkts überzeugt werden, sondern soll auch das komplexe »Mundgefühl« einen positiven Eindruck bei ihm hinterlassen. Die Nahrungsmittelindustrie verwendet deshalb erhebliche Forschungsmittel darauf, allgemein beliebte Nahrungsmitteltexturen wie Knusprigkeit, Cremigkeit oder Saftigkeit zu optimieren und pelzige oder andere als negativ empfundene zu eliminieren.

Die wissenschaftliche Analyse dessen, was eine Textur im physikalischen und psychologischen Sinn charakterisiert, ist eine große Herausforderung. Denn Nahrungsmittel unterliegen durch Kaubewegungen und die Vermischung mit Speichel sehr vielfältigen mechanischen und chemischen Veränderungen. Zudem unterscheidet sich der Kauvorgang von Mensch zu Mensch sowohl hinsichtlich der aufgewendeten Zeit als auch der Anzahl der Bewegungen beträchtlich, und Kinder kauen anders als ältere Menschen. Auch die Menge sowie die chemische Zusammensetzung des Speichels ist individuell unterschiedlich. Und nicht nur beim Verzehr verändert sich die Textur von Nahrungsmitteln: Luftfeuchtigkeit, Sonnenlicht und Temperatur können aus einem knackig designten Müsliriegel außerhalb der schützenden Verpackung eine klebrige Masse machen. Die Textur eines Nahrungsmittels wird demnach auf sehr vielfältige Weise sowohl durch physikalisch-chemische Umgebungs- und Verpackungsbedingungen wie auch durch den direkten Körperkontakt beeinflusst.

Die Simulation und wissenschaftliche Analyse physikalischer und chemischer Umwelteinflüsse auf die Textureigenschaften von Nahrungsmitteln ist methodisch anspruchsvoll, aber möglich. Die Simulation des Kauvorgangs und der mechanisch-chemischen Interaktion des menschlichen Speichels hingegen ist ebenso wenig möglich wie die messtechnische

Erfassung der daraus resultierenden Texturveränderungen. Insofern ist man bei der Beurteilung von Textureigenschaften unmittelbar auf das menschliche Urteilsvermögen angewiesen, sprich auf Konsumententests. Dabei verkosten Testpersonen zahlreiche Proben eines bestimmten Nahrungsmittels, das mit unterschiedlichen Textureigenschaften versehen wurde, und müssen diese Proben dann beurteilen. Eine relativ hohe Anzahl von Testpersonen vorausgesetzt, ist es möglich festzustellen, in welche Richtung die Testpersonen bei den unterschiedlichen Textureigenschaften im Allgemeinen tendieren, und daraus ein haptisch erfahrbares Produktprofil zu erstellen, das den Texturbedürfnissen der Kundenzielgruppe entspricht.

Derartige Analysen werden sowohl innerhalb eines Kulturkreises durchgeführt, aber auch über Ländergrenzen hinweg, denn wie schon beschrieben, werden unsere haptischen Bedürfnisse kulturell überformt. Gerade für internationale Nahrungsmittelproduzenten ist es daher wichtig, die Textureigenschaften ein und desselben Produkts an die jeweiligen landesspezifischen Erwartungen der Käufer anzupassen. Ein Beispiel: Deutsche Kunden erwarten von einem probiotischen Joghurt, dass er cremig ist, für französische Kunden sollte er flockig und etwas fest sein. Entsprechend dieser Präferenzen wird der Nahrungsmittelhersteller diesen Joghurt – unter Beibehaltung aller übrigen sensorischen Eigenschaften – mit verschiedenen Texturen versehen. Ein bestimmtes Produkt eines bestimmten Herstellers, das uns von zu Hause sehr vertraut ist, kann deshalb in anderen Ländern einen anderen haptischen Eindruck hinterlassen. Die wissenschaftliche Kunst bei landesspezifischen Anpassungen der Textur besteht darin, die biochemische Struktur und die Nährwerte der Nahrungsmittel nicht zu verändern.

Aber nicht nur zwischen verschiedenen Ländern, sondern auch innerhalb eines Landes kann es gravierende Unterschiede hinsichtlich der Texturerwartungen und der Texturbedürfnisse bei Lebensmitteln geben. So ist in den neuen Bundesländern generationsübergreifend eine markante »Knäckebrot-Schokolade« beliebt. Die sandpapierartige Textur ist weit entfernt vom Texturspektrum der handelsüblichen Schokoladen und verhindert auch noch viele Jahre nach dem Fall der Mauer, dass dieses Naschwerk die Kundschaft in den alten Bundesländern erreichen kann.

Haptik im Fokus von Werbung und Marketing

Aus betriebswirtschaftlicher Perspektive ist der Mensch dann ein guter Mensch, wenn er einkaufen geht. Und ein besonders guter Mensch ist er, wenn er dabei den Marketing- und Werbestrategien folgt, ohne deren steuernde Kräfte zu bemerken. Dies zu erreichen ist die professionelle Kunst der verkaufs- und wunschfördernden Branche.[7] Kein Unternehmen kann es sich leisten, in den hart umkämpften Märkten ohne Werbung und Marketing aufzutreten, denn im unendlichen Warenangebot an nützlichen und unsinnigen Dingen kann sich nur dasjenige Produkt als Mittel zur Bedürfnisbefriedigung durchsetzen, das die höchsten kognitiven Güter der Kunden erobern kann: Aufmerksamkeit und Gedächtnis.

Heerscharen von Werbeschaffenden und Marketingexperten wissen, dass sie alle sensorischen und kognitiven Register ziehen müssen, um in einer permanenten und alltäglichen Informationslawine besondere Wahrnehmungsereignisse zu schaffen, welche die Aufmerksamkeitsschwellen durchbrechen und die Gedächtnis- und Emotionsprozesse der Kunden aktivieren. Um dieses Ziel zu erreichen, setzt die Branche zum Teil drastische Bildmittel ein, um die Gemüter der Kundschaft zu erregen. Erinnert sei hier an die Kampagnen eines Modelabels, das mit Plakaten auf sich aufmerksam machte, auf denen blutgetränkte Kleidung oder der küssende Papst abgebildet waren. Die emotionale Stärke dieser Bilder hat mindestens dazu geführt, dass selbst ausgesprochene Modemuffel und stilistisch anderweitig orientierte Kunden den Namen dieses Labels im Gedächtnis behalten haben. Angesichts der weltweit großen Anzahl von Modelabels ist dieses Ergebnis beachtlich. Von diesem und ähnlich prägnanten Beispielen einmal abgesehen, arbeitet die Werbe- und Marketingbranche in der Regel aber eher mit subtilen Mitteln als mit der emotionalen Brechstange.

Der Kreativität sind hierbei scheinbar keine Grenzen gesetzt, und so war es nur eine Frage der Zeit, bis die findigen Strategen das menschliche Tastsinnessystem als Zielgebiet ihrer Kampagnen erkannten. Die Grundlagen hierfür entstanden in den letzten 20 Jahren durch den rasanten Zuwachs an Erkenntnissen im Bereich der Tastsinnesforschung und deren Verwertung durch eine neurobiologisch orientierte Werbe- und Konsumentenpsychologie, die auch als »Neuromarketing« bezeichnet wird. Eine der wichtigsten Kernaussagen dieser Bemühungen ist die Feststellung, dass unsere Spezies für tastsensible Werbeversprechen in besonderer Weise sensibel ist und sich taktile und haptische Reize im Konzert der übrigen Sinne daher als besonders wirkungsvolle Träger von Markenbotschaften eignen. Einfacher formuliert: Werbe- und Marketingstrategien beeinflussen die Käufer dann am nachhaltigsten, wenn sie im direkten Wortsinn »berühren«.

Dieser wenig überraschende Sachverhalt sorgt dafür, dass wir uns besser an Werbebotschaften erinnern, wenn sie unsere haptische Aufmerksamkeit binden oder uns zu manuellen Handlungen auffordern. So fördern vergleichsweise schwere oder großflächig ausfaltbare Werbebeilagen in Zeitungen und Zeitschriften, eingearbeitete Verschiebelaschen mit optischen Enthüllungseffekten oder strukturelle Besonderheiten des Papiers unsere Neugier, sodass wir uns mit den präsentierten Gegebenheiten länger beschäftigen. Und erreicht uns eine scheinbar handgeschriebene Postkarte von einem Reiseveranstalter, dann wird die sonst übliche automatisierte Entsorgung ebenfalls hinausgezögert, weil das handgreifliche Objekt sachlich und haptisch unsere Neugier für einige Alltagssekunden bindet.

Die Stärke der Werbewirkung steht dabei in direktem Zusammenhang mit der aufgewendeten Zeit, die wir mit solcherlei Dingen zubringen. So verführen aufklappbare Würfel oder komplizierte Faltkarten, Spielfiguren oder magnetisierte Gimmicks Jung und Alt zum spielerischen Gebrauch. Dabei verbindet unser Gehirn unbemerkt die verschiedenen sensorischen und emotionalen Aspekte der spielerischen Handlungen zu relativ stabilen Gedächtnisinhalten. Dass sich auf diese Weise selbst handwerklich Unbegabte die Namen von Baumärkten merken, ist das intendierte Ziel solch »spielerischer« Verführungen.

Dieser Trend zu »handgreiflicher« Werbung und ganzkörperlicher Marketingstrategie ist in gewisser Weise auch ein Reflex auf das digitale Zeitalter. Glaubte man vor einigen Jahren noch, dass man massenweise und kostengünstig Werbebotschaften allein über das Internet erfolgreich an den Mann und die Frau bringen könne, erkennt die Werbebranche, unterstützt von zahlreichen wissenschaftlichen Studien, zunehmend, dass im multisensorischen Konzert der Neugierverführung der direkte Kontakt zum Beispiel in Form eines physischen Katalogs eine stärkere Wirkung entfaltet als eine multimedial verpackte Werbebotschaft in einem ohnehin digital überfrachteten Alltag.

Auf Bilder und Töne wird natürlich auch in modernen multisensorischen Marketingstrategien nicht verzichtet. Nur stimuliert man unter Ausnutzung bestimmter neurophysiologischer Effekte gleichzeitig die internen Modelle haptisch-motorischer Alltagserfahrungen. Wir sehen hämmernde Männer, Rum oder Bier trinkende Inselurlauber, Nudeln essende Familien, beglückte Joghurtgenießer und sich eincremende Sportler – jeweils in Nahaufnahme. Fuhren vor Jahren die Autos wie ferngesteuert durch die Landschaft, sehen wir heute gepflegte Hände am Lenkrad und souveräne Fahrer. Allein die Beobachtung körperlicher Erlebnisse anderer Menschen führt zur Aktivierung tastsensibler Verarbeitungsgebiete in unserem Gehirn und schafft auf diese Weise eine quasi körperliche Beteiligung mit entsprechenden Emotionen und Gedächtnisprozessen. Von ähnlichen neurophysiologischen Beteiligungsillusionen leben auch Sportübertragungen im Fernsehen. Auch akustische Reize können die haptisch-körperlichen Neuronenverbände des Beobachters anregen. Das Knacken beim Biss in eine Waffel, das sprudelnde Geräusch beim Öffnen einer Flasche oder das Knistern einer Verpackung rundet die multisensorisch inszenierte Szene ab und unterstützt die neuronale Verankerung der intendierten Werbebotschaft.

Weniger indirekt, dafür deutlich wirkungsvoller sind die haptischen Marketingstrategien am sogenannten Point of Sale. Wir haben uns bereits daran gewöhnt – aber dies bedurfte einiger Entwicklungsschritte –, dass wir die Objekte unseres Begehrens heute in jedem größeren Geschäft berühren dürfen. Werbestrategen wissen, dass sich unser Vertrauen zu Produkten – und damit die Kaufbereitschaft – besonders dann aufbauen kann, wenn wir die Produkte berühren können, und dass wir uns Objekten, deren haptische Eigenschaften wir erkunden können, intensiver zuwenden als einer Verpackung mit schöner Bebilderung. Alarmgesichert, jedoch frei beweglich präsentiert deshalb jedes Smartphonegeschäft seine Ware auch in Form funktionsfähiger Ausstellungsstücke, und die Kunden können ausgiebig Handhabungserfahrungen sammeln. Auch in etlichen Baumärkten kann man die angebotenen Geräte einem praktischen Funktionstest vor Ort unterziehen. Anfassen ist in diesen Kontexten nicht nur erlaubt, sondern ausdrücklich erwünscht. In der unbewussten Auseinandersetzung zwischen unseren Bedürfnissen und der überreichen Warenwelt ist der stationäre Handel ein körperlich-analoges Paradies der Werbebranche, das aufgrund seiner haptischen Wirkungskraft auch zukünftig nicht vom Onlinehandel verdrängt werden kann.

Liegt es buchstäblich auf der Hand, dass sich Werbe- und Marketingstrategen bei handhabungsfähigen Produkten und Marken um die haptische Käufergunst bemühen, so wird dieser Ansatz bei der Vermarktung von Finanz- oder Versicherungsprodukten etwas komplizierter. Aber selbst hierbei lassen sich Wirkmechanismen des Tastsinns für die auserwählten Zwecke gebrauchen. Um den Nutzen verschiedenster, möglichst miteinander verwobener Versicherungsprodukte für den Kunden nicht nur visuell erfassbar, sondern auch haptisch erfahrbar zu machen, werden im Kundengespräch haptische Verkaufshilfen psychologisch präzise eingesetzt. Solche Verkaufshilfen bestehen in der Regel aus kleinen Bausätzen, deren Einzelteile jeweils einen Aspekt der Versicherungs- oder der Finanzangebote darstellen. Die abstrakte Welt der Zahlen und der versprochenen monetären Vorteile aus Finanz- und Versicherungsangeboten wird so mithilfe von Kleinteilen zum (be-) greifbaren Gegenstand (s. Abbildung 19). Im Kundengespräch in verschiedenen Varianten zusammengefügt, begleiten sie den internen Prozess der Willens- und Entscheidungsbildung beim Kunden und vermitteln ihm sowohl den logischen als auch den gegenständlichen Eindruck einer sinnvollen Gesamtheit des Angebots. Keine Bank und kein Versicherungsunternehmen lässt sich heute diese verkaufsfördernden Effekte entgehen.

Doch damit nicht genug. Selbst die interpersonelle Situation zwischen Verkäufer und Kunden steht im Fokus tastsensibler Strategien. Um das Vertrauen der Kunden zu fördern und die eigenen Sympathiewerte zu steigern, sollen Verkäufer Kunden leicht am Arm oder an der Schulter berühren, denn diverse Studien haben unzweideutig belegt, dass ein kurzer Körperkontakt, wie bereits erwähnt, nicht nur die Höhe des Trinkgelds steigert, sondern generell die positive Gestimmtheit fördert. Wissenschaftlich fundierte Hinweise zum effektiven Einsatz von Körperkontakt im Dienst der Verkaufsförderung reichen von detaillierten Beschreibungen des optimalen Händedrucks bis hin zur Auswahl geeignet weicher Sessel, um das Gemüt des Kunden willig zu stimmen. Da wir aufgrund unserer haptischen Gebundenheit für all diese – hier sehr verkürzt dargestellten – Verführungskünste durchaus anfällig sind, sollten wir uns spätestens beim Weg zur Kasse oder kurz vor einer allfälligen Unterschrift fragen, ob wir gerade eigenen oder fremden Wünschen folgen.

7 Offene Fragen und Forschungsprojekte

Es ist ein Anliegen dieses Buches, deutlich zu machen, in welch vielfältiger Weise das Tastsinnessystem unser Leben und unseren Alltag prägt. Seit der Gründung des Haptik-Forschungslabors entwickeln und forschen wir in allen Bereichen, die in diesem Buch angesprochen werden – von der Grundlagenforschung über medizinische Fragen bis hin zur konkreten Anwendung im Bereich des Haptik-Designs. Und in all diesen Bereichen gibt es eine Reihe aktueller Themen, die verstärkte Forschungsbemühungen verdienen. Einige dieser Themen möchte ich zum Abschluss skizzieren – nicht zuletzt auch deshalb, weil unsere Forschung auf finanzielle Unterstützung angewiesen ist. Das Haptik-Forschungslabor an der Universität Leipzig ist seit 2008 eine selbst finanzierte Einrichtung am Paul-Flechsig-Institut für Hirnforschung. Die Medizinische Fakultät unterstützt das Labor außerordentlich durch die kostenfreie Bereitstellung von Laborräumen und technischer Infrastruktur. Gehälter und Forschungsmittel müssen jedoch durch die Mitarbeiter des Labors organisiert und erwirtschaftet werden (s. die Anzeige am Ende des Buches).

Körperstimulation von Frühgeborenen zur Verminderung von Apnoephasen und Entwicklungsstörungen

Fast alle Frühgeborenen zeigen Störungen der Atemregulation, die zu Apnoephasen führen, während derer die Kinder nicht mehr selbstständig atmen. In besonders kritischen Fällen treten derartige Atemstillstände im Abstand von wenigen Minuten auf. Im klinischen Alltag wird in solchen Situationen

Sauerstoffalarm ausgelöst. Wird das Kind dann am Körper berührt, setzt die selbstständige Atmung wieder ein. Um das Frühgeborene vor Apnoephasen zu schützen – und das klinische Personal zu entlasten –, haben wir den Prototyp einer Körperstimulation für Frühgeborene entwickelt, der das Auftreten von Apnoephasen verhindert. Dieser Prototyp muss in langwierigen Patiententests evaluiert und unter Umständen technisch verbessert werden, bevor er großflächig zum Einsatz kommen kann.

Physiologische und psychologische Effekte der Körperstimulation bei Schreibabys

Sofern keine organischen Erkrankungen vorliegen, werden sogenannte Schreibabys in einschlägigen Ambulanzen behandelt. Dort werden mit großem Erfolg fast ausschließlich körperorientierte Behandlungsverfahren eingesetzt. Trotz der zahlreichen Angebote gibt es keine wissenschaftlichen Studien über deren Wirkungsweise auf die psychische Entwicklung des Kindes (und der Eltern). Ziel der geplanten Studie ist die Analyse der physiologischen und psychologischen Behandlungseffekte sowie ein Vergleich der verwendeten Behandlungsmethoden.

Physiotherapeutische Körperstimulation bei chronisch und schwer kranken Patienten

Die gesundheitsfördernden Wirkungen physiotherapeutischer Behandlungen/Massagen bei schwerstkranken Menschen ist in einigen Studien belegt worden. Kritiker werfen diesen Studien vor, dass sie keine langfristigen Effekte nachweisen können. Da Studien mit langfristiger Applikation physiotherapeutischer Behandlungen sehr aufwendig und teuer sind, möchten wir in einem Langzeitversuch chronisch kranke

Patienten – sowohl Kinder als auch Erwachsene verschiedenen Alters – durchgehend mindestens sechs bis zwölf Monate physiotherapeutisch behandeln *und* die Effekte dieser Maßnahmen durch biologische und klinische Marker analysieren.

Neoprenapplikation bei Magersucht

Welche neurophysiologischen und psychologischen Veränderungen bei Patienten mit Magersucht auftreten, wenn regelmäßig ein maßgeschneiderter Neoprenanzug getragen wird, ist bislang nur in einem Fall im Längsschnitt untersucht worden. Sonstige Berichte von Anwendern lassen keine Schlussfolgerungen über die Wirkmechanismen dieser Körperstimulation zu. Ziel unserer Studie ist die wissenschaftlich begleitete Anwendung der Neoprenapplikation bei jugendlichen Patienten. Hirnelektrische Analysen sowie neuropsychologische Tests sollen im Langzeitverlauf durchgeführt werden. Ebenso soll ein Vergleich der Behandlungseffekte in Abhängigkeit von der Behandlungsmethode (mit und ohne Körperstimulation) durchgeführt werden. Die Studiendauer soll mindestens vier Jahre betragen.

Körperstimulation bei Patienten mit Depressionen

Die positiven Wirkungen von Massagen auf die Ausschüttung des Neurotransmitters Serotonin sind vielfach beschrieben. Ebenso ist dieser Zusammenhang an Patienten mit Depressionen in Kurzzeitstudien nachgewiesen worden. Auch hier wird bemängelt, dass keine Langzeiteffekte belegt sind. Weil depressive Erkrankungen vorwiegend pharmakologisch behandelt werden, besteht jedoch wenig Interesse an andersartigen Methoden – und noch weniger an der Finanzierung von Langzeitstudien zu deren Wirkung. Ziel unserer Studie soll es sein, depressive Patienten mit einer physiotherapeutischen

Langzeitbehandlung mindestens sechs Monate zu versorgen und biologische sowie psychologische Veränderungen im Langzeitverlauf zu analysieren.

Störungen des Körperschemas bei Übergewichtigen

Ist der BMI höher als 40 und sind alle anderen Maßnahmen erfolglos geblieben, können, sofern weitere Voraussetzungen gegeben sind, operative Veränderungen am Magen-Darm-Trakt (zum Beispiel durch ein Magenband) zur Reduktion des Körpergewichts vorgenommen werden – in der Fachsprache als bariatrische Chirurgie bezeichnet. In der Regel bewirken derlei chirurgische Eingriffe einen kontinuierlichen und eindrucksvollen Gewichtsverlust. Nicht selten erreichen die Betroffenen jedoch nach einigen Jahren wieder ihr Ausgangsgewicht. Eine Ursache für diesen Effekt könnte die fehlende Anpassung des Körperschemas an die neuen körperlichen Dimensionen nach der Gewichtsabnahme sein. Erste Hinweise, die uns zu dieser Hypothese führten, erhielten wir durch die Untersuchung von fünf Patienten vor und nach einer solchen Operation. Die Testergebnisse (Haptimeter u.a.) verwiesen auch Monate nach dem chirurgischen Eingriff auf offenbar inadäquate Körperschemaprozesse. Die Patienten unterschätzten die räumlichen Dimensionen ihres Körpers gravierend. In Folgeuntersuchungen möchten wir diese Analyseebene weiter ausbauen und Interventionsmöglichkeiten zur Reorganisation des Körperschemas nach bariatrischen Operationen prüfen.

Welche Wirkungen haben Körperstimulationen auf diejenigen, die sie ausführen?

Welche Wirkungen Massagen oder physiotherapeutische Körperstimulationen auf den menschlichen Organismus haben, ist halbwegs gut untersucht. Unbekannt ist dagegen, welche physiologischen und psychologischen Prozesse bei denjenigen Menschen stattfinden, die sie ausführen. Führt der direkte und professionelle Körperkontakt bei den Therapeuten (Physiotherapeuten, Osteopathen) zu neurobiologisch messbaren Entspannungs- oder Anspannungsprozessen? Zeigen sich tätigkeitsabhängige Veränderungen bei der Analyse von Stresshormonen und hirnelektrischer Aktivität? Können für diese Berufsgruppe tätigkeitsspezifische Risiko- und Belastungsfaktoren ausgemacht werden?

Sind sogenannte sensible Menschen auch in den verschiedenen Dimensionen des Tastsinns besonders empfindlich?

Im Alltag begegnen uns Menschen, die wir als besonders sensibel oder »dünnhäutig«, und solche, die wir als »dickfellig« und eher unsensibel bezeichnen würden. Psychologisch sind diese Persönlichkeitskategorien mit den üblichen Verfahren sehr schwer zu fassen. Dennoch kann versucht werden, über die Kombination verschiedener Persönlichkeitstests die Typologie zu operationalisieren. Im zweiten Schritt wollen wir untersuchen, ob sich die beiden Persönlichkeitstypen auch hinsichtlich ihrer passiven und aktiven Tastsensibilität unterscheiden. Wir vermuten, dass die Wahrnehmungsschwellen für Tastsinnesreize (und andere Sinnesreize) mit verschiedenen Persönlichkeitstypen in Verbindung gebracht werden können.

Besteht ein Zusammenhang zwischen der Intelligenz und den Tastsinnesleistungen eines Menschen?

Für alle Sinnesbereiche wurde bisher der Zusammenhang zwischen der allgemeinen Intelligenz und den grundlegenden Wahrnehmungsleistungen untersucht. Für das Tastsinnessystem liegen indes nur wenig aussagekräftige Studien vor. Dabei liegt der Verdacht nahe, dass räumliche und sprachliche Intelligenzleistungen nicht unabhängig von den Tastsinnesleistungen erbracht werden können. Vermutlich besteht ein direkter entwicklungspsychologischer Zusammenhang zwischen Intelligenz- und Tastsinnesleistungen. Die Prüfung dieses Zusammenhangs wäre auch vor dem Hintergrund der Digitalisierungsbestrebungen im vorschulischen und schulischen Zusammenhang von Bedeutung.

Entwicklung eines Haptik-Tracking-Systems

Mit optischen und anderen Messverfahren kann heute sehr präzise der Bewegungsverlauf der Finger während haptischer Explorationen beobachtet und vermessen werden. Bislang ist es jedoch noch niemandem gelungen, den direkten Kontaktbereich zwischen Objekt und Finger zu vermessen, ohne dass Glasobjekte benutzt werden. Somit ist die Hautverformung an den Kontaktstellen bei aktiver Objektexploration bis heute ein Rätsel, und so können wir nur sehr grob beschreiben, wie ein Akteur zum Beispiel einen Stift oder ein chirurgisches Instrument in der Hand hält. Die visuelle Forschung ist durch die Entwicklung von Eye-Tracking-Systemen deutlich weiter. Durch dieses Messverfahren ist es möglich, Blickrichtung und Blickdauer eines Menschen exakt zu vermessen. Das Ziel unseres Projekts ist die Entwicklung eines berührungsfreien Messverfahrens, das die vollständige und dreidimensionale Rekonstruktion der explorierenden Finger mit einer Messgenauigkeit von 100 Mikrometer erlaubt. Auf diese Weise sollen nicht nur die Bewegungsaspekte der explorierenden Hand, sondern vor allem die Deformationsdynamik an den Kontaktstellen erfassbar werden. Das Haptik-Tracking-System könnte sowohl für grundlagenorientierte als auch anwendungsbezogene Forschungszwecke eingesetzt werden. Erste Entwicklungsschritte wurden bereits abgeschlossen.

Papillarliniendynamik und Wahrnehmungsleistung

Die Haut an den Handinnenseiten und den Fußsohlen hat eine charakteristische Wellenform, die durch sogenannte Papillarlinien gebildet wird. Diese sind für alle taktilen und haptischen Prozesse von Bedeutung. Weil sich jedoch die Haut im zeitlichen Verlauf ändert, verändert sich – im mikroskopischen Bereich – auch die Papillarstruktur. Um die zeitlichen Details dieses Prozesses genauer zu analysieren, müssen kontaktfreie optische Messverfahren genutzt werden. Wir vermuten, dass sich bei Messungen im Mikrometerbereich in sehr kurzen Zeitbereichen strukturelle Veränderungen der Papillarlinien nachweisen lassen und dass diese dynamischen Veränderungen einen Einfluss auf die Wahrnehmungsleistung haben. Verschiedene Messverfahren zu dieser Fragestellung wurden bereits erprobt.

Was verbirgt sich hinter den »explorativen Stopps«?

Vor einiger Zeit haben wir nachgewiesen, dass bei haptischen Erkennungsaufgaben die Tastbewegungen nicht kontinuierlich erfolgen, sondern durch Bewegungspausen im Bereich von Millisekunden unterbrochen sind. Dieses Phänomen tritt bei der haptischen Exploration sowohl von Alltagsgegenständen als auch von fremden Objekten und Oberflächen auf. Die

Länge der sogenannten explorativen Stopps ist jedoch von der Bekanntheit des Objekts abhängig. Ein ähnliches Phänomen existiert im visuellen System (Fixationspausen). Hypothetisch können die explorativen Stopps mit spezifischen Prozessen der Informationsverarbeitung erklärt werden. Allein, ein neurobiologischer Nachweis für diese Annahme fehlt bislang. Da wir dieses Phänomen als einen elementaren Teil der Tastsinneswahrnehmung betrachten, möchten wir die neurophysiologischen Mechanismen aufklären.

Haptische Lernleistungen bei einzelligen Organismen

Einzellige Lebewesen verfügen über die einfachste Form eines Tastsinnessystems. Damit stellen sie auch den biologischen Beginn unseres Tatsinnesystems dar. Allerdings verstehen wir noch nicht genau, wie das Tastsinnessystem bei diesen Organismen funktioniert. Verschiedene Studien haben gezeigt, dass einzellige Organismen in der Lage sind, einfache Lern- und Anpassungsleistungen zu erbringen. In Vorstudien konnten wir belegen, dass amöboide Einzeller (Amoeba proteus) neue und unterschiedlich raue Glasoberflächen erkennen und ihr Verhalten darauf einstellen können. In weiterführenden Studien wollen wir untersuchen, ob die haptische Oberflächenunterscheidung der Amöben mit elementaren Gedächtnisleistungen einhergeht und welche Zellstrukturen hierfür verantwortlich sind. Diese Frage ist nicht nur aus evolutionsbiologischer Perspektive wichtig, sondern auch, weil im menschlichen Körper Milliarden einzellige Organismen leben – mit einem Gesamtgewicht von ca. fünf Kilogramm. Diese Organismen kooperieren auf chemische und auf haptische Weise mit unserem Organismus, und wir sollten verstehen lernen, nach welchen Prinzipien sie das tun.

Wie viele tastsensible Rezeptoren gibt es im menschlichen Körper?

Eine wesentliche Grundlage unseres Tastsinnessystems sind die verschiedenen rezeptiven Einheiten, die sich im gesamten Körper verteilen. Die biologische Komplexität dieses Sinnessystems wird auch durch die große Anzahl der tastsinnesbezogenen Rezeptoren bestimmt. Wie hoch genau deren Anzahl ist, kann nur grob geschätzt werden, da viele Bereiche des Körpers und viele Rezeptortypen in ihrer räumlichen Verteilung noch nicht untersucht wurden und systematische anatomische Studien bislang fehlen. Es ist somit eine selbstverständliche Herausforderung, eine hinreichend präzise Analyse der Rezeptorverhältnisse im menschlichen Körper zu erarbeiten. Dieses Vorhaben kann nicht von einer einzelnen Einrichtung allein gemeistert werden, doch wir würden gern einen Beitrag dazu leisten. Das fachwissenschaftliche Umfeld für diese Fragestellung ist exzellent.

Dank

Ich danke allen, die direkt und indirekt an der Umsetzung dieses Buchprojekts beteiligt waren. Allen voran den Kolleginnen und Kollegen, die die Arbeit des Haptik-Forschungslabors in günstigen wie ungünstigen, in bezahlten und unbezahlten Zeiten durch ihre Neugier, ihre Energie und ihre Schaffenskraft gefördert haben. Jeder Einzelne von ihnen hat durch seinen persönlichen Einsatz mit dazu beigetragen, dass Forschungsthemen fernab vom etablierten Mainstream – zum Teil über Jahre hinweg – verfolgt werden konnten. Besonders danken möchte ich Frank Krause, Ines Thomas, Karl-Heinz Beier, Bianka Assmann, Sven Martin, Dorette Wesemann, Stephanie Müller, Lysann Rall sowie Herrn und Frau Wegener.

Ebenso bin ich dem Direktor des Paul-Flechsig-Instituts für Hirnforschung an der Universität Leipzig, Prof. Thomas Arendt, sowie den Verantwortlichen der Medizinischen Fakultät dankbar, dass das Haptik-Labor seit 2008 wohlwollende Unterstützung und eine akademische Heimat in diesem kreativen Institut erhalten hat.

Meiner Lebens- und Arbeitspartnerin Margarete Cane danke ich sehr, dass sie auch dieses Projekt durch ihren Optimismus in allen Phasen unterstützt und jede Zeile des Buches kritisch hinterfragt hat. Ihr ist nicht nur die Fertigstellung dieses Buchs ganz wesentlich zu verdanken, durch ihre Umsicht konnten auch die aktuellen Forschungsprojekte des Labors während meiner Schreibphasen kontinuierlich fortgeführt werden.

Jens Stieler danke ich für seine stets geduldigen Erklärungen mikrobiologischer und biochemischer Zusammenhänge und für die kritische Durchsicht entsprechender Textpassagen.

Schlussendlich danke ich den Verantwortlichen der Verlagsgruppe Droemer Knaur, auf deren Idee dieses Buchprojekt zurückgeht, für die Unterstützung, die mir ein paar Monate Schreibarbeit ohne anderweitige Lohnarbeit ermöglichte. Meinem Lektor Jürgen Bolz danke ich für seine erstaunliche Zuversicht und seine Geduld.

Martin Grunwald
Leipzig, im Juni 2017

Glossar

Auditives System
Es ermöglicht Wahrnehmungen mithilfe des Hörsinns.

Exterozeption (exterozeptiv)
ist eine Teilleistung des Tastsinnessystems, die es dem Organismus ermöglicht, von außen auf den Körper einwirkende physikalisch-chemische Ereignisse – zum Beispiel die Wärme der Sonnenstrahlen oder die Hautverformung durch einen Berührungsreiz – zu registrieren und neuronal zu verarbeiten.

Gustatorisches System
Es ermöglicht Wahrnehmungen mithilfe des Geschmackssinns.

Haptik
bezeichnet zum einen das interdisziplinäre Fachgebiet zur Erforschung des Tastsinnessystems von Mensch und Tier, zum anderen die Eigenschaften eines Objekts, die mittels Tastsinnessystem wahrnehmbar sind (gute oder schlechte Haptik eines Objekts).

Haptische Wahrnehmung
entsteht bei aktivem körperlichen Kontakt mit der äußeren Umwelt und dem eigenen Körper. Sie ist das integrative Produkt aus exterozeptiven, propriozeptiven und interozeptiven Teilprozessen des Tastsinnessystems. Wenn wir einen Schalter betätigen, uns waschen, etwas essen oder die Seite in einem Buch umblättern, führt das zu haptischen Wahrnehmungen.

Interozeption (interozeptiv)
ist eine Teilleistung des Tastsinnessystems, die es dem Organismus erlaubt, den spezifischen Versorgungs- und Aktivierungszustand des gesamten Körpers und seiner Organe zu registrieren und neuronal zu verarbeiten – beispielsweise Schmerzen oder die Tätigkeit von Organen und Muskeln.

Olfaktorisches System
Es ermöglicht Wahrnehmungen mithilfe des Geruchssinns.

Propriozeption (propriozeptiv)
ist eine Teilleistung des Tastsinnessystems, dank derer der Organismus den Status und die Veränderung der räumlichen Lage des Körpers und der Gliedmaßen (einschließlich des Kopfes) in Bezug zu sich selbst und in Relation zur Schwerkraft registrieren und neuronal verarbeiten kann. Beispiel: Positionswahrnehmung der Körperglieder in völliger Dunkelheit.

Taktile Wahrnehmung
ist die Folge eines Berührungsreizes (auch einer Temperatur- oder Vibrationsempfindung oder physikalisch-chemischer Reize), den der Wahrnehmende nicht selbst auslöst. Eine Fliege, die sich während des Mittagsschlafs in unserem Gesicht niederlässt, oder die Friseurin, die uns die Haare wäscht, löst eine taktile Wahrnehmung aus.

Vestibuläres System
Es ermöglicht Wahrnehmungen mithilfe des Gleichgewichtssinns.

Visuelles System
Es ermöglicht Wahrnehmungen mithilfe des Sehsinns.

Anmerkungen

Einleitung – eine Annäherung

1 Robert Jütte nähert sich dieser Frage in seinem Buch (2000): Geschichte der Sinne. Von der Antike bis zum Cyberspace. München: Beck.

1 Der Anfang von Innen und Außen

1 Boothe, R. G.; Dobson, V.; Teller, D. Y.: »Postnatal development of vision in human and nonhuman primates«. In: *Annual Review of Neuroscience* 1985; 8, S. 495–545.

2 Lecanuet, J. P.; Schaal, B. (1996): »Fetal sensory competencies«. In: *European Journal of Obstetrics Gynecology and Reproductive Biology* 68, S. 1–23. Vilmar, K.; Bachmann, K.-D. (1991): »Pränatale und perinatale Schmerzempfindung. Stellungnahme des wissenschaftlichen Beirates der Bundesärztekammer«. In: *Deutsches Ärzteblatt* 88, 47. Hepper, P. G.: »Haptic perception in the human foetus«. In: Grunwald, M. (Hrsg.) (2008): Human haptic perception. Basel, Boston, Berlin: Birkhäuser Verlag, S. 149–154.

3 Grunwald, M., Mueller, S.: The ubiquity of mechanosensation. (submitted)

4 Reissland, N. et al. (2015): »Laterality of foetal self-touch in relation to maternal stress«. In: *Laterality* 20, S. 82–94. Reissland, N. et al. (2014): »The Development of Anticipation in the Fetus: A Longitudinal Account of Human Fetal Mouth Movements in Reaction to and Anticipation of Touch«. In: *Developmental Psychobiology* 56, S. 955–963.

5 Bystrova, K. (2009): »Novel mechanism of human fetal growth regulation: A potential role of lanugo, vernix caseosa and a second tactile system of unmyelinated low-threshold C-afferents«. In: *Medical Hypotheses* 72, S. 143–146. Irmak, M. K.; Oztas, E.; Vural, H. (2004): »Dependence of fetal hairs and sebaceous glands on fetal adrenal cortex and possible control from adrena lmedulla«. In: *Medical Hypotheses* 62, S. 486–492.

6 Tomatis, Alfred A. (1999): Klangwelt Mutterleib. Die Anfänge der Kommunikation zwischen Mutter und Kind. München: dtv.

7 deVries, J. I. P.; Fong, B. F. (2006): »Normal fetal motility: an overview«. In: *Ultrasound in obstetrics &gynecology: the official journal of the*

International Society of Ultrasound in Obstetrics and Gynecology 27 (6), S. 701–711. Reissland, N.; Francis, B. (2010): »The quality of fetal arm movements as indicators of fetal stress«. In: *Early Human Development* 86 (12), S. 813–816.

8 Reissland, N. et al. (2015): »Laterality of foetal self-touch in relation to maternal stress«. In: *Laterality* 20 (1), S. 82–94. Reissland, N.; Francis, B.; Kumarendran, K.; Mason, J. (2015): »Ultrasound observations of subtle movements: a pilot study comparing foetuses of smoking and nonsmoking mothers«. In: *Acta Paediatrica* 104 (6), S. 596–603.

9 Reissland, N. et al. (2015): »Laterality of foetal self-touch in relation to maternal stress«. In: *Laterality* 20 (1), S. 82–94.

10 Marx, V.; Nagy, E. (2015): »Fetal Behavioural Responses to Maternal Voice and Touch«. In: *Plos One* 10 (6), S. e0129118.

11 Araki, M. et al. (2010): »Fetal response to induced maternal emotions«. In: *The journal of physiological sciences* 60 (3), S. 213–220.

12 Reissland, N. et al. (2011): »Do Facial Expressions Develop before Birth?« In: *Plos One* 6 (8).

13 Gingras, J. L.; Mitchell, E. A.; Grattan, K. E. (2005): »Fetal homologue of infant crying«. In: *Archives of disease in childhood. Fetal and neonatal edition* 90 (5), S. F415–8.

14 Sann, C.; Streri, A. (2007): »Perception of object shape and texture in human newborns: evidence from cross-modal transfer tasks«. In: *Developmental science* 10 (3), S. 399–410. Streri, Arlette (2003): »Cross-modal recognition of shape from hand to eyes in human newborns«. In: *Somatosensory & motor research* 20 (1), S. 13–18. Streri, A.; Gentaz, E. (2004): »Cross-modal recognition of shape from hand to eyes and handedness in human newborns«. In: *Neuropsychologia* 42 (10), S. 1365–1369.

15 Lester, B. M. et al. (2004): »History and description of the Neonatal Intensive Care Unit Network Neurobehavioral Scale«. In: *Pediatrics* 113 (3 Pt 2), S. 634–640.

16 Reissland, N. et al. (2014): »The development of anticipation in the fetus: a longitudinal account of human fetal mouth movements in reaction to and anticipation of touch«. In: *Developmental psychobiology* 56 (5), S. 955–963. Zoia, S. et al. (2007): »Evidence of early development of action 41 planning in the human foetus: a kinematic study«. In: *Experimental Brain Research* 176 (2), S. 217–226.

17 World Health Organization: Born Too Soon (2012): The Global Action Report on Preterm Birth. ISBN 978 92 4 150343 3.

18 Hanley, M. A. (2008): »Therapeutic touch with preterm infants: composing a treatment«. In: *Explore* 4 (4), S. 249–258. Harrison, L. L.; Leeper, J.; Yoon, M. (1991): »Preterm infants' physiologic responses to early parent touch«. In: *Western journal of nursing research* 13 (6), S. 698–707. Harrison, L. L. et al. (2000): »Physiologic and behavioral effects of gentle human touch on preterm infants«. In: *Research in nursing & health* 23 (6), S. 435–446. Honda, P. et al. (2013): »Effect of therapeutic touch on brain activation of preterm infants in response to sensory punctate stimulus: a near-infrared spectroscopy-based study«. In: *Archives of disease in childhood. Fetal and neonatal edition* 98 (3), S. F244–8. Jean, A. D. L.; Stack, D. M. (2012): »Full-term and very-low-birthweight preterm infants' self-regulating behaviors during a Still-Face interaction: influences of maternal touch«. In: *Infant Behavior & Development* 35 (4), S. 779–791. Field, Tiffany (2014): Touch. Second edition. Cambridge, Massachusetts: The MIT Press. Bond, Cherry (2002): »Positive Touch and massage in the neonatal unit: a British approach«. In: *Seminars in neonatology* 7 (6), S. 477–486. Jutapakdeegul, N. et al. (2003): »Postnatal touch stimulation acutely alters corticosterone levels and glucocorticoid receptor gene expression in the neonatal rat«. In: *Developmental Neuroscience* 25 (1), S. 26–33. Parashar, P. et al. (2016): »Yakson touch as a part of early intervention in the Neonatal Intensive Care Unit: A systematic narrative review«. In: *Indian journal of critical care medicine: peerreviewed, official publication of Indian Society of Critical Care Medicine* 20 (6), S. 349–352.

19 Hanley, M. A. (2008): »Therapeutic touch with preterm infants: composing a treatment«. In: *Explore* (New York, N.Y.) 4 (4), S. 249–258. Harrison, L. L. et al. (2000): »Physiologic and behavioral effects of gentle human touch on preterm infants«. In: *Research in nursing & health* 23 (6), S. 435–446. Honda, N. et al. (2013): »Effect of therapeutic touch on brain activation of preterm infants in response to sensory punctate stimulus: a near-infrared spectroscopy-based study«. In: *Archives of disease in childhood. Fetal and neonatal edition* 98 (3), S. F244–8. Jean, A. D. L.; Stack, D. M. (2012): »Full-term and very-low-birth-weight preterm infants' self-regulating behaviors during a Still-Face interaction: influences of maternal touch«. In: *Infant Behavior & Development* 35 (4), S. 779–791. Field, T. (2014): Touch. Second edition. Cambridge, Massachusetts: The MIT Press. Bond, C. (2002): »Positive Touch and massage in the

neonatal unit: a British approach«. In: *Seminars in neonatology*: SN 7 (6), S. 477–486.

20 Dudova, I. et al. (2014): »Screening for autism in preterm children with extremely low and very low birth weight«. In: *Neuropsychiatric disease and treatment* 10, S. 277–282. Padilla, N. et al. (2015): »Poor Brain Growth in Extremely Preterm Neonates Long Before the Onset of Autism Spectrum Disorder Symptoms«. In: *Cerebral cortex* (New York, N.Y. 1991).

21 Bloch-Salisbury, E. et al. (2009): »Stabilizing immature breathing patterns of preterm infants using stochastic mechanosensory stimulation«. In: *Journal of Applied Physiology* 107, S. 1017–1027. Zimmerman, E.; Barlow, S. M. (2012): »The effects of vestibular stimulation rate and magnitude of acceleration on central pattern generation for chest wall kinematics in preterm infants«. In: *Journal of Perinatology* 32, S. 614–620.

2 Körperkontakt – ein Lebensmittel

1 Blum, Deborah (2010): Die Entdeckung der Mutterliebe. Die legendären Affenexperimente des Harry Harlow. Weinheim: Beltz Verlag. Montagu, A. (1980): Körperkontakt. Die Bedeutung der Haut für die Entwicklung des Menschen. Stuttgart: Klett-Cotta.

2 Das heutige Verständnis über die Funktion der körperlichen Beziehungen zwischen Mutter und Kind, insbesondere in der Phase nach der Geburt, ist einer Reihe von Pionieren der Säuglingsforschung zu verdanken, von denen hier nur einige stellvertretend genannt werden können: René A. Spitz, Margaret Mead, John Bowlby, Frédérick Leboyer, Harry F. Harlow, Ashley Montagu.

3 Klaus, M. H. et al.: »Maternal attachment : Importance of the first post-partum days«. In: *The New England Journal of Medicine* 286, 1972, S. 460–463.

4 Christensson, K. et al. (1995): »Separation distress call in the human neonate in the absence of maternal body contact«. In: *Acta Paediatrica* 84 (5), 1992, S. 468–473.

5 Bystrova, K. et al. (2009): »Early contact versus separation: effects on mother-infant interaction one year later«. In: *Birth* 36 (2), S. 97–109. Widstrom, A. M. et al. (1990): »Short-term effects of early suckling and touch of the nipple on maternal behaviour«. In: *Early Human Development* 21 (3), S. 153–163. Winberg, Jan (2005): »Mother and newborn baby: mutual regulation of physiology and

behavior – a selective review«. In: *Developmental psychobiology* 47 (3), S. 217–229.

6 Nelson, C. et al. (2014): Romania's abandoned children. Deprivation, brain development, and the struggle for recovery. Cambridge, Mass.: Harvard University Press. Bos, K. et al. (2011): »Psychiatric outcomes in young children with a history of institutionalization«. In: *Harvard review of psychiatry* 19 (1), S. 15–24. Bos, K. et al. (2009): »Effects of early psychosocial deprivation on the development of memory and executive function«. In: *Frontiers in Behavioral Neuroscience* 3, S. 16. Ghera, M. M. et al. (2009): »The effects of foster care intervention on socially deprived institutionalized children's attention and positive affect: results from the BEIP study«. In: *Journal of child psychology and psychiatry, and allied disciplines* 50 (3), S. 246–253. Humphreys, K. L. et al. (2015): »Effects of institutional rearing and foster care on psychopathology at age 12 years in Romania: follow-up of an open, randomised controlled trial«. In: *The lancet. Psychiatry* 2 (7), S. 625–634. Levin, A. R. et al. (2015): »Social communication difficulties and autism in previously institutionalized children«. In: *Journal of the American Academy of Child and Adolescent Psychiatry* 54 (2), S. 108–115.e1. Levin, A. R. et al. (2014): »Motor outcomes in children exposed to early psychosocial deprivation«. In: *The Journal of pediatrics* 164 (1), S. 123–129. McGoron, L. et al. et al. (2012): »Recovering from early deprivation: attachment mediates effects of caregiving on psychopathology«. In: *Journal of the American Academy of Child and Adolescent Psychiatry* 51 (7), S. 683–693.

7 Cinini, S. M. et al. (2014): »Social isolation disrupts hippocampal neurogenesis in young nonhuman primates«. In: *Frontiers in neuroscience* 8, S. 45. Lesse, A. et al. (2016): »Chronic Postnatal Stress Induces Depressivelike Behavior in Male Mice and Programs second-Hit Stress-Induced Gene Expression Patterns of OxtR and AvpR1a in Adulthood«. In: *Molecular neurobiology*. Scotti, Melissa-Ann L. et al. (2015): »Social isolation disrupts innate immune responses in both male and female prairie voles and enhances agonistic behavior in female prairie voles (Microtus ochrogaster)«. In: *Hormones and Behavior* 70, S. 7–13. Krugel, U. et al. (2014): »The impact of social isolation on immunological parameters in rats«. In: *Archives of toxicology* 88 (3), S. 853–855. Huang C. C., Chou, P. H. (2005): »Neonatal isolation accelerates the developmental switch in the signalling cascades for long-term potentiation induction«.

In: *Journal of Physiology* 569, Issue 3, S. 789–799. Cinini, S. M. et al. (2014): »Social isolation disrupts hippocampal neurogenesis in young non-human primates«. In: *Frontiers in neuroscience* 8, S. 45. Ehrlich, D. E.; Rainnie, D. G. (2015): »Prenatal Stress Alters the Development of Socioemotional Behavior and Amygdala Neuron Excitability in Rats«. In: *Neuropsychopharmacology: official publication of the American College of Neuropsychopharmacology* 40 (9), S. 2135–2145. Marais, L. et al. (2009): »Exercise increases BDNF levels in the striatum and decreases depressive-like behavior in chronically stressed rats«. In: *Metabolic brain disease* 24 (4), S. 587–597.

8 Herpertz, S. C.; Bertsch, K. (2016): »Oxytocin Effects on Brain Functioning in Humans«. In: *Biological Psychiatry* 79 (8), S. 631–632. Riem, M. M. E. et al. (2013): »Oxytocin effects on complex brain networks are moderated by experiences of maternal love withdrawal«. In: *European neuropsychopharmacology: the journal of the European College of Neuropsychopharmacology* 23 (10), S. 1288–1295. Weisman, O.; Feldman, R. (2013): »Oxytocin effects on the human brain: findings, questions, and future directions«. In: *Biological Psychiatry* 74 (3), S. 158–159.

9 Massagetrainings organisiert zum Beispiel die Deutsche Gesellschaft für Baby- und Kindermassage (dgbm.de). Diese Gesellschaft veranstaltet ebenso wissenschaftliche Tagungen und Weiterbildungen. Eine lesenswerte Publikation zum Thema »Baby- und Kindermassage« sei beispielhaft angeführt: Hauswald, B., Bohlmann, S. (2014): Die schönsten Babymassagen und Kuschelspiele, München: Gräfe und Unzer.

10 A. Montagu hat ausführlich den gesellschaftlichen Stellungswechsel der Wiege und der Babyschaukel beschrieben. Nicht ohne Grund beklagt er die Verbannung dieser erprobten Einschlafhilfen und fordert eine Rückbesinnung auf deren praktische und sensorische Qualitäten: Montagu, A. (1980): Körperkontakt. Die Bedeutung der Haut für die Entwicklung des Menschen. Stuttgart: Klett-Cotta.

11 Kurjak, A. et al. (2004): »Behavioral pattern continuity from prenatal to postnatal life – a study by four-dimensional (4D) ultrasonography«. In: *Journal of perinatal medicine* 32 (4), S. 346–353. Zoia, S. et al. (2013): »The development of upper limb movements: from fetal to post-natal life«. In: *Plos One* 8 (12), S. e80876.

12 Kravitz, H.; Goldenberg, D.; Neyhus, A. (1978): »Tactual exploration by normal infants«. In: *Developmental medicine and child neurology* 20 (6), S. 720–726.

13 Marcus, L. et al. (2012): »Tactile sensory capacity of the preterm infant: manual perception of shape from 28 gestational weeks«. In: *Pediatrics* 130 (1), e88-94. Streri, A.; Lhote, M.; Dutilleul, S. (2000): »Haptic perception in newborns«. In: *Developmental Science* 3, S. 319–327. DOI: 10.1111/1467-7687.00126. Lejeune, F. et al. (2010): »The manual habituation and discrimination of shapes in preterm human infants from 33 to 34+6 post-conceptional age«. In: *Plos One* 5(2), e9108.

14 Wilson, Frank R. (2000): Die Hand – Geniestreich der Evolution. Ihr Einfluss auf Gehirn, Sprache und Kultur des Menschen. Stuttgart: Klett-Cotta.

15 Der ungarische Psychologe Géza Révész postulierte ein sogenanntes »stereoplastisches Prinzip«, das er selbst als »Grundprinzip der haptischen Wahrnehmung« bezeichnet und das im Bereich der visuellen Wahrnehmung nicht existiert. Mit diesem Prinzip beschreibt Révész das menschliche Bedürfnis, greifbare und umfassbare Objekte hinsichtlich aller möglichen Dimensionen tastend zu erkunden. Das Bedürfnis nach haptischer Exploration von Gegenständen ist nach Révész ein Explorationsprinzip, das wir nur mit Mühe unterdrücken können. Eine vergleichbare Neugierde, ein vergleichbares Wahrnehmungsbedürfnis kann er in der visuellen Objektexploration nicht erkennen. Révész, Géza (1938): Die Formenwelt des Tastsinnes. Grundlegung der Haptik und der Blindenpsychologie, Bd. 1 & 2. Haag: Martinus Nijhoff.

16 Sann, C.; Streri, A. (2007): »Perception of object shape and texture in human newborns: evidence from cross-modal transfer tasks«. In: *Developmental science* 10 (3), S. 399–410. Streri, Arlette (2003): »Cross-modal recognition of shape from hand to eyes in human newborns«. In: *Somatosensory & motor research* 20 (1), S. 13–18. Streri, Arlette; Gentaz, Edouard (2004): »Cross-modal recognition of shape from hand to eyes and handedness in human newborns«. In: *Neuropsychologia* 42 (10), S. 1365–1369.

17 Meltzoff, A. N.; Moore, M. K. (1977): »Imitation of facial and manual gestures by human neonates«. In: *Science* 198 (4312), S. 75–78.

18 Rochat, Philippe (1995): The self in infancy. Theory and research. (Advances in psychology, Bd. 112). Amsterdam, New York: Elsevier.

19 Begum, Ali et al. (2015): »Human infants' ability to perceive touch in external space develops postnatally«. In: *Current biology* 25 (20), R978–979. Frick, A.; Wang, Su-Hua (2014): »Mental spatial transformations in 14- and 16-37 month-old infants: effects of action

and observational experience«. In: *Child Development* 85 (1), S. 278–293. Lewkowicz, D. J.; Lickliter, R. (2013): The Development of Intersensory Perception. *Comparative Perspectives.* Hoboken: Taylor and Francis.

20 Hüther, Gerald (2014): Was wir sind und was wir sein könnten. Ein neurobiologischer Mutmacher. 4. Aufl. Frankfurt: S. Fischer. Hüther, Gerald; Hauser, Uli (2014): Jedes Kind ist hoch begabt. Die angeborenen Talente unserer Kinder und was wir aus ihnen machen. München: btb. Spitzer, Manfred (2014): Digitale Demenz. Wie wir uns und unsere Kinder um den Verstand bringen. München: Droemer Knaur. Spitzer, Manfred (2006): Vorsicht Bildschirm! Elektronische Medien, Gehirnentwicklung, Gesundheit und Gesellschaft. München: dtv.

21 Bushnell, E. W.; Boudreau, J. P. (1991): »The development of haptic perception during infancy«. In: Heller, M.A.; Schiff, W. (Hrsg.): The psychology of touch. Lomdon: Psychology Press, S. 139–161. Begum, Ali et al., (2015): »Human infants' ability to perceive touch in external space develops postnatally«. In: *Current biology* 25 (20), R978–979. Frick, A.; Wang, Su-Hua (2014): »Mental spatial transformations in 14- and 16-month-old infants: effects of action and observational experience«. In: *Child Development* 85 (1), S. 278–293. Lewkowicz, David J.; Lickliter, Robert (2013): The Development of Intersensory Perception. *Comparative Perspectives.* Hoboken: Taylor and Francis.

22 Shaw, P. et al. (2008): »Neurodevelopmental trajectories of the human cerebral cortex«. In: *The Journal of neuroscience: The official Journal ofthe Society for Neuroscience* 28 (14), S. 3586–3594. Klingberg, Torkel (2013): The learning brain. Memory and brain development in children. Oxford, New York: Oxford University Press.

23 Seidl, A. et al. (2015): »Why the body comes first: effects of experimenter touch on infants' word finding«. In: *Developmental science* 18 (1), S. 155–164.

24 Abu-Zhaya, R. et al. (2016): »Multimodal infant-directed communication: how caregivers combine tactile and linguistic cues«. In: *Journal of Child Language*, S. 1–29.

25 Diese Frage ist eines der größten und bislang ungelösten Probleme der Lebenswissenschaften. Zahlreiche Studien haben die Veränderbarkeit und die Anpassungsprozesse des Körperschemas bei erwachsenen Menschen untersucht. Aber wie sich das neuronale Ab-

bild des eigenen Körpers bei einem Neugeborenen entwickelt und wie es sich generell über den Lebenslauf verändert, das wird erst jetzt zunehmend ein Thema in der entwicklungsneurobiologischen Forschung. Erstaunlich ist hierbei, dass theoretisch und forschungspraktisch der pränatale Entwicklungsabschnitt des Menschen völlig außer Acht gelassen wird, obgleich es hinreichende Belege (s. Kapitel 1) für die Annahme eines vorgeburtlichen Körperschemas gibt. Marshall, P. J.; Meltzoff, A. N. (2015): »Body maps in the infant brain«. In: *Trends in Cognitive Sciences* 19 (9), S. 499–505.

26 Weiss, S. J. (1990): »Parental Touching: Correlates of a Child's Body Concept and Body Sentiment« und Main, M. (1990): »Parental Aversion to Infant-Initiated Contact is correlated with the parent's own rejection during childhood: The Effect of Experience on Signals of Security with Respect to Attachment«. In: Barnard, K. E.; Brazelton, T. B. (Hrsg.): *Touch. The foundation of experience*. Madison: National Universities Press, S. 425–459 bzw. S. 461–495. Borke, Jorn et al. (2007): »Father-infant interaction, paternal ideas about early child care, and their consequences for the development of children's selfrecognition«. In: *The Journal of genetic psychology* 168 (4), S. 365–379. Eidelman, A. I.; Hovars, R.; Kaitz, M. (1994): »Comparative tactile behavior of mothers and fathers with their newborn infants«. In: *Israel journal of medical sciences* 30 (1), S. 79–82. Streit, U. et al. (2014): »The quality of body and gaze contact infants with and without regulatory disorder«. In: *Zeitschrift für Kinder- und Jugendpsychiatrie und Psychotherapie* 42 (6), S. 389–396.

27 Bernard, K. et al. (2015): »Effects of an Attachment-Based Intervention on Child Protective Services – Referred Mothers' Event-Related Potentials to Children's Emotions«. In: *Child Development* 86 (6), S. 1673–1684. Latimer, K. et al. (2012): »Disruptive behaviour disorders: a systematic review of environmental antenatal and early years risk factors«. In: *Child: care, health and development* 38 (5), S. 611–628. Schore, Allan N. (2014): »Early interpersonal neurobiological assessment of attachment and autistic spectrum disorders«. In: *Frontiers in Psychology* 5, S. 1049. Zimmermann, P.; Scheuerer-Englisch, H. (2013): »Differences in attachment and personality in children from child guidance centers, child psychiatry units, and control families«. In: *Praxis der Kinderpsychologie und Kinderpsychiatrie* 62 (1), S. 5–29.

3 Reize und Rezeptoren

1 Halata, Z. (1993): »Sensible Nervenendigungen«. In: Drenckhahn, D.; Zenker, W. (Hrsg.): Makroskopische Anatomie, Embryologie und Histologie des Menschen. Bd. 2. München: Urban Schwarzenberg, S. 812–823. Halata, Z.; Baumann, K. (2008): »Anatomy of receptors«. In: Grunwald, M. (Hrsg.): Human haptic perception – Basics and Applications. Basel, Boston, Berlin: Birkhäuser Verlag, S. 86–92.

2 Price, M. L.; Griffiths, W. A. D. (1985): »Normal Body Hair – A Review«. In: *Clinical and Experimental Dermatology* 10 (2), S. 87–97.

3 McGlone, F.; Reilly, D. (2010): »The cutaneous sensory system«. In: *Neuroscience and Biobehavioral Reviews* 34 (2), S. 148–159.

4 In Halata (1993) wird die Anzahl freier Nervenendigungen mit 1 bis 5 μm^2 angegeben und Cauna (1980) zitiert. Die Zahlenangabe in Halata (1993, S.813) ist aber falsch. Cauna gibt die Anzahl freier Nervenendigungen pro mm^2 und nicht in μm^2 an. In älteren Publikationen habe ich die Werte von Halata ohne Überprüfung übernommen und errechnete deshalb deutlich höhere Werte. Halata, Z. (1993): Sensible Nervenendigungen. In: D. Drenckhahn und W. Zenker (Hg.): Makroskopische Anatomie, Embryologie und Histologie des Menschen, Band 2. München: Urban Schwarzenberg, S. 812--823.

5 Für die Schätzung des Gesamtgewichts des im menschlichen Körper vorhandenen Bindegewebes (ohne Knochen, Blut, Körperhaut und Knorpelgewebe) wurden die Daten der nachgenannten Arbeiten genutzt. Danach ergeben sich für einen 35-jährigen Mann mit einem Körpergewicht von 73 kg und einer Körpergröße von 176 cm ca. 5 kg Bindegewebe. Nach Stecco et al. (2007) befinden sich im Bindegewebe der Muskulatur der oberen Extremitäten im Mittel 30 freie Nervenendigungen pro cm^2. Wird ausgehend von diesem Wert für das gesamte Bindegewebe in Bezug zur Haut (3 kg) eine 30-prozentige Innervationsdichte der freien Nervenendigungen angenommen, folgt daraus eine Schätzung von ca. 100 Millionen freien Nervenendigungen in 5 kg Bindegewebsmasse. Gi-ichiro, Tanaka; Hisao, Kawamura: Reference Man Models Based on Normal Data from Human Populations, http://www.irpa.net/irpa10/cdrom/00602.pdf (Zugriff 16.11.2016). Report of the Task Group on Reference Man, The International Commission on Radiotogical Protection, Nr. 23, Reprint 1992, http://ani.sagepub.com/content/suppl/2013/06/25/os-23.1.DC2/P_023_1975_

Report_on_the_Task_Group_on_Reference_Man_rev0.pdf (Zugriff 16.11.2016). Stecco, C. et al. (2007): »Anatomy of the deep fascia of the upper limb. Second part: study of innervation«. In: *Morphologie: bulletin de l'Association des anatomistes* 91 (292), S. 38–43.

6 McGlone, F.; Wessberg, J.; Olausson, H. (2014): »Discriminative and Affective Touch: Sensing and Feeling«. In: *Neuron* 82 (4), S. 737–755.

7 Bolton, C. F.; Winkelmann, R. K.; Dyck, P. J. (1966): »A quantitative study of Meissner's corpuscles in man«. In: *Neurology* 16 (1), S. 1–9.

8 Johansson, R. S.; LaMotte, R. H. (1983): »Tactile detection thresholds for a single asperity on an otherwise smooth surface«. In: *Somatosensory research* 1 (1), S. 21–31. Louw, S.; Kappers, A. M. L.; Koenderink, J. J. (2002): »Haptic discrimination of stimuli varying in amplitude and width«. In: *Experimental Brain Research* 146 (1), S. 32–37.

9 Schmidt, L. et al. (2013): »Effects of age, sex and arm on the precision of arm position sense-left-arm superiority in healthy right-handers«. In: *Frontiers in Human Neuroscience* 7, S. 915. Long, D. A. (1994): »Hand differences and reported intensity of nociceptive stimuli«. In: *Perceptual and Motor Skills.* 79 (1 Pt 2), S. 411–417. Oliveri, M. et al. (1999): »Interhemispheric asymmetries in the perception of unimanual and bimanual cutaneous stimuli. A study using transcranial magnetic stimulation«. In: *Brain* 122 (Pt 9), S. 1721–1729.

10 Boulais, Nicholas; Misery, Laurent (2007): Merkel cells. In: *Journal of the American Academy of Dermatology* 57 (1), S. 147–165. Haeberle, H.; Lumpkin, E. A. (2008): Merkel Cells in Somatosensation. In: *Chemosensory Perception* 1 (2), S. 110–118.

11 Halata, Z.; Baumann, K. I. (2008): »Anatomy of receptors«. In: Grunwald, M. (Hrsg.): Human haptic perception – Basics and Applications., Basel, Boston, Berlin: Birkhäuser Verlag, S. 86–92. Brisben, A. J.; Hsiao, S. S.; Johnson, K. O. (1999): »Detection of vibration transmitted through an object grasped in the hand«. In: *Journal of Neurophysiology* 81 (4), S. 1548–1558.

12 Rauber, August (1867): Untersuchungen über das Vorkommen und die Bedeutung der Vater'schen Körper. München: C. Fritsch.

13 Gussen, R. (1970). »Pacinian corpuscles in the middle ear«. In: *The Journal of Laryngology & Otology* 84 (01), S. 71–76. Lim, D.; Jackson, D.; Bennett, J. (1975): »Human middle ear corpuscles-a light and electron microscopic study«. In: *The Laryngoscope* 85 (10), S. 1725–

1737. Ceelen, W. (1912): »Über das Vorkommen von Vater-Pacini'schen Körperchen am menschlichen Pankreas und über eine krankhafte Veränderung derselben«. In: *Virchows Archiv path Anat.* 208 (3), S. 460–472.

14 Järvilehto, T.; Hämäläinen, H.; Soininen, K. (1981): »Peripheral neural basis of tactile sensations in man: II. Characteristics of human mechanoreceptors in the hairy skin and correlations of their activity with tactile sensations«. In: *Brain research* 219 (1), S. 13–27. Vallbo, A. B. et al. (1995): »Receptive field characteristics of tactile units with myelinated afferents in hairy skin of human subjects«. In: *The Journal of Physiology* 483(3), S. 783–795.

15 In den Sehnen des menschlichen Fußknöchels konnten Michelson & Hutchins pro Band jeweils zwei Ruffini-Körperchen finden: Michelson, J. D.; Hutchins, C. (1995): »Mechanoreceptors in human ankle ligaments«. In: *Bone & Joint Journal* 77 (2), S. 219–224.

16 Weil die Angaben über die Anzahl der Ruffini-Körperchen im menschlichen Körper unzureichend sind, kann kein sinnvoller Versuch einer Gesamtschätzung vorgenommen werden. In weit größerem Umfang liegen Daten für viele andere Säugetierarten vor, sodass sich die Frage nach dem wissenschaftlichen Sinn dieser Unverhältnismäßigkeit dringend stellt.

17 Die Schätzangaben über die Anzahl der Muskelspindelrezeptoren im menschlichen Körper basiert auf der Auswertung der nachfolgend aufgeführten Literaturquellen: Amonoo-Kuofi, H. S. (1983): »The density of muscle spindles in the medial, intermediate and lateral columns of human intrinsic postvertebral muscles«. In: *Journal of anatomy* 136 (Pt 3), S. 509–519. Banks, R. W. (2006): »An allometric analysis of the number of muscle spindles in mammalian skeletal muscles«. In: *Journal of anatomy* 208 (6), S. 753–768. Lukas, J. R. et al. (1994): »Number and distribution of neuromuscular spindles in human extraocular muscles«. In: *Investigative ophthalmology & visualscience* 35 (13), S. 4317–4327. Paulsen, Karsten (1958): »Über Vorkommen und Zahl von Muskelspindeln in inneren Kehlkopfmuskeln des Menschen (m. cricoarytaenoideusdorsalis, m. cricothyreoideus)«. In: *Zeitschrift für Zellforschung und Mikroskopische Anatomie* 48 (3), S. 349–355. Peck, D.; Buxton, D. F.; Nitz, A. (1984): »A comparison of spindle concentrations in large and small muscles acting in parallel combinations«. In: *Journal of morphology* 180 (3), S. 243–252.

18 Morisawa, Y. (1998): »Morphological study of mechanoreceptors

on the coracoacromial ligament«. In: *Journal of orthopaedic science* 3(2), 102–110. Gohlke, F. et al. (1998): »Histomorphological findings on proprioception in the shoulder«. In: *Der Orthopäde* 27(8), S. 510–517. Michelson, J. D.; Hutchins, C. (1995): »Mechanoreceptors in human ankle ligaments«. In: *Bone & Joint Journal* 77(2), S. 219–224. Eine lehrreiche und detaillierte Analyse über die Anzahl und die Verteilung von Golgi-Rezeptoren in der Skelettmuskulatur der Hauskatze findet sich in: Jami, L. (1992): »Golgi tendon organs in mammalian skeletal muscle: functional properties and central actions«. In: *Physiological Reviews* 72 (3), S. 623–666. Eine Gesamtschätzung der Golgi-Rezeptoren im menschlichen Körpergewebe ist aufgrund der unzureichenden Datenlage nicht möglich.

19 Zusätzlich müssen während einer Bewegung noch die Rezeptorsignale aus der Haut und dem Gleichgewichtssystem parallel verarbeitet werden. Da durch Körperbewegungen auch Hautverformungen stattfinden, wird angenommen, dass die Rezeptoren der Haut zumindest teilweise an propriozeptiven Leistungen beteiligt sind. Sofern das visuelle System an der Bewegungskontrolle beteiligt ist, trägt auch dieses System partiell zur erfolgreichen Bewegungsausführung bei.

20 Im Gegensatz zu anderen Wahrnehmungsbereichen ist die Temperaturwahrnehmung als psychisches Geschehen sehr gut untersucht worden. Ebenso die zu ihrer Entstehung notwendigen biochemischen Reaktionsketten und die nachgeordneten neuronalen Verarbeitungsstufen. Zur Vertiefung der Inhalte wird auf folgende Publikationen verwiesen: Vriens, J. et al. (2014): »Peripheral thermosensation in mammals«. In: *Nature reviews. Neuroscience* 15 (9), S. 573–589. Spray, D. C. (1986): »Cutaneous temperature receptors«. In: *Annual review of physiology* 48, S. 625–638. Überdies soll darauf hingewiesen werden, dass die mechanosensitiven Rezeptoren wie Ruffini-Körperchen (oder auch krausesche Endkolben) nicht auf thermische Reize reagieren. Auf weniger qualifizierten Websites werden diese Rezeptoren fälschlicherweise als Thermorezeptoren angeführt. Diese Annahme stammt von Max v. Frey aus dem Jahr 1910 und wurde durch zahlreiche Befunde widerlegt.

21 Weiss, T. (2008): »Phantom sensations«. In: Grunwald, M. (Hrsg.): *Human Haptic Perception: Basics and Applications*. Basel, Boston, Berlin: Birkhäuser Verlag, S. 283–294. Birbaumer, Niels; Schmidt, Ro-

bert F. (2006): Biologische Psychologie. 6., vollst. überarb. und erg. Aufl. Heidelberg: Springer.
22 Skramlik, Emil von (1937): Psychophysiologie der Tastsinne. Leipzig: Akademische Verlagsgesellschaft.
23 Melzack, R. et al. (1997): »Phantom limbs in people with congenital limb deficiency or amputation in early childhood«. In: *Brain* 120 (Pt 9), S. 1603–1620. Price, Elfed Huw (2006): »A critical review of congenital phantom limb cases and a developmental theory for the basis of body image«. In: *Consciousness and Cognition* 15 (2), S. 310–322.
24 An dieser Stelle möchte ich mich ganz herzlich bei meiner Kollegin Frau Dr. Stephanie Müller bedanken, die mir bei der Suche und der Auswertung der anatomischen Literatur sehr geholfen hat! Ohne ihren Ehrgeiz und ihre tatkräftige Unterstützung wäre diese Puzzlearbeit bis zum Drucktermin nicht fertig geworden. Diese Arbeit hat jedoch auch gezeigt, dass wir aufgrund fehlender anatomischer Analysen noch weit von einer exakten Schätzung der tastsensiblen Rezeptorverhältnisse im menschlichen Körper entfernt sind.
25 Button, K. S. et al. (2013): »Power failure: why small sample size undermines the reliability of neuroscience«. In: *Nature reviews. Neuroscience* 14 (5), S. 365–376. Eklund, Anders; Nichols, Thomas E.; Knutsson, Hans (2016): »Cluster failure: Why fMRI inferences for spatial extent have inflated false-positive rates«. In: *Proceedings of the National Academy of Sciences of the United States of America* 113 (28), S. 7900–7905.
26 Hsiao, S. S.; Yau, J. (2008): »Neural basis of haptic perception«. In: Grunwald, M. (Hrsg.): Human Haptic Perception. Basel, Boston, Berlin: Birkhäuser Verlag, S. 103–112.
27 Grunwald, M.; Weiss, T.; Krause, W.; Beyer, L.; Rost, R.; Gutberlet, I.; Gertz, H. J. (1999): »Power of theta waves in the EEG of human subjects increases during recall of haptic information«. In: *Neuroscience Letters* 260 (3), S. 189–192. Grunwald, M.; Weiss, T.; Krause, W.; Beyer, L.; Rost, R.; Gutberlet, I.; Gertz, H. J. (2001): »Theta power in the EEG of humans during ongoing processing in a haptic object recognition task«. In: *Cognitive Brain Research* 11 (1), S. 33–37.

4 Vermessene Empfindungen

1 Jain, S. et al. (2008): »Lower touch sensibility in the extremities of healthy Indians: further deterioration with age«. In: *Journal of the*

peripheral nervous system 13 (1), S. 47–53. Bleyenheuft, Y. et al. (2006): »Age-related changes in tactile spatial resolution from 6 to 16 years old«. In: *Somatosensory & motor research* 23 (3–4), S. 83–87. Master, S. et al. (2010): »Characterization of human tactile pattern recognition performance at different ages«. In: *Somatosensory & motor research* 27 (2), S. 60–67.

2 Humes, L. E. et al. (2009): »The effects of age on sensory thresholds and temporal gap detection in hearing, vision, and touch«. In: *Attention, perception & psychophysics* 71 (4), S. 860–871.

3 Bruce, M. F. (1980): »The Relation of Tactile Thresholds to Histology in the Fingers of Elderly People«. In: *Journal of Neurology, Neurosurgery and Psychiatry* 43 (8), S. 730–734.

4 Bolton, C. F.; Winkelmann, R. K.; Dyck, P. J. (1966): »A quantitative study of Meissner's corpuscles in man«. In: *Neurology* 16 (1), S. 1–9.

5 Perry, S. D. (2006): Evaluation of age-related plantar-surface insensitivity and onset age of advanced insensitivity in older adults using vibratory and touch sensation tests. In: *Neuroscience Letters* 392 (1–2), S. 62–67. Peters, R. M. et al. (2016): »Losing touch: age-related changes in plantar skin sensitivity, lower limb cutaneous reflex strength, and postural stability in older adults«. In: *Journal of Neurophysiology* 116 (4), S. 1848–1858.

6 Kalisch, T.; Tegenthoff, M.; Dinse, H. R. (2008): »Improvement of sensorimotor functions in old age by passive sensory stimulation«. In: *Clinical Interventions in Aging* 3 (4), S. 673–690. Gescheider, G. A. et al. (1994): »The Effects of Aging on Information-Processing Channels in the Sense of Touch. 2. Temporal Summation in the P-Channel. In: *Somatosensory and Motor Research* 11 (4), S. 359–365. Skov, T.; Steenland, K.; Deddens, J. (1998): »Effect of age and height on vibrotactile threshold among 1,663 U.S. workers«. In: *American Journal of Industrial Medicine* 34 (5), S. 438–444.

7 Mueller, S.; Winkelmann, C.; Krause, F.; Grunwald, M. (2014): »Occupation-related long-term sensory training enhances roughness discrimination but not tactile acuity«. In: *Experimental Brain Research* 232 (6), S. 1905–1914. Mueller, S., Grunwald, M. (2013): »Haptische Wahrnehmungsleistungen. Effekte bei erfahrenen und unerfahrenen Physiotherapeuten«. In: *ManuelleMedizin* 51, 473–478.

8 Dalecki, M. et al. (2012): »Production of finely graded forces in humans: effects of simulated weightlessness by water immersion«.

In: *Experimental Brain Research* 218 (1), S. 41–47. Macaluso, T. et al. (2016): »Kinematic features of whole-body reaching movements underwater: Neutral buoyancy effects«. In: *Neuroscience* 327, S. 125–135. Neufeld, Michael J.; Charles, J. B. (2015): »Practicing for space underwater: inventing neutral buoyancy training, 1963–1968«. In: *Endeavour* 39 (3–4), S. 147–159.

9 Dinse, H. R. et al. (2008): »Repetitive sensory stimulation training in stroke«. In: *European Journal of Neurology* 15, S. 402. Dinse, H. R.; Wilimzig, C.; Kalisch, T. (2008): »Learning effects in haptic perception«. In: Grunwald, M. (Hrsg.): Human Haptic Perception: Basics and Applications. Basel, Boston, Berlin: Birkhäuser Verlag, S. 165–182. Dinse, Hubert R.; Tegenthoff, Martin (2013): »Hirnstimulation mit Fingerspitzengefühl. Handschuh für Schlaganfallpatienten verbessert Tastsinn und Motorik«. In: *Rubin* (Wissenschaftsmagazin der Ruhr-Universität Bochum) Herbst 2013, S. 6–14.

10 Bolton, C. F.; Winkelmann, R. K.; Dyck, P. J. (1966): »A quantitative study of Meissner's corpuscles in man«. In: *Neurology* 16 (1), S. 1–9.

11 Dillon, Y. K.; Haynes, J.; Henneberg, M. (2001): »The relationship of the number of Meissner's corpuscles to dermatoglyphic characters and finger size«. In: *Journal of Anatomy* 199 (Pt 5), S. 577–584. In dieser Publikation wird kein statistisch signifikanter Geschlechtsunterschied angegeben. Die statistische Prüfung erfolgte mit dem t-Test. Die Verwendung eines parameterfreien Prüfverfahrens wäre aufgrund der geringen Stichprobengröße die bessere Entscheidung gewesen. Die tabellarisch angegebenen Häufigkeiten pro Geschlecht lassen vermuten, dass bei Wahl eines adäquaten statistischen Prüfverfahrens das Signifikanzniveau eines sicheren Unterschieds erreicht worden wäre.

12 Craig, J. C. (1999): »Grating orientation as a measure of tactile spatial acuity«. In: *Somatosensory & Motor Research* 16 (3), S. 197–206.

13 Komiyama, Osamu; Laat, Antoon de (2005): »Tactile and pain thresholds in the intra- and extra-oral regions of symptom-free subjects«. In: *Pain* 115 (3), S. 308–315. Chen, C. C. et al. (1995): »Gender-, side- and site-dependent variations in human perioral spatial resolution«. In: *Archives of oral biology* 40 (6), S. 539–548. Bruce, M. F.; Sinclair, D. C. (1980): »The relationship between tactile thresholds and histology in the human finger«. In: *Journal of neurology, neurosurgery, and psychiatry* 43 (3), S. 235–242.

14 Bleyenheuft, Y. et al. (2006): »Age-related changes in tactile spatial resolution from 6 to 16 years old«. In: *Somatosensory & Motor Research* 23 (3–4), S. 83–87.
15 Master, S. et al. (2010): »Characterization of human tactile pattern recognition performance at different ages«. In: *Somatosensory & motor research* 27 (2), S. 60–67.
16 Ardila, A. et al. (2011): »Gender differences in cognitive development«. In: *Developmental Psychology* 47 (4), S. 984–990.
17 Kalisch, T. et al. (2012): »Cognitive and tactile factors affecting human haptic performance in later life«. In: *Plos One* 7 (1), S. e30420.
18 Nishino, T. et al. (2008): »Sex differences in the effect of dyspnea on thermal pain threshold in young healthy subjects«. In: *Anesthesiology* 109 (6), S. 1100–1106.
19 Fillingim, R. B. et al. (2009): »Sex, gender, and pain: a review of recent clinical and experimental findings«. In: *The journal of pain: official journal of the American Pain Society* 10 (5), S. 447–485.
20 Ebda.
21 Kumar, M. et al. (2010): »Variation in response to experimental pain across the menstrual cycle in women compared with one month respose in men«. In: *Indian journal of physiology and pharmacology* 54 (1), S. 57–62.
22 Jackson, S. E. et al. (2015): »Weight perceptions in a population sample of English adolescents: cause for celebration or concern?«. In: *International journal of obesity* 39 (10), S. 1488–1493.
23 Deschamps, V. et al. (2015): »Body-weight perception and related preoccupations in a large national sample of adolescents«. In: *Pediatric obesity* 10 (1), S. 15–22.
24 Saleem, M. D. et al. (2013): »Weight misperception amongst youth of a developing country: Pakistan – a cross-sectional study«. In: *BMC public health* 13, S. 707.
25 Danubio, M. E. et al. (2008): »Comparison of self-reported and measured height and weight: implications for obesity research among young adults«. In: *Economics and human biology* 6 (1), S. 181–190.
26 Grunwald, M.; Weiss, T.; Mueller, S.; Rall, L. (2014): »EEG changes caused by spontaneous facial self-touch may represent emotion regulating processes and working memory maintenance«. In: *Brain Research* 1557 (1557), S. 111–126.
27 Burgoon, J. K. et al. (1989): Nonverbal communication. The unspoken dialogue. New York: Harper & Row.

28 Suvilehto, J. T. et al. (2015): »Topography of social touching depends on emotional bonds between humans«. In: *Proceedings of the National Academy of Sciences* 112 (45), S. 13811–13816.

29 Riedel, Matthias (2012): »Soziologie der Berührung und des Körperkontaktes«. In: Schmidt, Renate-Berenike (Hrsg.): Körperkontakt. Interdisziplinäre Erkundungen. Gießen: Psychosozial-Verlag, S. 77–105.

30 Malandro, L.; Barker, L. L. (1983): Nonverbal Communication. Boston: Addison-Wesley Longman.

31 http://www.mitkuschelzentrale.de.

32 Über eine professionelle Berührerin berichtet folgender Onlinebeitrag des Magazins *Bento:* http://www.bento.de/future/start-up-diese-menschen-haben-sich-ihren-eigenen-job-geschaffen-921138/.

33 https://www.dgps.de/index.php?id=143&tx_ttnews%5Btt_news-%5D=1751&cHash=b002110f994c48d008507a11be4e0088.

34 Stupperich, A. (2012): »Körperkontakt zwischen Mensch und Tier«. In: Schmidt, Renate-Berenike (Hrsg.): Körperkontakt. Interdisziplinäre Erkundungen. Gießen: Psychosozial-Verlag, S. 237–250. Luhmann, M.; Kalitzki, A. (2016): »How animals contribute to subjective well-being: A comprehensive model of protective and risk factors«. In: *The Journal of Positive Psychology*.

35 In ihrer Filmdokumentation »Fass mich an …« (Reihe Zoom) gingen die Autoren Paul Amberg und Halim Hosny der Frage nach, ob und in welchem Umfang in unserer Gesellschaft ein Berührungsmangel besteht. Die Fragebogenstudie wurde vom ZDF finanziert. Der Beitrag des Haptik-Labors bestand in der Fragebogenerstellung und -auswertung.

36 Uvnas-Moberg, K.; Handlin, L.; Petersson, M. (2015): »Self-soothing behaviors with particular reference to oxytocin release induced by non-noxious sensory stimulation«. In: *Frontiers in Psychology* 5.

37 Crane, J. D. et al. (2012): »Massage therapy attenuates inflammatory signaling after exercise-induced muscle damage«. In: *Science translational medicine* 4 (119), S. 119ra13. Krohn, M. et al. (2011): »Depression, mood, stress, and Th1/Th2 immune balance in primary breast cancer patients undergoing classical massage therapy«. In: *Supportive care in cancer: Official Journal of the Multinational Association of Supportive Care in Cancer* 19 (9), S. 1303–1311. Lloyd, D. M. et al. (2015): »Somatosensory pleasure circuit: from skin to brain and back«. In: *Experimental Dermatology* 24 (5), S. 321–324.

38 Grewen, K. M. et al. (2003): »Warm partner contact is related to lower cardiovascular reactivity«. In: *Behavioral medicine* 29 (3), S. 123–130. Ditzen, B. et al. (2008): »Positive couple interactions and daily cortisol: on the stress-protecting role of intimacy«. In: *Psychosomatic medicine* 70 (8), S. 883–889. Ditzen, B. et al. (2007): »Effects of different kinds of couple interaction on cortisol and heart rate responses to stress in women«. In: *Psychoneuroendocrinology* 32 (5), S. 565–574.

39 Fisher, J. D.; Rytting, M.; Heslin, R. (1976): »Hands touching hands: affective and evaluative effects of an interpersonal touch«. In: *Sociometry* 39 (4), S. 416–421.

40 Gallace, A.; Spence, C. (2010): »The science of interpersonal touch: an overview«. In: *Neuroscience and Biobehavioral Reviews* 34 (2), S. 246–259.

41 Statistisches Bundesamt (Hrsg.) (2015): Pflegestatistik 2013. Pflege im Rahmen der Pflegeversicherung. Deutschlandergebnisse. Wiesbaden. Artikelnummer: 5224001-13900-4.

42 Deutsche Alzheimer Gesellschaft e.V. (Hrsg.): Die Häufigkeit von Demenzerkrankungen. Quelle: https://www.deutsche-alzheimer.de/fileadmin/alz/pdf/factsheets/infoblatt1_haeufigkeit_demenzerkrankungen_dalzg.pdf.

43 Ackerman, J. M. et al. (2010): »Incidental haptic sensations influence social judgments and decisions«. In: *Science* 328 (5986), S. 1712–1715. Kang, Y. et al. (2011): »Physical temperature effects on trust behavior: the role of insula«. In: *Social Cognitive and Affective Neuroscience* 6 (4), S. 507–515. Inagaki, T. K.; Eisenberger, N. I. (2013): »Shared neural mechanisms underlying social warmth and physical warmth«. In: *Psychological Science* 24 (11), S. 2272–2280.

44 Williams, L. E.; Bargh, J. A. (2008): »Experiencing physical warmth promotes interpersonal warmth«. In: *Science* 322 (5901), S. 606–607.

45 Ackerman, J. M. et al. (2010): »Incidental haptic sensations influence social judgments and decisions«. In: *Science* 328 (5986), S. 1712–1715.

46 Wang, C. et al. (2016): »Experiencing haptic roughness promotes empathy«. In: *Journal of Consumer Psychology: The official Journal of the Society for Consumer Psychology* 26 (3), S. 350–362. Ackerman, J. M. et al. (2010): »Incidental haptic sensations influence social judgments and decisions«. In: *Science* 328 (5986), S. 1712–1715.

1 Leon-Carrion, J. et al. (2002): »The locked-in syndrome: a syndrome looking for a therapy«. In: *Brain injury*16 (7), S. 571–582.

2 Prof. Niels Birbaumer (Universität Tübingen) ist einer der bedeutendsten biologisch orientierten Psychologen unserer Zeit und widmet sich seit Jahren der Entwicklung geeigneter Brain-Interfaces, damit Locked-In-Patienten oder Patienten mit ALS (amyotrophe Lateralsklerose) mit ihrer sozialen Umwelt kommunizieren können. Diese Technologie ist insbesondere für Patienten von Bedeutung, denen die Kommunikation über Lidschlagsignale oder Augenbewegungen nicht zur Verfügung steht. In einer aktuellen Studie konnten Birbaumer und Kollegen aus den Mustern der Hirnaktivität Ja- und Nein-Antworten der vollständig gelähmten Patienten extrahieren. Chaudhary, U. et al. (2017): »Brain-Computer Interface-Based Communication in the Completely Locked-In State«. In: *PLoS Biology*15 (1), S. e1002593.

3 Pfurtscheller, G.; Schwarz, G.; Pfurtscheller, B.; List, W. (1983): »Computerunterstützte Analyse von EEG, evozierten Potentialen, EEG-Reaktivitat und Herzfrequenzvariabilitat an komatösen Patienten«. In: *EEG-EMG Zeitschrift für Elektroenzephalographie, Elektromyographie und verwandte Gebiete* 14 (2), S. 66–73. Abbasi, M. et al. (2009): »Effect of a regular family visiting program as an affective, auditory, and tactile stimulation on the consciousness level of comatose patients with a head injury«. In: *Japan journal of nursing science* 6 (1), S. 21–26. Estraneo, A. et al. (2016): »Standard EEG in diagnostic process of prolonged disorders of consciousness«. In: *Clinical Neurophysiology: official journal of the International Federation of Clinical Neurophysiology* 127 (6), S. 2379–2385. Lippert-Gruner, M. et al. (2002): »Early rehabilitative concepts in therapy of the comatose brain injured patients«. In: *Acta neurochirurgica. Supplement* 79, S. 21–23. Oh, Hyunsoo; Seo, Whasook (2003): »Sensory stimulation programme to improve recovery in comatose patients«. In: *Journal of clinical nursing* 12 (3), S. 394–404. Talbot, L. R.; Whitaker, H. A. (1994): »Brain-injured persons in an altered state of consciousness: measures and intervention strategies«. In: *Brain injury* 8 (8), S. 689–699.

4 Fritsch, P. (2009): Dermatologie und Venerologie für das Studium. Heidelberg: Springer-Lehrbuch.

5 Profund und aus psychosomatischer Perspektive erforscht und beschreibt Prof. Uwe Gieler (Uni Gießen) in zahlreichen Publikatio-

nen die verschiedenen Aspekte der Neurodermitis und anderer Hauterkrankungen: (1992): Neorodermitis – Was nun? Ein Ratgeber für Eltern. Weiterstadt: Röhm-Pharma. (Hrsg.) (1996): Seelische Faktoren bei Hautkrankheiten. Beiträge zur psychosomatischen Dermatologie. 2., überarb. u. erw. Ausg. Bern u. a.: Huber. (2005): Die Sprache der Haut. Das Wechselspiel von Körper und Seele. Düsseldorf u. a.: Walter. (2007): Die Haut als Spiegel der Seele. München: Droemer Knaur. Gieler, Uwe; Harth, Wolfgang (2006): Psychosomatische Dermatologie. Heidelberg: Springer.; Gieler, Uwe; Schulte, Annegret; Rehbock, Claudia (1999): Kinder und Neurodermitis. Fragen & Antworten. Marburg: Kilian-Verlag.

6 Dieris-Hirche, Jan (2013): Psychosoziale Faktoren der Neurodermitis im Erwachsenenalter. Eine Fall-Kontroll-Studie zu Partnerschaft, Bindung, Alexithymie sowie psychischer Belastung. Dissertation Universität Gießen.

7 Camfferman, D. et al. (2013): »Sleep and neurocognitive functioning in children with eczem«a. In: *International journal of psychophysiology: official journal of the International Organization of Psychophysiology* 89 (2), S. 265–272. Schmitt, J.; Romanos, M. (2009): »Lack of studies investigating the association of childhood eczema, sleeping problems, and attention-deficit/hyperactivity disorder«. In: *Pediatric Allergy and Immunology: Official publication of the European Society of Pediatric Allergy and Immunology* 20 (3), S. 299–300; author reply 301.

8 Dinse, Hubert R. et al. (2017): »The stress hormone cortisol blocks perceptual learning in humans«. In: *Psychoneuroendocrinology* 77, S. 63–67.

9 Diese Erkrankung wird im englischen Sprachraum als »Congenital insensitivity to pain and anhydrosis« (CIPA) bezeichnet. Der Zusatz Anhydrosis bezeichnet die zudem auftretende Unfähigkeit zur Schweißsekretion und damit zur Thermoregulation. Trotz anatomisch vorhandener Schweißdrüsen sind die Patienten nicht in der Lage zu schwitzen. Varma, A. V. et al. (2016): »Congenital insensitivity to pain and anhidrosis: Case report and review of findings along neuro-immune axis in the disorder«. In: *Journal of the Neurological Sciences* 370, S. 201–210. Shin, J. Y. et al. (2016): »Congenital Insensitivity to Pain and Anhidrosis«. In: *Archives of plastic surgery* 43 (1), S. 95–97. Karthikeyan, M. et al. (2013): »Congenital insensitivity to pain and anhydrosis: a report of two cases«. In: *Journal of orthopaedic surgery (Hong Kong)* 21 (1), S. 125–128.

10 Störungen dieser Art werden auch als Deafferenzierungsphänome-

ne beschrieben. Eindrucksvolle Fallbeschreibungen hierzu: Cole, Jonathan (2008): »The neuroscience and phenomenology of sensory loss«. In: Grunwald, M. (Hrsg.): Human Haptic Perception. Basel, Boston, Berlin: Birkhäuser Verlag, S. 295–301. Sacks, Oliver W. (1987): Der Mann, der seine Frau mit einem Hut verwechselte. Reinbek bei Hamburg: Rowohlt.

11 Für das Auftreten der benannten Ataxien können neben den genannten Ursachen zahlreiche andere neurologische Erkrankungen verantwortlich sein.

12 Wie menschliche Bewegungen auf physiologischer und neurophysiologischer Ebene gesteuert werden, ist immer noch ein wissenschaftliches Rätsel. Verschiedene Erklärungskonzepte – mit ihren Vor- und Nachteilen – stehen sich zum Teil konkurrierend gegenüber. Einen interessanten Überblick über den aktuellen Forschungsstand und erstaunliche Diskussionsbeiträge hierzu liefert: Mulder, Theo (2007): Das adaptive Gehirn. Über Bewegung, Bewusstsein und Verhalten. Stuttgart: Thieme.

13 Etwa 150 000 Menschen erleiden pro Jahr einen Hirninfarkt. Davon versterben ca. 15 bis 20 Prozent innerhalb der ersten vier Wochen. Von den Überlebenden eines Hirninfarkts kann ein Drittel vollständig rehabilitiert werden. Bei einem weiteren Drittel bleiben Lähmungen und andere Symptome bestehen, aber die Patienten können weitgehend ein selbstständiges Leben führen. Die Patienten des verbleibenden Drittels sind dauerhaft pflegebedürftig. Poeck, Klaus; Hacke, Werner (1998): Neurologie. 10., vollst. überarb. und größtenteils neu verf. Aufl. Berlin u. a.: Springer-Verlag.

14 Portegies, M. L. P. et al. (2015): »Left-sided strokes are more often recognized than right-sided strokes«: the Rotterdam study. In: *Stroke* 46 (1), S. 252–254.

15 Neglect-Phänomene wurden auch bei Schädigungen anderer Gebiete der rechten Hemisphäre beobachtet. Eine gute Übersicht hierzu gibt Karnath, H.-O. (2003): »Neglect«. In: Karnath, H.-O., Tier, P. (Hrsg.): Neuropsychologie. Berlin: Springer, S. 217–230. Kolb, B.; Whishaw, I. Q. (2008): Fundamentals of Human Neuropsychology. New York: Worth Publishers.

16 Anosognosie kann für verschiedene Modalitäten und Einschränkungen vorliegen, und es können Läsionen verschiedener Hirngebiete dafür verantwortlich sein. Eine sehr schöne Übersicht zu diesem Themenkreis findet sich bei: Karnath, H.-O. (2003): »Anosognosie«. In: Karnath, H.-O., Tier, P. (Hrsg.): Neuropsycho-

logie. Berlin: Springer, S. 601–613. Hervorzuheben ist die detaillierte Darstellung der verschiedenen Erklärungskonzepte für das Phänomen der Anosognosie.

17 Weil bei einem supramodalen Neglect nicht nur die Tastsinnesinformationen, sondern auch die optischen und die akustischen Informationen der linken Körperseite vollständig ignoriert werden, wurde die Annahme formuliert, dass es sich hierbei funktional um eine Störung der Aufmerksamkeitsprozesse handelt, und mit der Vermutung begründet, dass sich im rechten Parietalkortex die neuronalen Strukturen für die Regulation von Aufmerksamkeitsprozessen befinden: Posner, M. I.; Petersen, S. E. (1990): »The attention system of the human brain«. In: *Annual Review of Neuroscience* 13 (0147-006X), S. 25–42. Dieses Modell erklärt jedoch nicht, weshalb bei Stimulation der vernachlässigten Körperseite taktile Wahrnehmungen möglich sind. Ebenso erklärt das Aufmerksamkeitsdefizitmodell nicht das Phänomen der Anosognosie. Generell wird das Neglect-Phänomen nicht mit einer Störung des Körperschemas in Zusammenhang gebracht. Wohl auch deshalb, weil wir aktuell nur sehr grobe Vorstellungen über die neuronalen Netzwerke haben, die für dieses Konstrukt verantwortlich sind.

18 Handbuch der Inneren Medizin. Neurologie (1953). Berlin: Springer Verlag.

19 Davis, A. et al. (2010): »The presence and predictive value of astereognosis and agraphesthesia in patients with Alzheimer's disease«. In: *Applied neuropsychology* 17 (4), S. 262–266.

20 Aktuell wird zur Vorhersage einer alzheimerschen Erkrankung die Kombination verschiedener Verfahren und Messwerte geprüft. Sowohl spezifische Liquorparameter als auch CT-, PET- und MRT-Daten sowie verschiedene neuropsychologische Tests ermöglichen eine relativ sichere Prognose: Dickerson, B. C.; Wolk, D. A. (2013): »Biomarker-based prediction of progression in MCI: Comparison of AD signature and hippocampal volume with spinal fluid amyloid-beta and tau«. In: *Frontiers in Aging Neuroscience* 5, S. 55. Eckerstrom, C. et al. (2015): »Multimodal prediction of dementia with up to 10 years follow up: the Gothenburg MCI study«. In: *Journal of Alzheimer's disease* 44 (1), S. 205–214. Ewers, M. et al. (2007): »Multicenter assessment of CSF-phosphorylated tau for the prediction of conversion of MCI«. In: *Neurology* 69 (24), S. 2205–2212. Lehmann, M. et al. (2013): »Visual ratings of atrophy in MCI: prediction of conversion and relationship with CSF

biomarkers«. In: *Neurobiology of Aging* 34 (1), S. 73–82. Prestia, A. et al. (2015): »Prediction of AD dementia by biomarkers following the NIA-AA and IWG diagnostic criteria in MCI patients from three European memory clinics«. In: *Alzheimer's & dementia: the journal of the Alzheimer's Association* 11 (10), S. 1191–1201. Varon, D. et al. (2015): »Visual rating and volumetric measurement of medial temporal atrophy in the Alzheimer's Disease Neuroimaging Initiative (ADNI) cohort: baseline diagnosis and the prediction of MCI outcome«. In: *International Journal of Geriatric Psychiatry* 30 (2), S. 192–200.

21 Double, K. L. et al. (2003): »Identifying the pattern of olfactory deficits in Parkinson disease using the brief smell identification test«. In: *Archives of Neurology* 60 (4), S. 545–549. Haehner, A.; Pfeiffer; R. F.; Wszolek, Z. K. (2009): Prevalence of smell loss in Parkinson's disease: A multicenter study. *Parkinsonism Relat Disorders* 15(7): S. 490-494.

22 Grunwald, M. et al. (2002a): Theta-power differences in patients with mild cognitive impairment under rest condition and during haptic tasks. In: *Alzheimer Disease & Associated Disorders* 16 (1), S. 40–48. Grunwald, M. et al. (2002b). Theta-power differences in patients with mild cognitive impairment under rest condition and during haptic tasks. *Alzheimer Disease & Associated Disorders*, 16, 40–48.; Grunwald, M. et al. (2001). Correlation between cortical theta activity and hippocampal volumes in health, mild cognitive impairment, and mild dementia. *Journal of Clinical Neurophysiology* 18, S. 178–184.

23 Der deutsche Physiologe Hermann Munk vermutete als Erster, dass unser Körper als mentale Repräsentation im Gehirn, speziell im parietalen Kortex, abgebildet ist. 1908 berichtet der Psychiater und Neurologe Arnold Pick von neurodegenerativen Erkrankungen, bei denen die Patienten nicht in der Lage sind, nach Aufforderung auf bestimmte eigene Körperteile zu zeigen. Pick vermutete, dass die Körperrepräsentation bei diesen Patienten gestört war. Head und Holmes führten den Begriff »body schema« ein. Sie gingen davon aus, »that any sensory inputs generated a constantly changing postural model of one's own body, which actively monitors body posture and movements«. Paul Ferdinand Schilder übernimmt den Begriff von Head und Holmes, und somit erscheint im deutschen Sprachgebrauch der Begriff »Körperschema«. Nachfolgende Wissenschaftler aus den Bereichen der Psychologie, Philo-

sophie, Medizin und der Hirnforschung führen weitere Begriffe in die Diskussion um das mentale Abbild des Körpers ein: »body concept«, »body experience«, »body perception«, »body image schema« etc. Vor diesem Hintergrund kann man in Anlehnung an H. B. Coslett den Begriff Körperschema nutzen, um eine abstrakte, in Echtzeit generierte interne Repräsentation des eigenen Körpers im Raum zu bezeichnen, die durch verschiedene sensorische Einflüsse gespeist wird (Muskeln, Gelenke, Sehnen, Haut, Vestibulärapparat, visuelles und akustisches System). Die Repräsentation ist danach ein dreidimensionales, dynamisches Abbild des Körpers im Raum und seiner biomechanischen, motorischen Eigenschaften und Leistungsbereiche. Dagegen bezeichnet der Begriff »Körperbild« die bewusstseinsfähige Repräsentation des Körpers und der individuellen Einstellungen zum Körper. Eine detaillierte Auseinandersetzung zu beiden Begriffspaaren findet sich auch in Röhricht et al. 2005. Munk, H. (1890): Über die Functionen der Großhirnrinde, 2. Aufl. Berlin: Aug. Hirschwald. Pick, A. (1908): »Über Störungen der Orientierung am eigenen Körper«. In: Pick, A. (Hrsg.): Arbeiten aus der deutschen psychiatrischen Klinik in Prag. Berlin: Karger, S. 1–19. Pick, A. (1922): »Störung der Orientierung am eigenen Körper.« In: *Psychologische Forschung*, 1, S. 303–318. Head, H.; Holmes, G. (1911–1912): »Sensory disturbances from cerebral lesions«. In: *Brain* 34, S. 102–254. Schilder, P. F. (1923): Das Körperschema. Berlin: Springer. Coslett, H. B. (1998): »Evidence for a disturbance of the body schema in neglect«. In: *Brain and Cognition* 37(3), S. 527–544. Röhricht, Frank; Seidler, Klaus Peter; Joraschky, Peter; Borkenhagen, Ada; Lausberg, Hedda; Lemche, Erwin et al. (2005): »Konsensuspapier zur terminologischen Abgrenzung von Teilaspekten des Körpererlebens in Forschung und Praxis«. In: *Psychotherapie Psychosomatik Medizinische Psychologie* 55 (3–4), S. 183–190.

24 Blom, R. M. et al. (2012): »Body integrity identity disorder«. In: *Plos One* 7 (4), S. e34702. Skoruppa, Silke (2013): Body Integrity Identity Disorder – der Wunsch, körperbehindert zu sein. Eine fMRT-Studie. Dissertation Johann-Wolfgang-Goethe-Universität, Frankfurt am Main. Online verfügbar unter http://nbn-resolving.de/urn:nbn:de:hebis:30:3-314378. Stirn, A. et al. (2010): Body Integrity Identity Disorder (BIID). Störungsbild, Diagnostik, Therapieansätze. Weinheim: Beltz.

25 In die aktuellen Klassifikationen psychischer Störungen (ICD 10,

DSM) ist dieses Krankheitsbild noch nicht als eigenständige Erkrankung aufgenommen worden. Dieser Umstand kann teilweise die bestehenden Kenntnislücken erklären.

26 Anorexia nervosa zählt zu den sogenannten Essstörungen. In diese Erkrankungsgruppe fallen auch Bulimia nervosa, Binge Eating Disorder und Adipositas, die jedoch von einem völlig anderen Erscheinungsbild geprägt sind.

27 https://de.statista.com/themen/128/magersucht/

28 Herpertz, S. et al. (2008): »Störung des Hunger- und Sättigungsempfindens bei restriktiver Anorexia nervosa«. In: *Psychotherapie, Psychosomatik, medizinische Psychologie* 58 (11), S. 409–415.

29 Weil junge Menschen sehr leicht und niederschwellig über das Internet erreicht werden können, haben wir 1998 in Kooperation mit den Kollegen der Kinder- und Jugendpsychiatrie und dem Rechenzentrum der Universität Leipzig einen speziellen Beratungsserver für Patienten mit Essstörungen und deren Angehörige aufgebaut: ab-server.de (a = anorexia, b = bulimia). Er verfolgte das Ziel, einerseits über die Erkrankungen aufzuklären und andererseits durch Online-Beratungsangebote die Betroffenen über die Möglichkeiten der ambulanten und der stationären Behandlung in Deutschland zu informieren. Betroffene und Angehörige konnten über ab-server.de ihre (An-)Fragen anonym und kostenfrei an ein großes Projektteam aus Psychologen und Ärzten senden und erhielten nach spätestens 24 Stunden eine personalisierte Antwort. Überdies wurden von Psychologen betreute Foren für Betroffene und Angehörige eingerichtet. Mit pro Monat einer Million Seitenaufrufen und 20 000 bis 30 000 Forenbeiträgen war dieses Internetangebot im gesamten deutschsprachigen Raum als unabhängige und qualifizierte Beratungsinstitution bekannt. Ich danke meinem Freund und Kollegen Frank Krause, Frau Dr. Dorette Wesemann und allen anderen Kollegen von ab-server.de, dass sie dieses Projekt – in guten wie in schwierigen Zeiten – mit außerordentlichem Engagement, Begeisterung und Sachverstand vorangebracht haben. Im Projektzeitraum entstanden folgende Publikationen: Kündiger, C.; Wesemann, D.; Verhey, R.; Grunwald, M. (2010): »Online Counseling for Eating Disorders – an established service that complement traditional settings – Experience with Online Counseling for Eating Disorders in Germany«. In: *CyberTherapy & Rehabilitation* 3 (4), S. 383–394. Wesemann, D.; Fritsch, S.; Kündiger, C.; Grunwald, M. (2010): »Struktur und Inhalte von Beratungstexten bei Online-Be-

ratung im Bereich Essstörungen«. In: *Psychiatrische Praxis* 37 (8), S. 369–376. Wesemann, D.; Grunwald, A.; Grunwald, M. (2009): »A comparison of different survey periods in online surveys of persons with eating disorders and their relatives«. In: *Telemedicine and E-Health* 15 (8). Wesemann, D.; Grunwald, M. (2008): »Online Discussion Groups for Bulimia Nervosa – an inductive approach to patients' internet-based communication«. In: *International Journal of Eating Disorders* 41, S. 527–534. Wesemann, D.; Grunwald, M. (2008): »Online-Beratung für Betroffene von Essstörungen und ihre Angehörigen – Befragungsergebnisse zu Wirkung und Nutzen des Beratungsangebotes des ab-server‹. In: *Psychotherapeut* 53, S. 284–289. Grunwald, M.; Wesemann, D.; Rall, L. (2008): »Pro-Anorexia Websites – An Underestimated and Uncharted Danger!«. In: *Child and Adolescent Mental Health* 13 (2), S. 96–98. Grunwald, M.; Wesemann, D. (2007): »Special online consulting for patients with eating disorders and their relatives: analysis of user characteristics and E-mail content«. In: *Cyberpsychology & Behavior* 10 (1), S. 57–63. Grunwald, M.; Wesemann, D. (2006): »Individual use of online-consulting for persons affected with eating disorders and their relatives – Evaluation of an online consulting service«. In: *European Eating Disorders Review* 14 (4), S. 218–225. Grunwald, M.; Feiereis, U.; Wesemann, D. (2006): »Online-Beratung bei Essstörungen – Analysen zu Nutzergruppen und Inhalten«. In: *Psychiatrische Praxis* 33, S. 117–123. Grunwald, M.; Busse, J. C. (2003): »Online consulting service for eating disorders – Analysis and perspectives«. In: *Computers in Human Behavior* 19/4, S. 469–477. Grunwald, M.; Busse, J. C. (2002): »Online-Beratung bei Essstörungen – Chancen für eine bessere Versorgung«. In: *Deutsches Ärzteblatt/Praxis Computer*, S. 2425–2427. Grunwald, M.; Richter, T.; Assmann, B. et al. (1999): »Internet-Nutzung von Patienten und Angehörigen: Beratung bei Essstörungen. In: *Deutsches Ärzteblatt/Praxis Computer*, S. 424–426. Buchbeiträge: Wesemann, D.; Grunwald, M. (2009): »Comparison of Different Survey Periods in Online surveys of Persons with Eating Disorders and Their Relatives«. In: Wiederhold, B. K.; Riva, G. (Hrsg.): Annual Review of Cybertherapy and Telemedicine. Advanced Technologies in the Behavioral, Socialand Neurosciences. Amsterdam, Berlin, Tokyo, Washington: IOS Press, S. 160–162. Wesemann, D.; Grunwald, M. (2009): »Online-Inhaltsanalyse in Diskussionsforen für Betroffene von Essstörungen«. In: Welker, M.; Wünsch, C. (Hrsg.): Die Online-Inhaltsanalyse. Von der Konzeption über die Datenerhebung zur Auswertung. Neue Schriften zur Online-Forschung Bd. 6. Köln: Herbert von Halem Verlag, S. 380–401. Wesemann, D.; Grunwald, A.; Grunwald, M. (2009): »Vergleich verschiedener Befragungszeiträume bei Online-Befragungen von Betroffenen mit Essstörungen und deren Angehörigen«. In: Jackob, N.; Schoen, H.; Zerback, T.; (Hrsg.): Sozialforschung im Internet: Methodologie und Praxis der Online-Befragung. Wiesbaden: Verlag für Sozialwissenschaften, S. 273–287. Grunwald, M.: Wesemann, D.; Krause, K. (2006): »Online-Beratung für Patienten mit Essstörungen: Erfahrungen und Ergebnisse«. In: Schaeffer, D.; Schmidt-Kaehler, S.: Lehrbuch Patientenberatung. Bern: Huber, S. 257–273. Grunwald, M. (2003): »Essstörungen: Wird das Internet als Informationsquelle von Betroffenen und Angehörigen genutzt?« In: Batinic, B.; Eichenberg, C. (Hrsg.): Klinische Psychologie im Internet. Göttingen: Hogrefe, S. 190–206.

30 Der Body-Mass-Index (BMI) berechnet sich durch Körpergewicht geteilt durch Körpergröße zum Quadrat.

31 Wenn zur eigentlichen Erkrankung starke depressive Symptome hinzukommen, können diese medikamentös behandelt werden.

32 Vor dem Hintergrund der hohen Sterberate bezweifeln besonders kritische Stimmen, dass die gegenwärtig genutzten Therapieverfahren wirklich effektiv sind: Ben-Tovim, D. I. et al. (2001): »Outcome in patients with eating disorders: a 5-year study«. In: *Lancet* 357 (9264), S. 1254–1257.

33 Fairburn, C. G.; Czaja, J.; Bohn, K. (2012): Kognitive Verhaltenstherapie und Essstörungen. Stuttgart: Schattauer. Jacobi, Corinna; Thiel, Andreas; Beintner, Ina (2016): Anorexia und Bulimia nervosa. Ein kognitiv-verhaltenstherapeutisches Behandlungsprogramm. 4., vollst. überarb. Auflage. Weinheim, Basel: Beltz. Legenbauer, Tanja; Vocks, Silja (2014): Manual der kognitiven Verhaltenstherapie bei Anorexie und Bulimie. 2., vollst. überarb. und erw. Auflage. Berlin: Springer. Salbach-Andrae, Harriet; Jacobi, Corinna; Jaite, Charlotte (2010): Anorexia und Bulimia nervosa im Jugendalter. Kognitiv-verhaltenstherapeutisches Behandlungsmanual. Weinheim: Beltz.

34 Zipfel, S. et al. (2014): »Focal psychodynamic therapy, cognitive behaviour therapy, and optimised treatment as usual in outpatients with anorexia nervosa (ANTOP study): randomised controlled trial«. In: *Lancet* 383 (9912), S. 127–137. Teufel, M. et al. (2009): »Anorexia nervosa – Diagnostik und Therapie«. In: *Psychotherapie, Psychosomatik, medizinische Psychologie* 59 (12), S. 454-463.

35 Hartmann, A. et al. (2011): »Psychological treatment for anorexia nervosa: a meta-analysis of standardized mean change«. In: *Psychotherapy and Psychosomatics* 80 (4), S. 216–226. Hay, P. et al. (2003): »Individual psychotherapy in the outpatient treatment of adults with anorexia nervosa«. In: *The Cochrane database of systematic reviews* (4), S. CD003909.

36 Wesentlich geringer – bis hin zur Bedeutungslosigkeit – ist die Anzahl derjenigen Studien, die Behandlungseffekte bei Anwendung körperorientierter Therapieverfahren analysieren (Vandereycken, W. et al. (1987): »Body-oriented therapy for anorexia nervosa patients«. In: *American Journal of Psychotherapy* 41 (2), S. 252–259. Kolnes, L.-J. (2012): »Embodying the body in anorexia nervosa – a physiotherapeutic approach«. In: *Journal of bodywork and movement therapies* 16 (3), S. 281–288. Matusevich, D. et al. (2002): »Hospitalization of patients with anorexia nervosa: a therapeutic proposal«. In: *Eating and weight disorders*: EWD 7 (3), S. 196–201.
Verantwortlich hierfür ist vor allem die geringe Anzahl qualifizierter Therapeuten im Bereich der körperorientierten Psychotherapie. Zudem arbeiten diese Kollegen häufig nicht im Kontext universitärer Einrichtungen und haben somit kaum ein wissenschaftlich-analytisches Arbeitsumfeld, in dem Therapiestudien durchgeführt und international publiziert werden. Auf diese Weise entsteht der Eindruck, dass den sprachbezogenen Therapieverfahren bei der Behandlung von Anorexia nervosa im Grunde nichts mehr hinzuzufügen ist. Genährt wird diese Vermutung nicht zuletzt dadurch, dass fast alle akademischen Lehrstühle mit Vertretern dieser Therapiemethoden besetzt sind. Dieser Umstand schafft ohne Zweifel eine gewisse Lehr- und Behandlungsnormierung, doch hierbei besteht auch die Gefahr, neue Behandlungsperspektiven gar nicht wahrnehmen zu können, weil sie den Grundsätzen der gemeinhin etablierten Methoden widersprechen. Angesichts der Toten, die wir trotz allen therapeutischen Bemühens immer noch zu beklagen haben, erscheint es voreilig, eine einseitige Behandlungsstrategie auch wissenschaftspolitisch zementieren zu wollen. Jeder einzelne Todesfall sollte für alle Beteiligten in Forschung und Klinik eine ständige Mahnung sein, dass es nicht den geringsten Grund gibt, sich im scheinbar Bewährten einzurichten und das eigene Unvermögen mit unvermeidlichen Behandlungsgrenzen zu begründen.

37 Campos, L. et al. (2012): »Psychological characteristics of mothers

of patients with anorexia nervosa: implications for treatment and prognosis«. In: *Trends in Psychiatry and Psychotherapy* 34 (1), S. 13–18. Ammaniti, M. et al. (2010): »Maternal psychopathology and child risk factors in infantile anorexia«. In: *The International journal of eating disorders* 43 (3), S. 233–240.

38 Grunwald, M. et al. (1999): »Power of theta waves in the EEG of human subjects increases during recall of haptic information«. In: *Neuroscience Letters* 260 (3), S. 189–192. Grunwald, M. et al. (1999): »Haptische Wahrnehmung und EEG-Veränderungen bei Anorexia nervosa«. In: *Zeitschrift für Kinder- und Jugendpsychiatrie* 27 (4), S. 241–250. Grunwald, M. et al. (2001): »Deficits in haptic perception and right parietal theta power changes in patients with anorexia nervosa before and after weight gain«. In: *International Journal of Eating Disorders* 29 (4), S. 417–428. Grunwald, M. et al. (2002): »Angle paradigm: a new method to measure right parietal dysfunctions in anorexia nervosa«. In: *Archives of Clinical Neuropsychology* 17 (5), S. 485–496. Grunwald, M. et al. (2001): »Haptic perception in anorexia nervosa before and after weight gain«. In: *Journal of Clinical and Experimental Neuropsychology* (23), S. 520–529. Grunwald, M. et al. (2004): »Stable asymmetric interhemispheric theta power in patients with anorexia nervosa during haptic perception even after weight gain: a longitudinal study«. In: *Journal of Clinical and Experimental Neuropsychology* 26 (5), S. 608–620.

39 Je nachdem, ob sich der Sollwinkel auf der linken oder der rechten Körperseite befindet, werden verschiedene Hirnbereiche unterschiedlich gefordert. Weil wir bei den anorektischen Probanden von einer rechtshemisphärischen Integrationsstörung ausgingen, erwarteten wir, dass sie bei Aufgaben mit dem Sollwinkel auf der linken Körperseite größere Differenzen zeigen als gesunde Probanden. Details und Ergebnisse der Studie in: Grunwald, M. et al. (2002): »Angle paradigm: a new method to measure right parietal dysfunctions in anorexia nervosa«. In: *Archives of Clinical Neuropsychology* 17 (5), S. 485–496.

40 Nicht nur der rechte parietale Kortex, sondern auch andere Hirngebiete zeigt bei anorektischen Patienten eine starke Veränderung. Bar, K. J. et al. (2015): »Structural and functional differences in the cingulate cortex relate to disease severity in anorexia nervosa«. In: *Journal of psychiatry & neuroscience* 40 (4), S. 269–279. Nico, D. et al. (2010): »The role of the right parietal lobe in anorexia nervosa«. In: *Psychological Medicine* 40 (9), S. 1531–1539. Kuyck, K. van et al.

(2009): »Towards a neurocircuitry in anorexia nervosa: evidence from functional neuroimaging studies«. In: *Journal of Psychiatric Research* 43 (14), S. 1133–1145. Uher, R. et al. (2005): »Functional neuroanatomy of body shape perception in healthy and eating-disordered women«. In: *Biological Psychiatry* 58 (12), S. 990–997. Suchan, B. et al. (2013): »Reduced connectivity between the left fusiform body area and the extrastriate body area in anorexia nervosa is associated with body image distortion«. In: *Behavioural Brain Research* 241, S. 80–85.

41 Die Entstehungsgeschichten zur Neoprenapplikation hat Sandra Blakeslee ausführlich dargestellt: Blakeslee, Sandra; Blakeslee, Matthew (2009): Der Geist im Körper. Das Ich und sein Raum. Heidelberg: Spektrum Akademischer Verlag.

42 Die Daten und Ergebnisse zu dieser Fallstudie haben wir veröffentlicht in: Grunwald, M.; Weiss, T. (2005): »Inducing sensory stimulation in treatment of anorexia nervosa«. In: *Quarterly Journal of Medicine* 98 (5), S. 379–380.

43 Vor einer »Selbstbehandlung« mithilfe eines Neoprenanzugs muss dringend abgeraten werden. Ohne fachpsychologische Begleitung sollte diese Form der Körperstimulation bei psychisch erkrankten Menschen nicht angewendet werden. Auch wenn der Anzug auf den ersten Blick harmlos erscheint, regt er über die großflächige Stimulation ein großes neuronales Netzwerk an, was bei einigen Patienten – insbesondere in der Phase des Ausziehens – zu Körperhalluzinationen und anderen körperlichen Missempfindungen führen kann. Wer sich der milden Form dieser Körperstimulation annähern möchte, sollte auf enge Unterbekleidung zurückgreifen.

6 Der Mensch – das Maß der Dinge

1 Esche-Braunfels, S. (1973): Der »vermessene« Mensch. Anthropometrie in Kunst und Wissenschaft. München: Moos. Flügel, B.; Greil, H.; Sommer, K. (1986): Anthropologischer Atlas. Grundlagen und Daten – Alters- und Geschlechtsvariabilität des Menschen. Frankfurt/Main: Wötzel. Károlyi, László von (1971): Anthropometrie. Grundlagen der anthropologischen Methoden. Stuttgart: Fischer.

2 War die Beschäftigung mit industriellen Fragestellungen bis 2008 für unser Labor eher eine intellektuelle Fingerübung und höfliche Kniebeuge ob der seitens der Industrievertreter entgegengebrach-

ten Aufmerksamkeit, wurde die Arbeit an industriellen Themen ab diesem Zeitpunkt zur notwendigen Finanzierungsquelle. Nach zwölf Berufsjahren an einer deutschen Universität müssen es Wissenschaftler geschafft haben, eine unbefristete Stelle oder eine Professur zu ergattern. Wem das nicht gelingt, der muss sich in anderen Bereichen der Gesellschaft verdingen und in der Regel noch mal neu und nicht selten in einem fachfremden Gebiet anfangen. Als nach zwölf Jahren auch für das Team des Haptik-Labors diese Thematik auf der Tagesordnung stand, konnte eine sehr großzügige Regelung mit der Medizinischen Fakultät an der Universität Leipzig und dem Paul-Flechsig-Institut für Hirnforschung vereinbart werden, die es ermöglichte, den technischen Background des Haptik-Labors und die akademische Anbindung an verschiedene Forschungspartner innerhalb der Universität aufrechtzuerhalten. Gleichzeitig erfolgte eine private Ausgründung: das Haptik-Forschungszentrum. Dieses Unternehmen leistet industrielle Auftragsforschung. Überschüssige Wirtschaftsmittel des Haptik-Forschungszentrums fließen in die Finanzierung wissenschaftlicher Studien im Bereich der Grundlagenforschung, die das Haptik-Labor durchführt. Wirtschaftsforschung finanziert auf diese Weise die Grundlagenforschung.

3 Weil diese Frage oft gestellt wird: Weder das universitäre Haptik-Labor noch das Haptik-Forschungszentrum haben je für den Bereich der Waffenindustrie gearbeitet und werden das auch in Zukunft nicht. Diese Position basiert auf der persönlichen Überzeugung, dass Vertreter psychologischer Fachbereiche unter keinen Umständen an der Vernichtung menschlichen Lebens beteiligt sein dürfen. Angesichts der jüngst offenbarten Tätigkeiten US-amerikanischer Psychologen für das staatlich organisierte Folterlager Guantanamo ist diese Thematik aktueller, als sie auf den ersten Blick erscheint. (Geuter, U. (1984): Die Professionalisierung der deutschen Psychologie im Nationalsozialismus. Berlin: Suhrkamp 1984.)

4 Grunwald, M.; Krause, F. (2001): »Haptik-Design im Fahrzeugbau«. In: Grunwald, M.; Beyer, L. (Hrsg.): Der bewegte Sinn. Grundlagen und Anwendungen zur haptischen Wahrnehmung. Basel, Boston, Berlin: Birkhäuser Verlag, S. 171–176.

5 Wir haben hierzu eine eigene Analysemethode entwickelt, bei der die von uns entdeckten »explorativen Stopps« eine wesentliche Rolle spielen. Grunwald, M. et al. (2014): »Human haptic percep-

tion is interrupted by explorative stops of milliseconds«. In: *Frontiers in Psychology* 5, S. 292.

6 Wir verwenden den Begriff »Textur« an dieser Stelle sehr eingeschränkt und bezeichnen damit Eigenschaften, die durch das Tastsinnessystem wahrnehmbar sind. In der Fachliteratur werden mit Textur auch jene Materialeigenschaften (Oberfläche, Geometrie) von Nahrungsmitteln bezeichnet, die visuell oder akustisch wahrgenommen werden können. Zur Vertiefung dieser Thematik ist folgender Beitrag zu empfehlen: Stroh, Stephanie (2001): »Haptische Wahrnehmung von Textureigenschaften von Lebensmitteln«. In: Grunwald, M.; Beyer, L.: Der bewegte Sinn. Grundlagen und Anwendungen zur haptischen Wahrnehmung. Basel, Boston, Berlin: Birkhäuser Verlag.

7 Weiterführende und aktuelle Literatur zu diesem Thema von erfahrenen Praktikern des haptisch orientierten Marketings: Schmitz, Karl Werner (2010): Berühren – begreifen – kaufen. Haptisches Verkaufen in der Vertriebspraxis. 2., aktualisierte Aufl. München: mi-Wirtschaftsbuch; Schmitz, Karl Werner (2014): Die Strategie der 5 Sinne. Wie Sie mit Haptik Ihren Unternehmenserfolg nachhaltig steigern. Weinheim: Wiley-VCH Verlag. Schmitz, Karl-Werner (2004): Haptisches Verkaufen. Kaufen ist be-greifen. Landsberg am Lech: Verlag moderne industrie. Hartmann, Olaf; Haupt, Sebastian (2014): Touch! Der Haptik-Effekt im multisensorischen Marketing. Freiburg, München, Stuttgart: Haufe Gruppe.

Haptik-Forschungslabor

am Paul-Flechsig-Institut für Hirnforschung

Universität Leipzig

Das Haptik-Forschungslabor der Universität Leipzig, das 1996 gegründet wurde, versteht sich als interdisziplinäre Forschungseinheit, die im Bereich der experimental-psychologischen Grundlagenforschung und der klinischen Anwendungsforschung arbeitet. Alle Forschungsprojekte des Labors sind auf die Finanzierung durch Drittmittel oder durch Spenden angewiesen. Personen oder Institutionen können die Projekte des Haptik-Forschungslabors finanziell unterstützen.

www.haptik-labor.de

Laborleitung: PD Dr. Martin Grunwald
mgrun@medizin.uni-leipzig.de
Tel.: 0049-341-9724-502

Kontoinhaber: Universität Leipzig / Medizinische Fakultät / Drittmittel
Deutsche Bank Leipzig
IBAN: DE67 8607 0000 0132 3450 01
Swift: DEUT DE 8L
Verwendungszweck:
Projektnummer 984000-197/Haptik-Forschungslabor

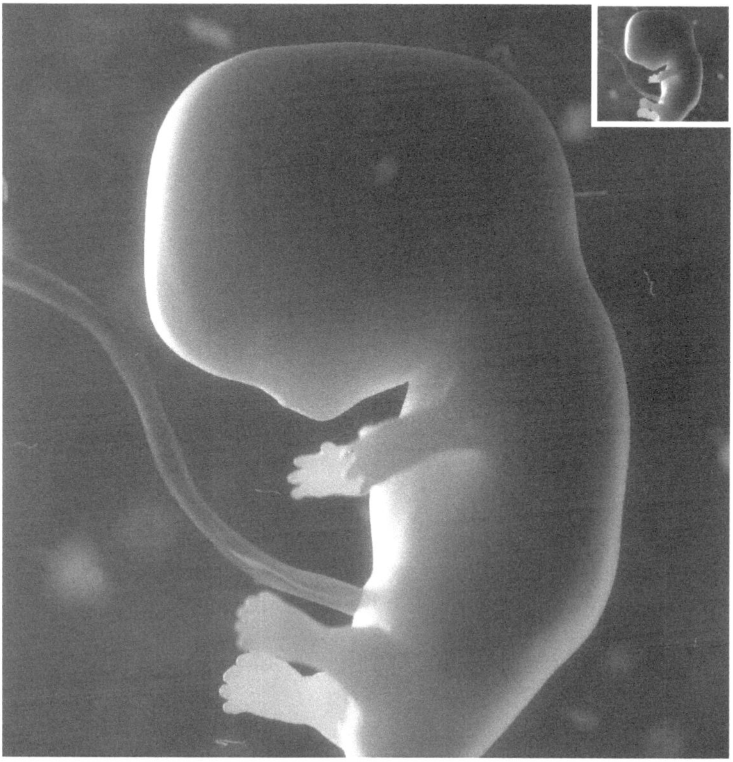

Abbildung 1: Menschlicher Embryo in der siebten Schwangerschaftswoche; die tatsächliche Größe von 6 bis 16 Millimetern gibt das kleine Bild oben rechts annähernd wieder.

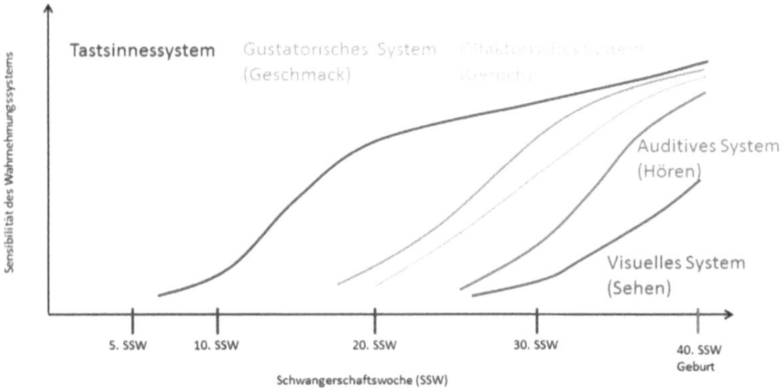

Abbildung 2: Entwicklung der Sinnessysteme während der Schwangerschaft

© Haptik-Labor, Universität Leipzig

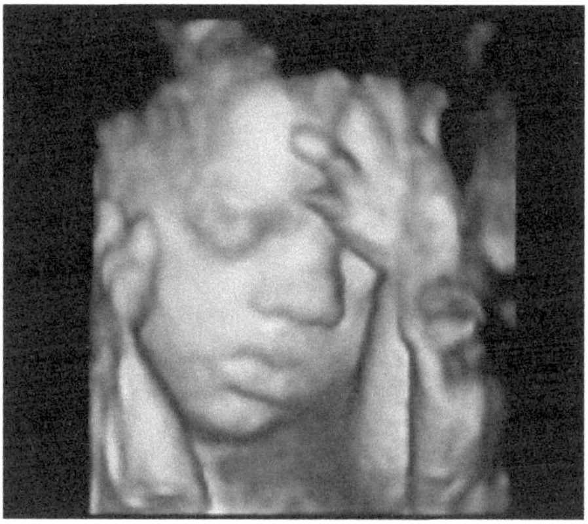

Abbildung 3: Selbstberührung eines Fötus

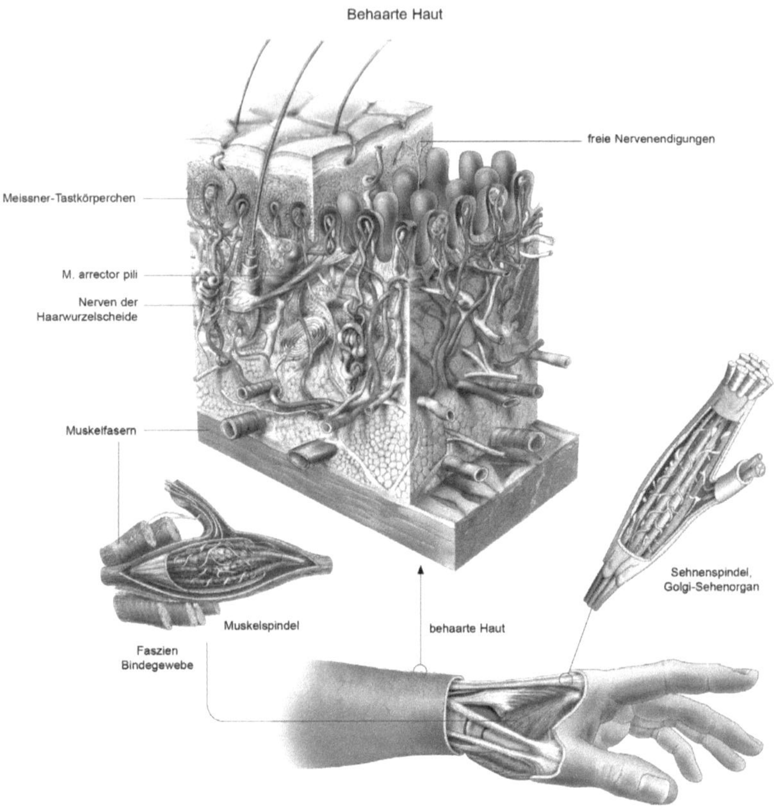

Abbildung 4: Rezeptoren des Tastsinnessystems am Beispiel behaarter (linke Seite) und unbehaarter (rechte Seite) Haut sowie Muskelspindel und Sehnenspindel

© Julius Ecke

Unbehaarte Haut

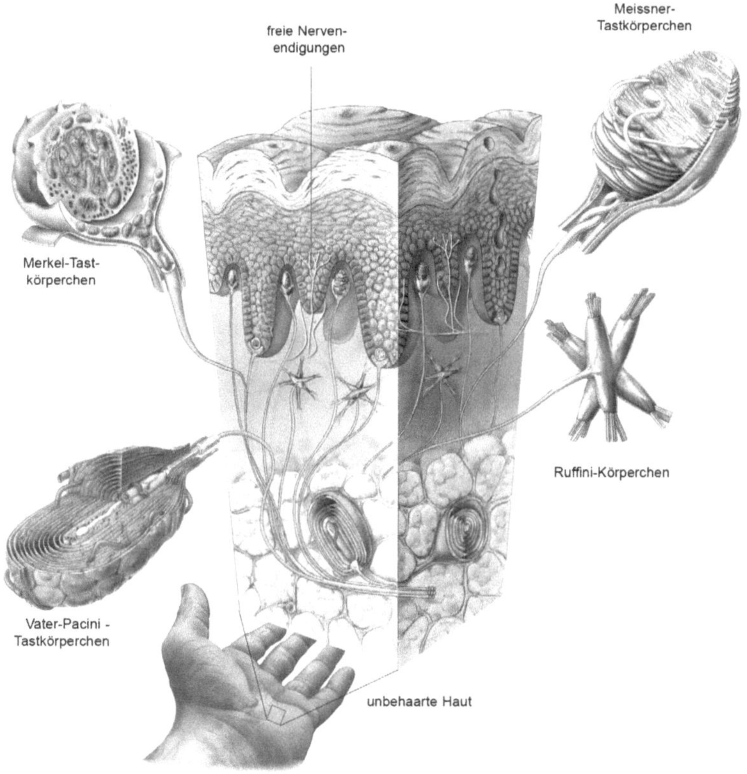

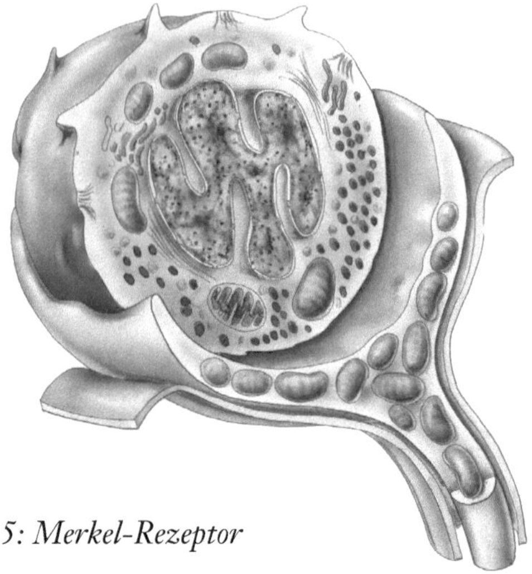

Abbildung 5: Merkel-Rezeptor

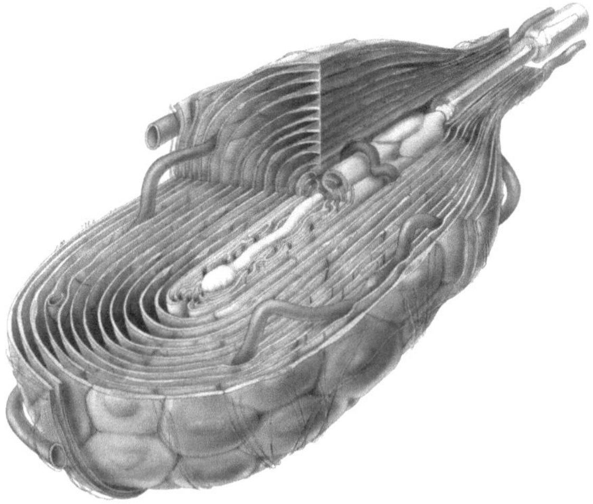

Abbildung 6: Vater-Pacini-Rezeptor

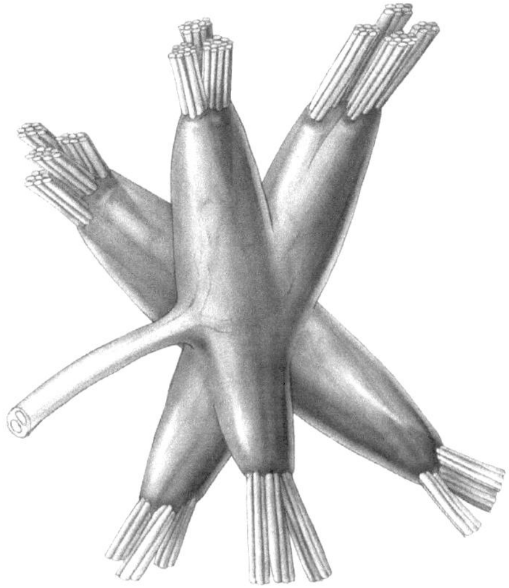

Abbildung 7: Ruffini-Körperchen

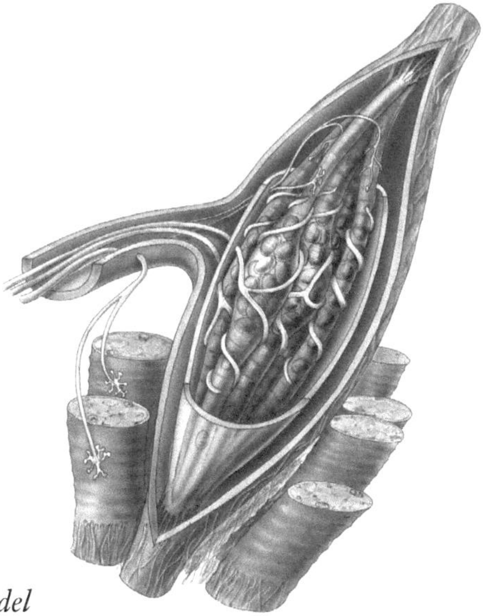

Abbildung 8: Muskelspindel

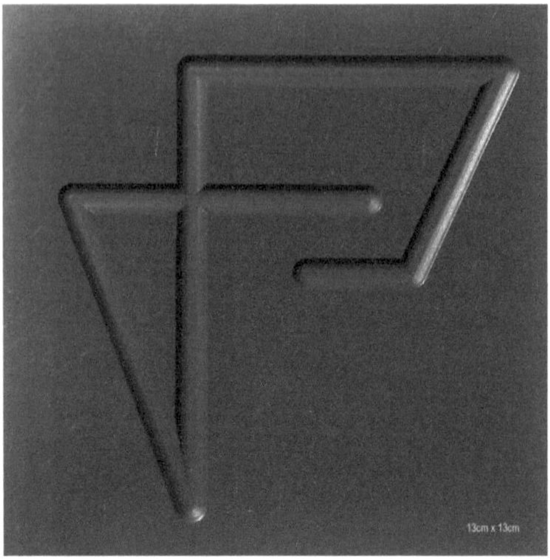

Abbildung 9: Tiefenrelief

© Margarete Cane, Haptik-Labor, Universität Leipzig

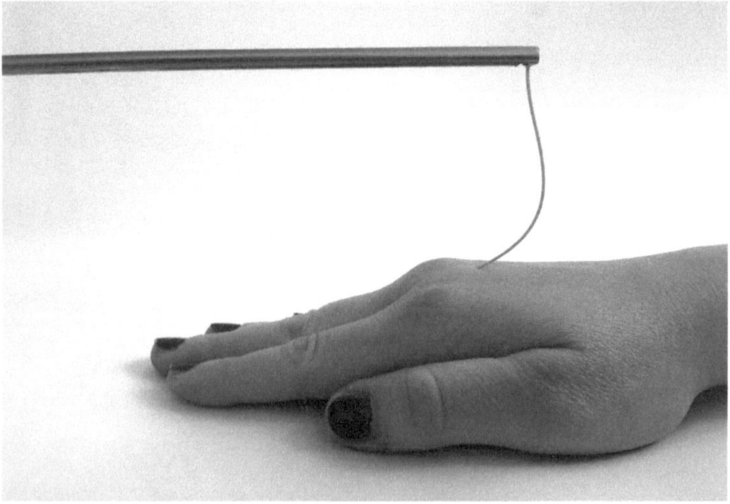

Abbildung 10: Semmes-Weinstein-Filament

© Margarete Cane, Haptik-Labor, Universität Leipzig

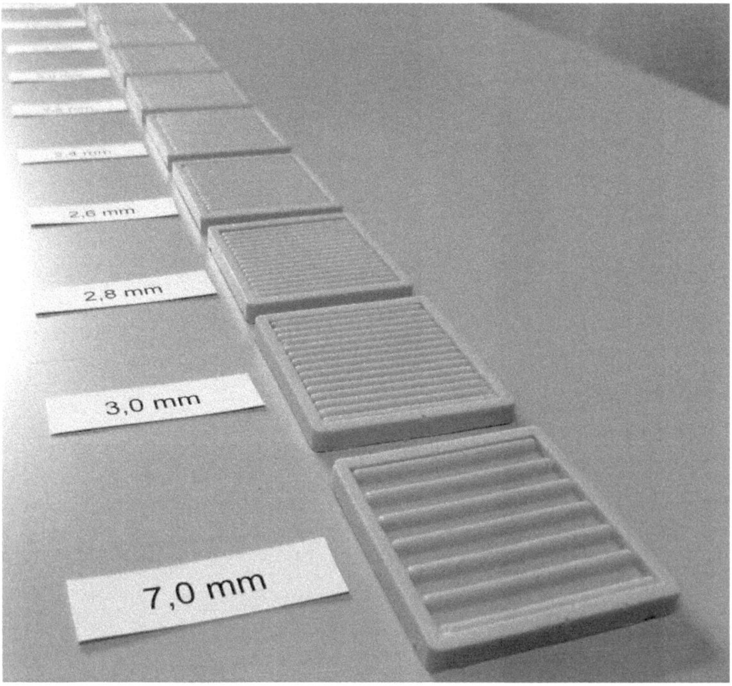

Abbildung 11: Reliefs mit Linien in verschiedener Stärke und unterschiedlichem Abstand

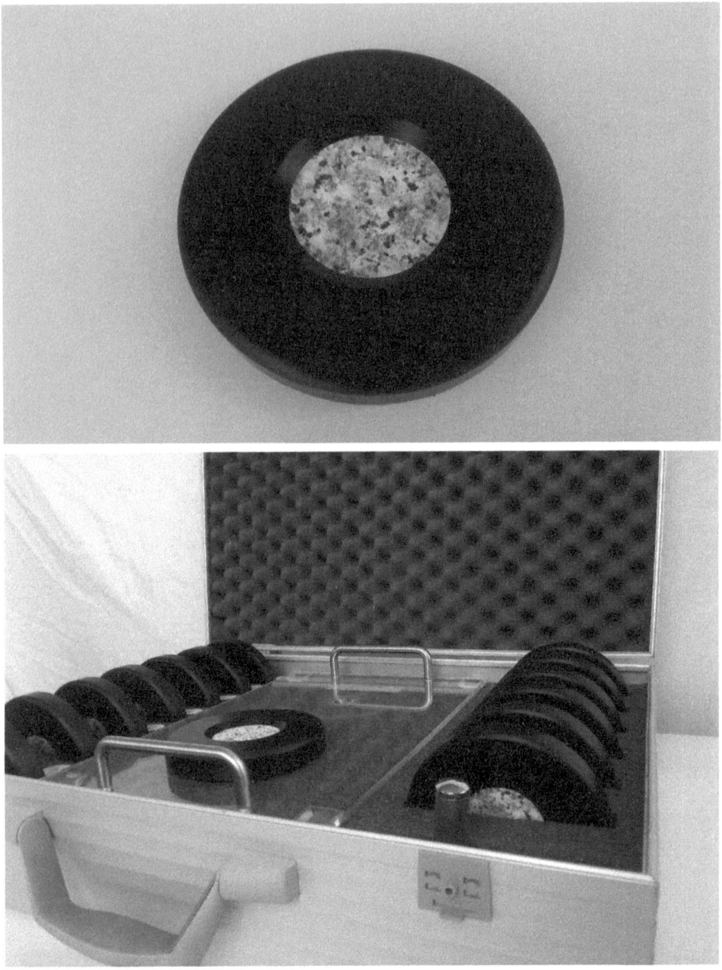

Abbildung 12: Einzelnes Haptik-Pad (oben). Testkoffer mit 14 Haptik-Pads (unten). Auch bei diesen Pads verdeckt eine Trennschicht das Linienrelief.

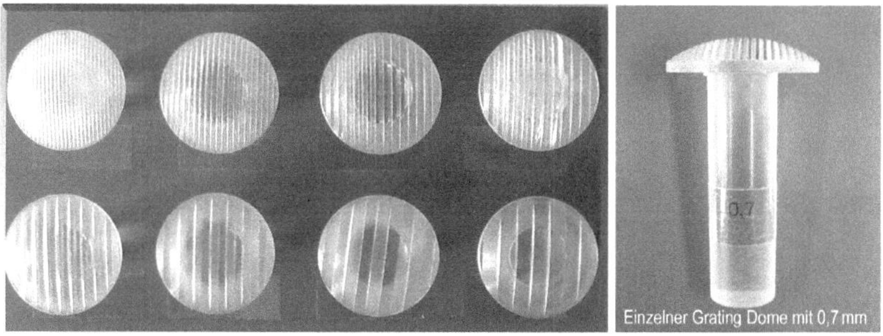

Abbildung 13: Grating Domes mit unterschiedlichen Reliefs

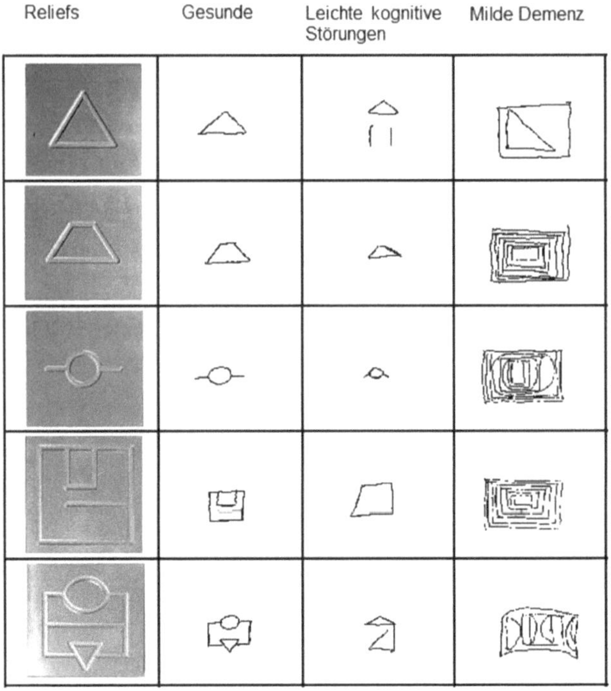

Abbildung 14: Tiefenreliefs (erste Spalte) und ihre zeichnerischen Reproduktionen

© Haptik-Labor, Universität Leipzig

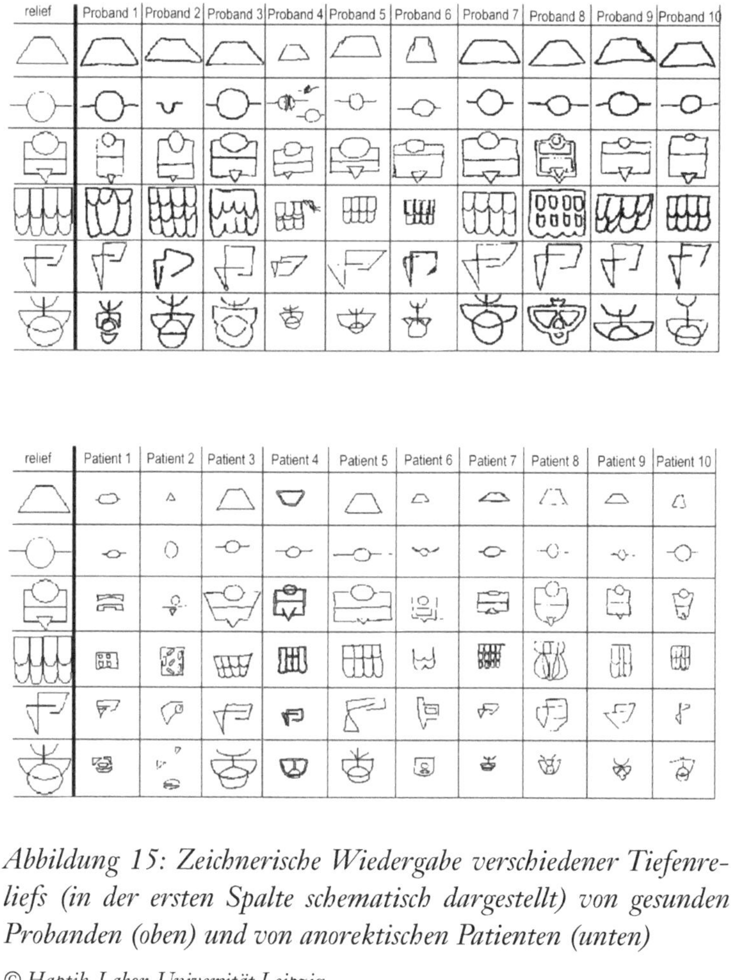

Abbildung 15: Zeichnerische Wiedergabe verschiedener Tiefenreliefs (in der ersten Spalte schematisch dargestellt) von gesunden Probanden (oben) und von anorektischen Patienten (unten)

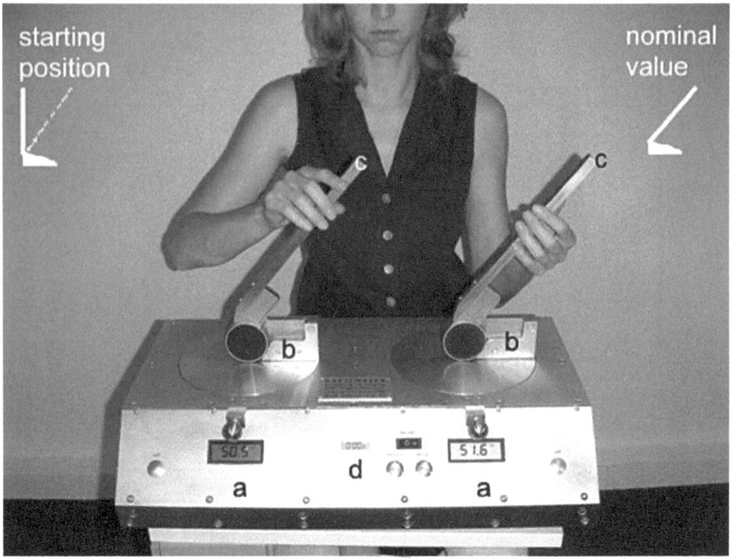

Abbildung 16: Haptimeter bei »Parallel-Aufgabe«. a) Anzeige Winkelgrad, b) digitale Winkelmesser, c) Griffstange, d) Stoppuhr

© Haptik-Labor, Universität Leipzig

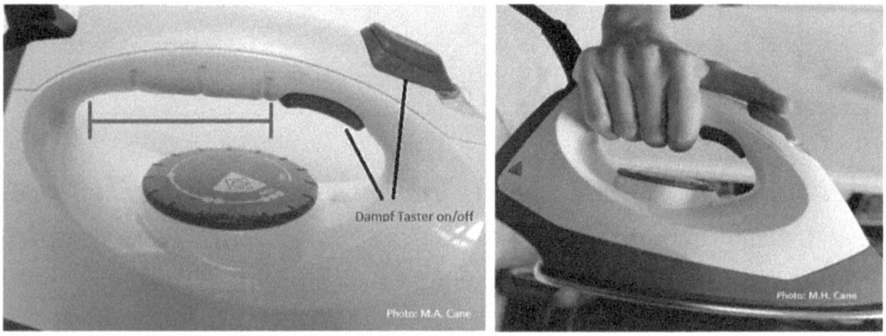

Abbildung 17: Dampfbügeleisen mit zu kurzem Griff

© Haptik-Labor, Universität Leipzig

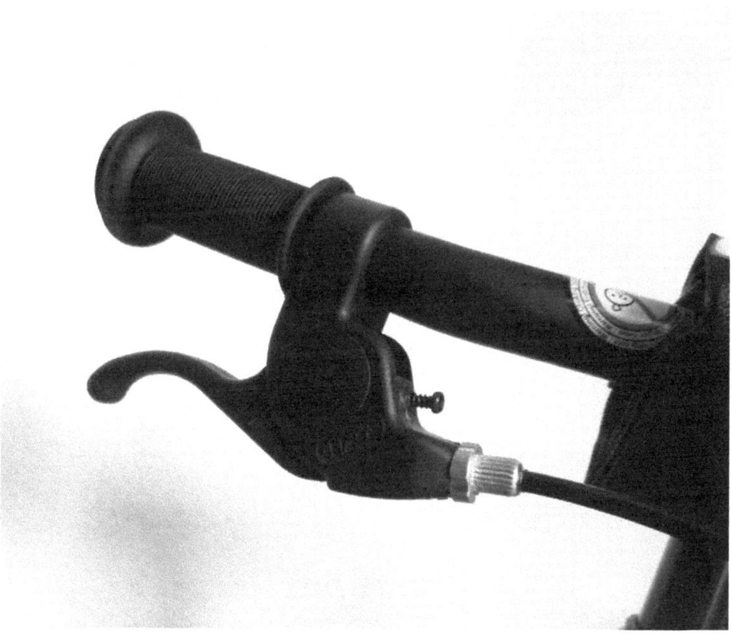

Abbildung 18: Handbremshebel an einem Kinderlaufrad mit zu großem Abstand zum Lenker

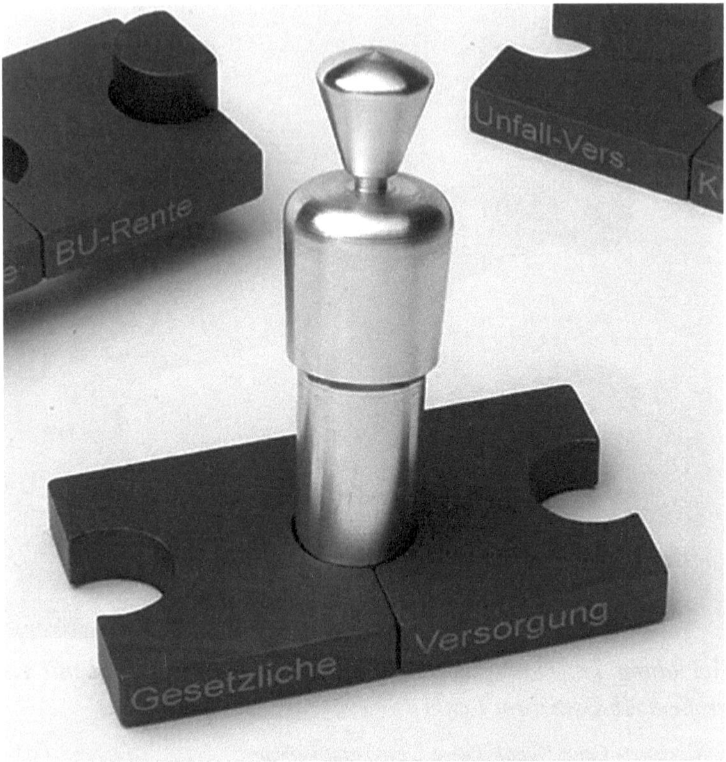

Abbildung 19: Beispiel einer haptischen Verkaufshilfe

© Karl Werner Schmitz